G., 10 J. · Marie G., 6 J. · S[illegible]an G., 6 J. · Elena G., 8 J. [illegible] J. · Leo H., 8 J. · Tobias [illegible] J. · Justin H., 6 J. · David H., 6 J. · Lena H., 8 J. · Laura H., 5 J. · Philipp H., 8 J. · Maximilian H., 8 J. · Christopher H., 4 J. · Leon Eric H., 6 J. · Mathias H., 6 J. · Marvin I., 10 J. · Timo I., 8 J. · Chiara J., 6 J. · Fabian J., 11 J. · Luca K., 5 J. · Sophia K., 3 J. · Daniel K., 10 J. · Laura K., 7 J. · Sandra K., 9 J. · Lena K., 6 J. · Selina K., 4 J. · Martin K., 7 J. · Christoph K., 5 J. · Florentina K., 1 J. · Leonhard K., 8 J. · Lisa-Marie K., 7 J. · Tobias K, 10 J. · Elias K., 4 J. · Jasmin K., 7 J. · Niklas K., 10 J. · Katrin K., 7 J. · Michael K., 3 J. · Nik K., 3 J. · Nina K., 7 J. · Jonas K., 5 J. · Julia K., 8 J. ·

Sasha Walleczek

Die Walleczek Methode für Ihr Kind

Richtig essen leicht gemacht

Fotografiert von Julia Grandegger

UEBERREUTER

Inhalt

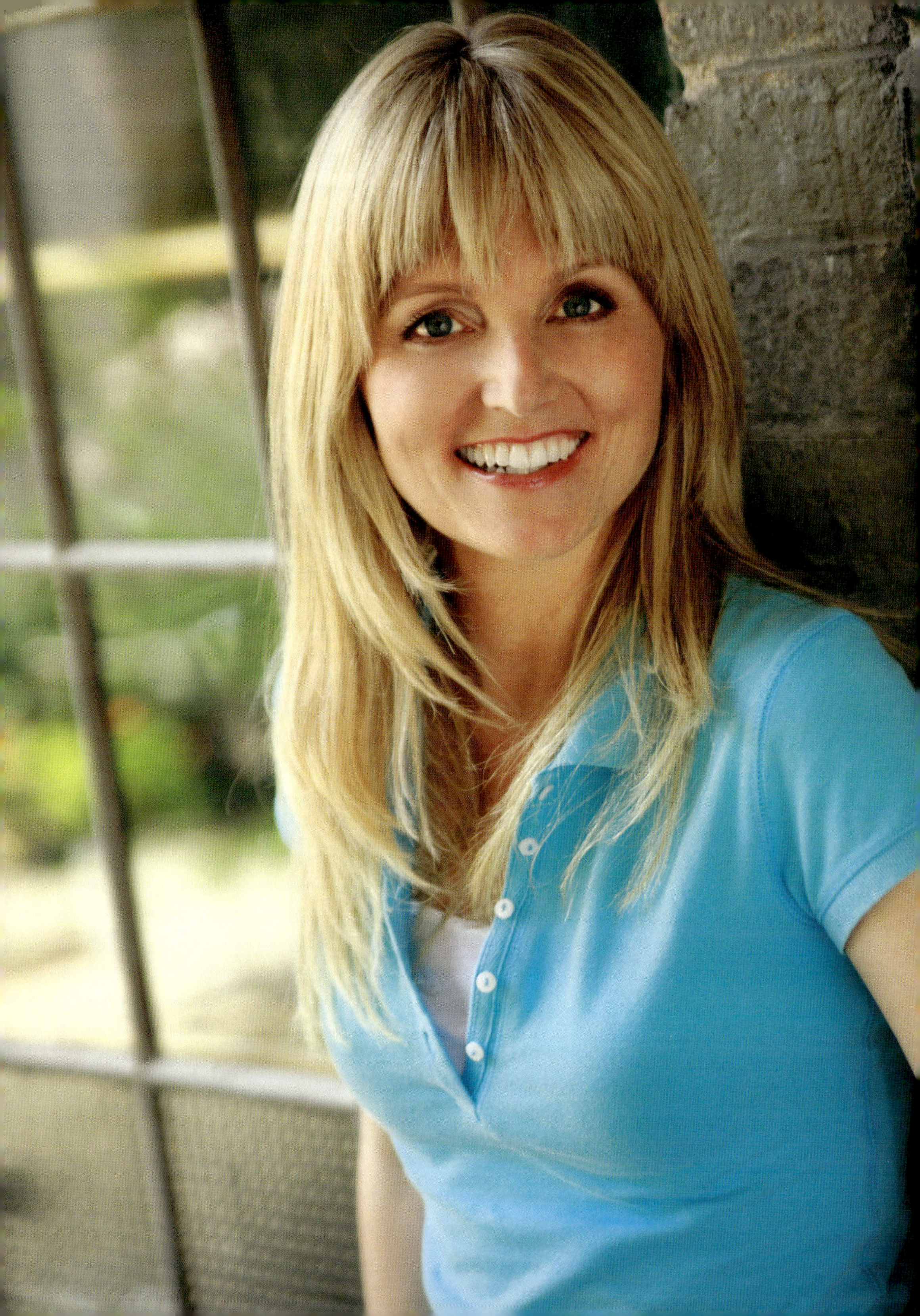

Einleitung

Wozu braucht man ein Buch über Kinderernährung? Sollte die Ernährung von Kindern nicht das Normalste und Natürlichste auf der Welt sein? Kinder sollten doch einfach »normal« essen können und damit alles bekommen, was sie brauchen, um sich gesund zu entwickeln, oder nicht?

Sollte man meinen. Aber in meiner Praxis erlebe ich oft völlig verunsicherte Eltern, die sich Sorgen machen, ob ihr Kind ausreichend Nährstoffe bekommt. Die Werbung für Kinderlebensmittel gaukelt uns die Notwendigkeit von »spezieller Kinderernährung« vor, aber gleichzeitig wird Übergewicht bei Kindern und Jugendlichen langsam zur Epidemie. Irgendetwas läuft derzeit hier völlig aus dem Ruder.

Dabei ist essen ganz einfach. Essen und alles, was damit zusammenhängt, hat aber heutzutage meiner Meinung nach eine überproportionale Bedeutung gewonnen: Wir sind »brav« oder »sündigen«, wir »belohnen« uns mit einem Eis, wer den Brokkoli brav aufisst, darf auch Nachspeise essen. Wir kaufen Produkte mit speziellen Eigenschaften, die unsere Alterung aufheben, unsere guten Darmbakterien füttern oder die Denkleistung unseres Gehirns optimieren sollen.

Verstehen Sie mich nicht falsch: Ich bin Ernährungstherapeutin und weiß um die unglaublich positiven Effekte, die richtige Ernährung für uns haben kann. Aber gleichzeitig habe ich das Gefühl, dass diese Flut an Detailinformation dem durchschnittlichen Konsumenten nicht hilft, sondern überfordert und verunsichert. Und wenn es um unsere Kinder geht, wollen wir es eben besonders gut machen und sind dann besonders verunsichert.

Dieses Buch soll Ihnen die Grundlagen vermitteln, und soll Ihnen zeigen, worauf Sie getrost verzichten können. Außerdem soll es Tipps und Tricks liefern, wie man auch ein Nein-Sager-Kind zu den »guten Dingen« überredet.

Die Rezepte und Tipps in diesem Buch wurden von fast 100 Familien (mit insgesamt knapp 200 Kindern) getestet – ihre Kommentare finden Sie verteilt im Text. Die Namen aller Kinder, die mir beim Testen geholfen haben, finden Sie in den Innenumschlagseiten dieses Buches.

Nachdem ich von Eltern immer mit Fragen überhäuft werde, ist dieses Buch nach Fragen und Antworten aufgebaut. Suchen Sie sich einfach die aus, die Sie interessieren. Natürlich können Sie das Buch auch von vorne nach hinten lesen. Egal, wie Sie es angehen: Ich wünsche Ihnen und Ihren Kindern viel Spaß dabei. Nicht vergessen: Essen muss vor allem eines – schmecken!

Normale Kinderernährung

Ist sie wirklich so schlimm?

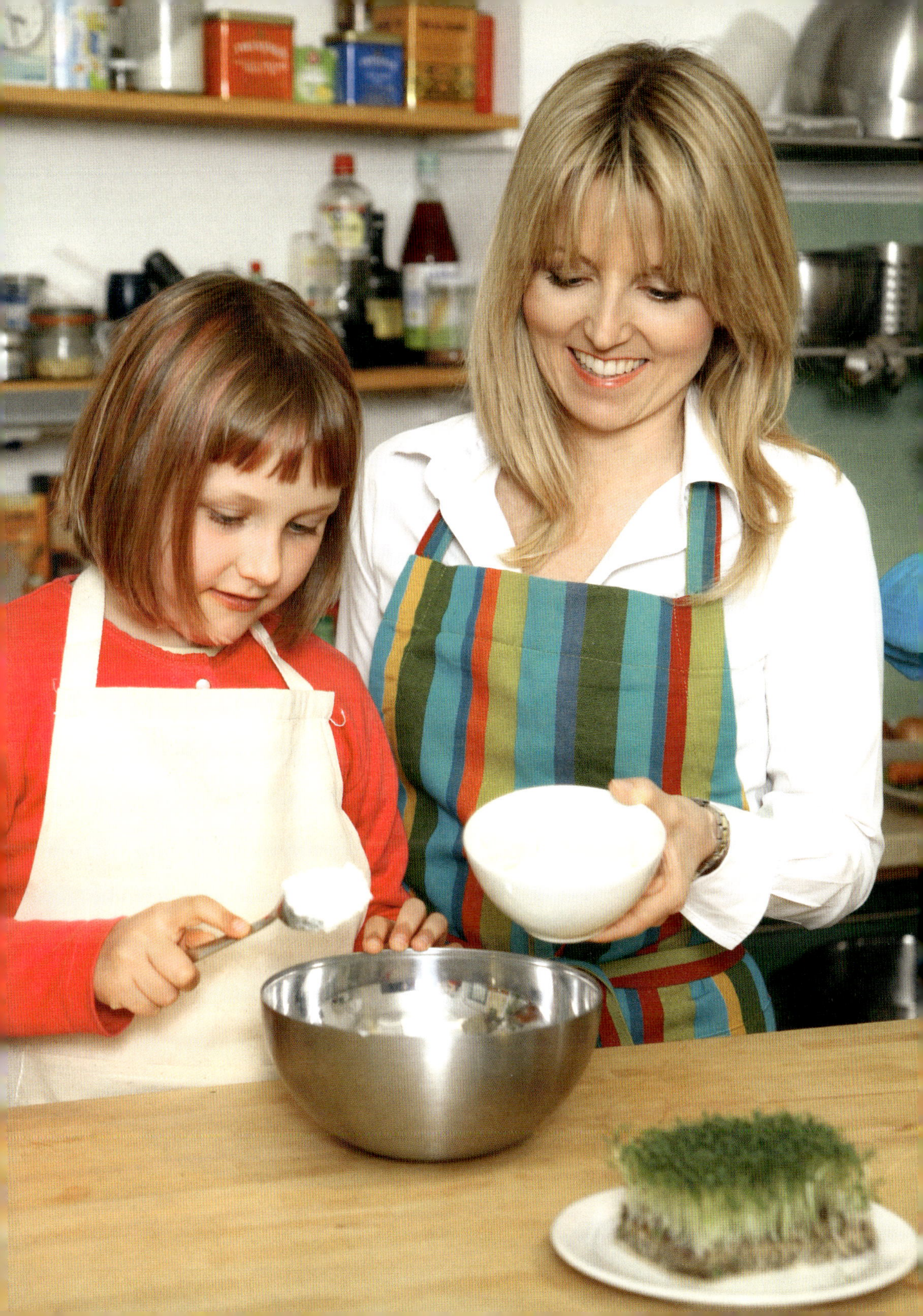

Normale Kinderernährung – Ist sie wirklich so schlimm?

Brauchen Kinder eine spezielle Ernährung?

Die kurze Antwort: Eigentlich nein, aber meistens leider doch. Allerdings nicht die, die Sie jetzt meinen.

Historisch gesehen haben Kinder, sobald sie feste Nahrung zu sich nehmen konnten, das Gleiche gegessen wie der Rest der Familie, nur eben zerkleinert und manchmal nicht so stark gewürzt. So haben sie schnell das Ernährungsverhalten, den Geschmack und die Traditionen der Familie gelernt. Erst in den letzten Jahrzehnten hat sich der Trend zur speziellen, von den Erwachsenen völlig getrennten Kinderernährung entwickelt. Ich bin der Meinung, dass dieser Trend nicht nur unnötig, sondern völlig falsch und gefährlich sein kann. Denn wann sollen unsere Kinder denn den Geschmack, die richtige Ernährung erlernen, wenn wir sie getrennt von uns »abfüttern« und ihnen eigens für sie entwickelte Produkte geben, die wenig bis gar nichts mit dem zu tun haben, was sie später essen sollten?

Heute bekommen Kinder Mahlzeiten und Nahrungsmittel, die lustige Namen tragen, bunt eingefärbt und »kindergerecht« dekoriert sind. Warum eigentlich? Natürlich sprechen Farben, Comicfiguren und lustige Namen Kinder allgemein an. Aber muss Essen »lustig« sein? Warum müssen Kinder in jeder Lebenslage »unterhalten« werden? Wäre es nicht viel schöner, wenn wir sie dazu erziehen könnten, frisch gekochtes Essen im Kreise der Familie zu genießen, ohne dass darüber hinaus »Essen als Entertainment« aufgeführt werden muss? Auf die Gefahr hin, dass Sie jetzt schwer entrüstet dieses Buch zur Seite legen: Wäre es Ihnen nicht lieber, Ihr Kind würde sagen »hmmm, Brokkoli« als »hmmm, Hotzenplotzbäumchen mit Knusperzusatz«?

Als ich klein war, hat es immer geheißen: »Mit Essen spielt man nicht.« Essen ist etwas Sinnliches, Soziales, Familiäres. Es hat viel mit Genuss und Traditionen zu

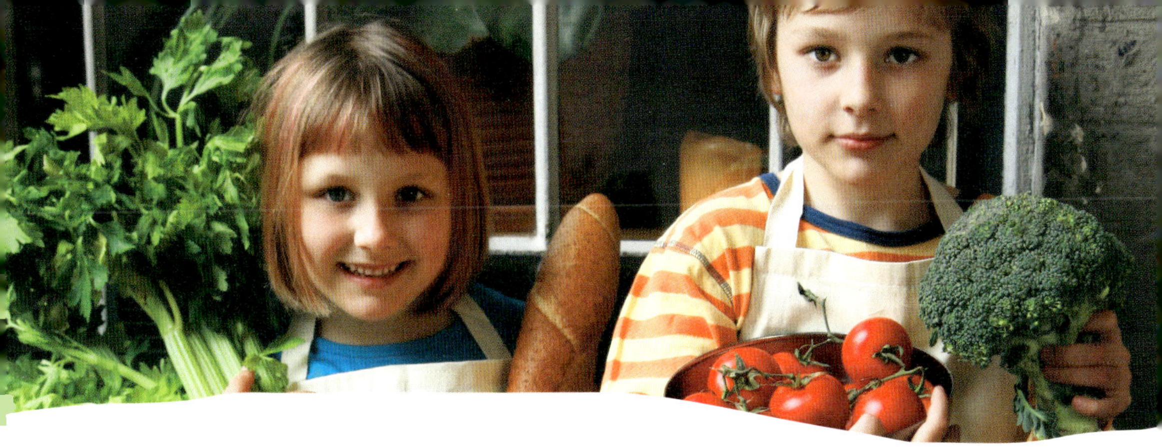

tun und nicht nur damit, die richtigen Nährstoffe in den richtigen Verhältnissen zu sich zu nehmen. Ich finde, wenn wir unseren Kindern beibringen wollen, einfaches, gutes Essen zu genießen, dann hat die »Show« (die Essen eigentlich zum Spiel degradiert) dabei nichts mehr verloren. Das heißt nicht, dass das Auge nicht mitisst und man eine Mahlzeit nicht schön anrichten soll. Das heißt für mich nur, dass Kinder nicht mit Farben, Clowngesichtern und lustigen Namen »ausgetrickst« werden müssen oder sollen, um etwas zu essen. Essen macht Spaß und schmeckt – und das sollten Sie auch Ihren Kindern beibringen. Aber dafür müssen Kinder nicht hinters Licht geführt werden.

Brauchen Kinder spezielle Produkte oder ist es sinnvoll, wenn sie diese essen?

Ich habe eine Überraschung für Sie: Für Kinderlebensmittel gibt es weder in Österreich noch in der EU irgendwelche speziellen Vorgaben (mit Ausnahme für Säuglings- und Kleinkindnahrung). Sie unterliegen einfach, wie alle anderen Lebensmittel, der Lebensmittelverordnung, und müssen keine besonderen Kriterien erfüllen. Das Forschungsinstitut für Kinderernährung in Dortmund (D) hat Kriterien für Kinderlebensmittel erarbeitet:

- Bezeichnung Kind/er oder Ähnliches
- Attraktive Aufmachung (z. B. Comicfiguren, Beigaben wie Aufkleber etc.)
- Kindgerechte Portionierung
- Spezielle Formung der Lebensmittel oder deren Verpackung (z. B. als Tier oder Comicfigur)
- Direkt an Kinder gerichtete Werbung

Äh, Moment, und wo steht, ob es gesund sein muss? Gute Frage! Muss es nämlich nicht. In einer Untersuchung waren zwei Drittel der getesteten Kinderprodukte entweder zu süß, zu fett oder gleichzeitig zu fett *und* zu süß – allerdings nur verglichen mit Produkten für Erwachsene, was ja eigentlich noch nichts darüber aussagt, wie sie idealerweise für Kinder sein sollten. Die meisten Kinderprodukte verdienen ihren Namen nur dadurch, dass das Marketing gezielt auf die leicht beeinflussbaren Gehirne unserer Kinder ausgerichtet ist, aber nicht, weil die Inhaltsstoffe für Kinder besonders gesund wären. Im Gegenteil. Spezielle Kinderjoghurts (mit »extra viel Kalzium« beworben) erhalten ihre Cremigkeit häufig dadurch, dass sie dreimal so fett wie herkömmliche Produkte sind, was für Kinder genauso ungesund ist wie für uns Erwachsene. Oft sind diese Produkte zusätzlich auch noch wesentlich teurer als das vergleichbare »Erwachsenen«-Produkt. Um es einmal zynisch zu sagen: So viel bunt bedruckte Verpackung und teure Werbung muss ja schließlich auch irgendwie bezahlt werden.

Natürlich ist das nicht bei jedem Produkt so, aber Sie können das nur erkennen, wenn Sie sich das Etikett genau durchlesen, leider aber nicht daran, dass es speziell für Kinder gemacht wurde. Die meisten dieser Kinderlebensmittel (auch die vermeintlich »gesunden« mit extra viel Milch oder extra Kalzium) sind als Süßigkeiten einzustufen und sollten damit nicht öfter auf dem Speiseplan stehen als Schokolade und Eiscreme. Auf dem Frühstückstisch haben sie nichts verloren und sind auch eine denkbar schlechte Zwischenmahlzeit. Sollten Sie diese Produkte daher besser ganz streichen? Nein, denn Verbotenes ist für Kinder besonders anziehend und der ungeheure Druck der Werbung für diese Produkte lässt sie für Kinder zusätzlich besonders attraktiv erscheinen. Aber sie zählen mit ganz wenigen Ausnahmen eindeutig zu den Süßigkeiten.

Kindergerechte Werbung

Die Werbung soll nicht nur Ihre Kinder dazu bewegen, so lange zu quengeln, bis sie das Produkt bekommen, sie soll auch die Eltern davon überzeugen, dem Kind mit dem Kauf etwas Gutes zu tun. Dabei werden Bilder verwendet, auf die Sie mehr oder weniger bewusst reagieren: Die Extraportion Milch wird durch ein Glas frische Milch oder eine Kuh auf der Almwiese symbolisiert, was wir automatisch mit »gesund« in Verbindung bringen. Bei genauerem Hinsehen ist dann im Produkt vielleicht gar nicht so viel Milch (und oft nicht mal frische, sondern nur Milchpulver) enthalten und das »viele Kalzium« ist weniger, als in einem kleinen Glas Milch wäre – das Kinderlebensmittel liefert dafür wesentlich mehr Fett und Zucker. Selbstverständlich müssen die Inhaltsstoffe, die auf der Verpackung angepriesen werden, auch darin enthalten sein, aber wie viel »extra viel« ist, ist nirgends festgelegt und oft halten die Mengen nicht dem Vergleich mit dem unverarbeiteten Lebensmittel stand.

Klären Sie Ihr Kind auf!

Erklären Sie Ihren Kindern, wie die Werbung versucht, sie zu manipulieren, und ihnen vorgaukeln will, dass ein kleines Geschenk »gratis« dabei ist, dass aber die bunte Verpackung, die Aufkleber und die Werbung natürlich bezahlt werden müssen. Wenn das Produkt billig ist, bleibt dann für Qualität vielleicht gar nicht mehr so viel Geld übrig. Geschmackstests haben übrigens ergeben, dass Kinder, die ein Produkt aus der Werbung kennen, ein minderes Produkt in der bunten Verpackung als geschmacklich besser einstufen als ein besseres Produkt in einer neutralen Verpackung. Der Effekt war umso dramatischer bei den Kindern, in deren Kinderzimmer ein Fernseher stand.

Sollte man eher Kinderprodukte, z. B. Süßigkeiten, mit zugesetzten Vitaminen und Mineralien kaufen?

Die kurze Antwort: Nein. Die Hersteller wissen, dass Eltern eher dazu neigen, Süßigkeiten, Limonaden, Cerealien u. Ä. zu kaufen, wenn mit zugesetzten Vitaminen und Mineralien geworben wird. Aber das macht ein grundsätzlich ungesundes Produkt nicht gesund. Auch wenn Vitamine zugesetzt wurden, stecken diese Produkte immer noch voller Zucker und Fett.

Was ist ein ungesundes Nahrungsmittel?

Es gibt Ernährungswissenschafter, die behaupten, dass es überhaupt kein einziges ungesundes Lebensmittel gibt, nur eine ungesunde Ernährung. Mit anderen Worten: Sie sind selber schuld, wenn Sie von den Dingen, die »nicht ungesund sind«, zu viel essen. Das ist übrigens die gängige Meinung der Ernährungswissenschaft heute. Aber: Verwirrt Sie das auch so wie mich? Wieso ist ein Lebensmittel nicht »ungesund«, wenn es schädlich ist, dass ich zu viel davon esse? Und vor allem: Wann ist es zu viel? Nach dem Motto »Die Dosis macht das Gift« kann man natürlich von jedem Nahrungsmittel zu viel essen und sich damit Schaden zufügen. Sie können sich auch umbringen, indem sie zu viel Wasser trinken – wenn Sie jetzt auf einmal 20 Liter Wasser trinken würden, sterben Sie und kein Arzt kann Ihnen mehr helfen. Aber macht die Argumentation, dass auch sehr gute Lebensmittel, wenn man zu viel davon isst, schädlich werden können, die Limonaden, kommerziellen Frühstücksflocken, die Fischstäbchen und Joghurts mit Knusperzusatz automatisch gesund? Was ist überhaupt ein »gesundes« Nahrungsmittel und wann ist etwas »ungesund«?

Ich bezeichne ein Lebensmittel als »gesund«, wenn es zu meinem Körper etwas »beiträgt«, also ihm etwas Gutes tut. Ein Stück Obst, ein Stück Vollkornbrot, ein Stück (Bio-)Fleisch oder ein knackiger Salat geben meinem Körper das, was er braucht, liefern Energie, Bausteine für meine Knochen, Muskeln, für Haut und Zähne, für mein Immunsystem. Wenn ein Lebensmittel »mehr kostet als liefert«, und damit keinen Beitrag leistet, dass es meinem Körper nachher besser geht als vorher, dann bezeichne ich es als »ungesund«. Weißer Zucker ist praktisch chemisch rein und enthält überhaupt keine Vitamine und Mineralien mehr. Um daraus Energie zu machen, braucht der Körper Vitamine und Mineralien, die aber im reinen Zucker nicht mehr enthalten sind. Unser Körper ist unglaublich intelligent und »sparsam«, so kann er viele Vitamine für die Energieproduktion recyceln – trotzdem müssen sie regelmäßig ersetzt werden. Wir brauchen Vitamine und Mineralien aber auch als »Helfer« für Hunderte andere Vogänge im Körper. Einer Semmel wurden in der Herstellung die meisten Vitamine und Mineralien entzogen. Ist eine Semmel schädlich? Nein, natürlich nicht. Eine einzelne Semmel ist nicht schädlich – aber nach meiner Definition ungesund, denn sie liefert wesentlich weniger Vitamine und Mineralien, als sie könnte.

Wir wollen, dass unser »Konto« nach einer Mahlzeit im Plus ist, nach einer Semmel ist es aber im Minus. Bei einem Nahrungsmittel wie Cola, voll mit Zucker oder künstlichem Süßstoff und natürlichen oder künstlichen Aromastoffen, kommt dann auch noch ein anderer Aspekt dazu: Nicht nur, dass das Ausgangsprodukt absolut keinen Wert für unseren Körper hat, liefert es auch noch andere Stoffe (wie z. B. einige künstliche Süßstoffe oder Aromen), mit denen der Körper nichts anfangen kann, er muss entgiftet werden. Für die Entgiftung aber braucht unser Körper noch mehr Vitamine und Mineralstoffe, unser »Konto« gerät also noch mehr ins Minus.

Da Kinder im Wachsen sind, ist es besonders wichtig, dass sie viele Nahrungsmittel essen, die ihr »Konto« im »Plus« lassen, denn diese Nahrungsmittel sind die Bausteine für ihren Körper und damit wird die Grundlage für die Gesundheit als Erwachsene gelegt. So weiß man inzwischen zum Beispiel, dass die Knochendichte, die man sich als Teenager aufbaut (übrigens durch die richtige Ernährung und ausreichend Bewegung), entscheidend ist für das Osteoporose-Risiko als Erwachsener. Was man in der Jugend nicht aufbaut, kann man später kaum mehr nachholen.

Deswegen: Nein, Kinder brauchen keine spezielle Ernährung, wenn die Ernährung der Erwachsenen, die mit ihnen leben, das Bankkonto vorwiegend im Plus hält. Leider ist aber die Ernährung der meisten Erwachsenen inzwischen nicht einmal gut genug, um den ausgewachsenen Körper optimal gesund zu erhalten, geschweige denn um einem Kind die Grundlagen für die spätere Gesundheit zu liefern. Also: Wenn Sie so essen wie die meisten, dann braucht Ihr Kind »spezielle« Ernährung. Und Sie als Eltern übrigens auch.

Macht Ernährung wirklich so einen Unterschied? Warum ist Ernährung so wichtig für mein Kind?

Unsere Ernährung hat sich in den letzten 30 Jahren mehr verändert als in den 10 000 Jahren davor und

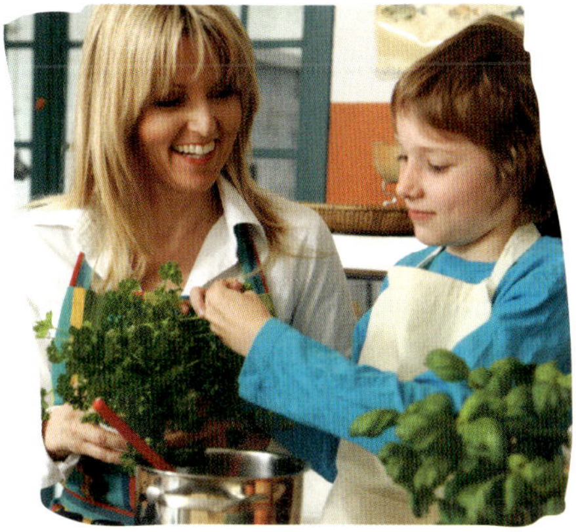

die Ernährung unserer Kinder noch viel stärker. So ist es jetzt nicht mehr unüblich, dass Kinder zu den meisten Mahlzeiten etwas anderes essen als Erwachsene – und meistens nicht die gesündere, sondern eher die ungesündere Variante. Kinder bekommen in der Früh oft stark gesüßte Frühstücksflocken zu essen, meist mit Schokolade oder Aromen versetzt. Dazu Kakao, zur Schuljause nicht selten süße Riegel, und mittags und abends stehen zumindest einige Male pro Woche Fischstäbchen, Pizza oder Nudeln auf dem Programm. Verstehen Sie mich nicht falsch: Pizza und Pasta sind nicht grundsätzlich ungesund, aber die Ernährung in vielen Familien ist sehr, sehr einseitig. Dazu gibt es am Nachmittag oft eine kleine Süßigkeit und – weil man befürchtet, dass das Kind sonst zu wenig trinkt – süße (Frucht-)Säfte.

Gleichzeitig gibt es auch andere, erschreckende Entwicklungen: Altersdiabetes wird inzwischen nur mehr »Diabetes Typ II« genannt, weil immer häufiger auch Kinder und Teenager diese Krankheit bekommen. Die Diagnose von Verhaltensauffälligkeiten nimmt dramatisch zu und immer mehr Kinder und Jugendliche nehmen tagtäglich Psychopharmaka, um in Schule und Sozialleben annähernd normal funktionieren zu können. Es gibt Experten, die davor warnen, dass die jetzt heranwachsende Generation die erste sein könnte, die vor ihren Eltern stirbt, weil Übergewicht und die damit einhergehenden Komplikationen zu einem immer größeren Problem werden. Bei Diabetes und Übergewicht, aber auch bei Verhaltensauffälligkeiten wie ADHS (Aufmerksamkeits-Defizit- und Hyperaktivitäts-Syndrom) kann die Ernährung eine entscheidende Rolle spielen. Aber selbst wenn Ihre Kinder zu Erwachsenen werden, die so »gesund« sind wie der heutige Durchschnittserwachsene, wünschen Sie Ihren Kindern eine rosigere Zukunft:

- Übergewicht ist nach dem Rauchen derzeit die zweithäufigste Todesursache (im erwachsenen Alter; Daten für USA).
- Jede zweite Frau und zwei von fünf Männern sterben an Herzinfarkt oder Hirnschlag.
- Jeder dritte Mensch stirbt an Krebs. Schätzungen zufolge wird Krebs die Herz-Kreislauf-Erkrankungen als Todesursache Nr. 1 schon im nächsten Jahrzehnt überholen.

Bei all diesen Krankheiten geht man nach heutigem Wissensstand davon aus, dass Ernährung eine wesentliche Rolle in der Prävention spielen kann (bei Krebs in ca. einem Drittel der Fälle). Wissenschaftler haben die Ernährung von über 120 000 Krankenschwestern mehr als 30 Jahre lang studiert und kamen zu dem Schluss, dass 80 % aller Herzinfarkte und Hirnschläge, 90 % der Diabetesfälle und mehr als 70 % der Darmkrebsfälle hätten vermieden werden können, wenn alle einen »Niedrig-Risiko-Lebensstil« gehabt hätten: Das heißt, man sollte Nichtraucher sein, einen BMI unter 25 haben, 30 Minuten Bewegung pro Tag machen und wenig Transfette, mehr mehrfach ungesättigte als gesättigte Fette (enthalten z. B. in Fisch und Nüssen), zweimal pro Woche Fisch und ausreichend Folsäure (enthalten u. a. in grünem Blattgemüse) essen.

Kinder wachsen heute völlig anders heran als ihre Eltern oder Großeltern. Heute muss in den meisten Familien »Bewegung«, also der Besuch eines Spielplatzes oder Sport als Hobby gezielt eingeplant werden, weil Kinder nicht mehr automatisch nach der Schule den Großteil ihrer Zeit an der frischen Luft verbringen – die Lebensumstände gestatten es oft einfach nicht mehr. Kinder verbringen daher viel mehr Zeit im Haus, vor dem Fernseher oder vor dem Computer und wir können derzeit nur vermuten, was das für ihre gesundheitliche Zukunft bedeutet.

Die Zellen Ihres Körpers werden laufend erneuert, man könnte sagen, ein Erwachsener bekommt alle sieben Jahre einen neuen Körper. Jede einzelne Zelle

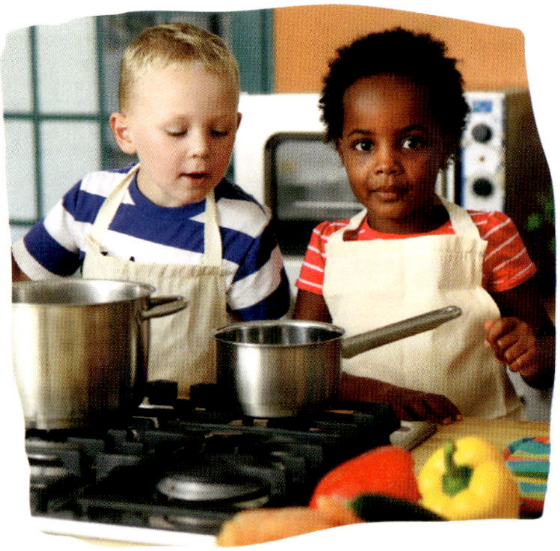

wird in dieser Zeit zur Gänze durch das ersetzt, was Sie essen, trinken oder einatmen. Auch der Körper Ihres Kindes wird aus dem gebaut, was es isst, trinkt und einatmet, und außerdem legt es in dieser Zeit zusätzlich den Grundstock für die spätere Gesundheit. Versäumnisse, die jetzt geschehen, weil Mädchen z. B. zu schwache Knochen aufbauen, können später kaum mehr wettgemacht werden und dann z. B. zu einem erhöhten Risiko führen, an Osteoporose zu erkranken.

Die richtige Ernährung beginnt in Wirklichkeit schon lange vor der Geburt. So weiß man heute, dass die Menge an essenziellen Fetten (siehe auch Seite 52) in der Nabelschnur eines Neugeborenen eine Aussage über die geistige Leistungsfähigkeit im Alter von 8 Jahren zulässt. Ernährung hat viel mit der geistigen Leistungsfähigkeit zu tun: Bei 8-Jährigen kann die Menge an Homocystein (eine Aminosäure, die anzeigen kann, ob Ihr Kind ausreichend B-Vitamine zu sich nimmt) im Blut in direktem Zusammenhang mit den Schulnoten stehen. Auch eine gute Versorgung mit Mineralstoffen ist wichtig, ausreichend Zink z. B. verbessert die Konzentrationsfähigkeit und Aufmerksamkeit dramatisch.

Ich bin der Meinung, Sie und Ihre Kinder haben Besseres verdient. Das Schöne dabei ist, dass es nicht so schwierig ist, ein paar effektive Veränderungen in der Ernährung zu machen – und das Beste daran? Es macht Spaß und schmeckt wirklich gut! Vertrauen Sie mir.

Welche Nachteile haben Kakao, Fischstäbchen und Co. ?

Viele Eltern beschweren sich bei mir, dass es ihnen schwerfällt, die frisch gekochte warme Mahlzeit ihren Kindern schmackhaft zu machen, und dass sie dann eben doch auf die Dinge zurückgreifen, die den Kindern schmecken, weil Essen sonst zum Kampf wird. Wie man den Kampf ums Gemüse vermeidet (und dabei trotzdem gewinnt), darüber reden wir noch im Detail ab Seite 68. Die zweite Frage, die dann standardmäßig kommt, ist die nach einer gesunden Schuljause (vor allem nach einer, die das Kind nicht wieder mit nach Hause bringt …). Was mich dann aber bei der Analyse der Ernährungsgewohnheiten in Familien immer wieder überrascht, ist die Tatsache, dass die warme Mahlzeit und die Schuljause meistens die Mahlzeiten sind, die noch am ehesten den Ansprüchen an eine gesunde Mahlzeit genügen (obwohl es auch hier genug Verbesserungspotenzial gibt). Meiner Erfahrung nach sind vor allem das Frühstück, dicht gefolgt von den Zwischenmahlzeiten am Nachmittag die größten »Baustellen«. Aber lassen Sie es uns kurz der Reihe nach durchgehen:

Frühstück. Viele Kinder essen gar kein Frühstück – und wenn doch, dann besteht es oft aus süßen Frühstückscerealien, einem Brot mit Marmelade, Nuss-Nougat- oder Schokoladen-Creme, eventuell Wurst und dazu Saft, süßer Tee oder Kakao.

Unser Sohn frühstückt meistens nur eine große Tasse Kakao. Er sagt, er bekommt nichts runter. Am Wochenende auch wieder Kakao und meistens ein Salzstangerl. Wenn Süßes wie Kuchen oder Krapfen zu Hause sind, dann isst er das auch noch.

Claudia, Mutter von Thomas, 10 Jahre

Cerealien. Die meisten Cerealien, auch und gerade die, die speziell für Kinder gedacht sind, enthalten sehr viel Zucker. Eine Untersuchung in Großbritannien hat gezeigt, dass industriell hergestellte Cerealien knapp 40 % Zucker enthalten können, auf den Packungen aber trotzdem für den hohen Gehalt an Ballaststoffen, Vollkorn oder Eisen geworben wird. Zum Vergleich: Zartbitterschokolade enthält ca. 30 % Zucker. Darüber hinaus enthalten Cerealien oft zu viel Salz. Eine der untersuchten Sorten enthielt pro Portion mehr Salz als 50 g gesalzene Erdnüsse. Gute Alternative: Müsli mit frischem Obst (siehe Rezeptteil Seite 120).

Nuss-Nougat- oder Schokoladen-Creme. Nuss-Nougat-Creme besteht vor allem aus Zucker (mehr als die Hälfte), dicht gefolgt von pflanzlichem Öl (ca. ein Drittel). Nüsse kommen erst an dritter Stelle der Zutatenliste vor. Die Schokoladen-Creme ist eine Mischung aus Fett und Zucker. Sowohl Nuss-Nougat- als auch Schokoladen-Creme sind als Süßigkeit einzustufen.

Kakao. Kinderkakaos bestehen zu ca. 80 % aus reinem Zucker, das heißt, in einer 400-g-Packung sind das knapp 320 g. Kakaopulver enthält Koffein, das aufputschend auf das empfindliche Gehirn von Kindern wirkt. Kinderkakao ist als Süßigkeit einzustufen. Alternative: Wasser, Kräuter- und Früchtetees oder Milch.

Den Kakao hab ich schon vor längerer Zeit ins oberste Küchenfach geräumt, wo keiner hinkommt. Jetzt gibt es Kakao ganz selten, und seitdem er nicht mehr in Augenhöhe steht, fragen die Kinder auch selten danach.
Irene, Mutter von Jakob, Anna, Sarah und Niklas, 4 bis 13 Jahre

Croissant oder Pariserkipferl. Diese Gebäcke bestehen aus reinem Weißmehl, dem bei der Herstellung die meisten Vitamine und Mineralien entzogen wurden. Blätterteig wird nur deshalb so knusprig, weil zwischen jeder hauchdünnen Teigschicht eine dünne Fettschicht liegt. Damit ist das Gebäck von vornherein zu fett, um es tagtäglich zu essen. Darüber hinaus wird es oft mit Backmargarine hergestellt, die voller gehärteter Fette (und damit Transfette, siehe Seite 33) steckt. Einstufung: leere Kalorien, teilweise gefährliche Fette.

Schwarzbrot, Weißbrot, Toast. Sowohl Schwarzbrot als auch Weißbrot und Toast bestehen, wenn nicht anders angegeben, aus ausgemahlenem Mehl, dem bei der Herstellung die meisten Vitamine, Mineralien und viele Ballaststoffe entzogen wurden. Außerdem enthalten alle drei Brotsorten meist Weizen, was zusammen mit Pizza und Nudeln, die auch aus Weizen bestehen, die Ernährung sehr einseitig machen kann. Bei Toastbrot wird oft zusätzlich Zucker zugesetzt. Alternative: Vollkornbrot und -toast, auch mal aus anderen Getreiden, wie Dinkel, Kamut etc.

Wurst und Schinken. Wurst enthält meist besonders viel versteckte Fette, es können 25–30 % sein. Beide enthalten außerdem Nitrite. Deshalb empfiehlt die Universität Harvard inzwischen, Wurst- und Schinkenprodukte nur mehr als Ausnahme, aber nicht mehr regelmäßig zu essen, weil die bei der Verdauung entstehenden Stoffe als krebserregend einzustufen sind. In Österreich und Deutschland gilt die Empfehlung, Wurst und Schinken ein-, maximal zweimal pro Woche zu essen, insgesamt nicht mehr als 50 g (also nur 5 dag!). Übrigens fallen auch Frankfurter in diese Kategorie. Ca. ein Viertel des Würstchens besteht aus verstecktem Fett – wenn es schon Würstel sein sollen, dann lieber zu den fettärmeren Putenfrankfurtern greifen, obwohl natürlich auch diese Nitrite enthalten.

Honig. Ist ein Naturprodukt, besteht aber fast nur aus reinem Zucker (und ein bisschen Wasser). Die »guten Stoffe« im Honig machen weniger als ein halbes Prozent aus. Honig ist eindeutig als Süßigkeit einzustufen.

Früchtejoghurt. Grundsätzlich ist Joghurt ein vollwertiges Naturprodukt, aber die meisten industriell hergestellten Joghurts enthalten sehr viel Zucker. Auch die probiotischen Produkte, denen für den Darm nützliche Bakterien zugesetzt wurden, enthalten teilweise mehr als 4 Stück Würfelzucker pro kleinem Becher. Auch die Fruchtmischungen in Früchtejoghurts sind sehr zuckerhaltig, der Geschmack wird meist noch mit Aromen verstärkt.

Nudeln. Fast alle Kinder (und Erwachsenen!) lieben Pasta, aber die meisten Nudeln sind aus Weißmehl (Vitamine und Mineralien wurden zum Großteil entzogen) und bestehen fast immer aus Weizen. Alternative: Vollkornnudeln, auch mal aus anderen Getreiden, z. B. Dinkel, Mais, Reis. Achtung: Die meisten Nudeln enthalten, entgegen der Meinung vieler Eltern, kaum Eiweiß. Die Ausnahme können Eierteigwaren/Eiernudeln oder auch frische Pasta sein, denen ganze Eier oder Dotter zugesetzt wurden. Hier ist es wichtig die Etiketten genau zu lesen!

Fertigsaucen. Eine recht breite Sparte, weshalb man nicht alle (aber die meisten ...) über einen Kamm scheren kann. Der Fettgehalt schwankt von Sauce zu Sauce, das verwendete Fett ist aber meist nicht sehr wertvoll, manchmal sogar (teilweise) gehärtet. Neben Zucker, der sich in einem Großteil dieser Saucen versteckt, wird meist mit (künstlichen) Aromen und Geschmacksverstärkern geschmacklich aufgepeppt.

Fertigsaucen aus dem Glas. Sie schneiden meist besser ab – sprich: Sie enthalten mehr natürliche Zutaten und weniger Geschmacksverstärker. Trotzdem ist hier Etikettenlesen gefragt.

Saft zum Verdünnen. Reiner Zuckersirup. Die geringen Mengen Frucht in Form von Fruchtsaftkonzentrat werden durch (z. T. künstliche) Aromen geschmacklich »unterstützt«.

Fruchtsaftgetränke und Fruchtnektar. Beide enthalten nur teilweise echten Fruchtsaft, der Rest ist Wasser und Zucker. Zum Teil sind auch noch zusätzlich künstliche Süßstoffe und Aromen zugesetzt.

(Ofen-)Pommes frites. Sie verdanken ihre schöne braune Farbe der Zuckerlösung, in die sie kurz vor dem Frittieren getunkt werden. Apropos: Egal ob aus der Fritteuse oder dem Ofen – Pommes sind immer frittiert – und zwar vom Hersteller. Wer zu Hause die Pommes statt ins Ölbad in den Ofen wirft, kann laut Untersuchungen etwa die Hälfte Fett sparen, aber: Sowohl beim Backen als auch beim Frittieren kann Acrylamid (ein krebserregender Stoff) entstehen und auch Transfette sind bei Untersuchungen von (Ofen-)Pommes immer wieder ein Thema. Also: Pommes, egal ob vom Blech oder aus der Fritteuse, sollten so selten wie möglich gegessen werden. Alternative: selbstgemachte Ofenpommes (Rezept in: Die Walleczek-Methode. Ohne Diät zum Wunschgewicht, Seite 154).

Fischstäbchen. Müssen laut Vorschriften aus nur mindestens 65 % Fisch bestehen, der Rest darf Panade sein. Untersuchungen zeigen, dass selbst dieser geringe Fischanteil von Herstellern teilweise unterschritten wird. Fischstäbchen saugen bei der Zubereitung in der Pfanne bzw. Fritteuse das Fett wie ein Schwamm auf, wobei auch Transfette entstehen können. »Backen im Ofen« ist da wesentlich fettärmer, schmeckt aber zugegebenermaßen nur halb so gut. Alternative: Fischlaibchen, siehe Seite 164

Burger. Sind keine Nährstoffwunder – das machen auch die Scheibe Tomate, das Salatblatt oder die Käsescheibe nicht wett. Durch die wenigen Ballaststoffe und relativ schnell verdauten Kohlenhydrate kommt rasch wieder Hunger auf. Außerdem enthalten einige von ihnen recht viel Fett; auch Transfette sind ein Thema.

Chicken Nuggets. Im Idealfall sind das mundgerechte Hähnchenbrustfiletstücke, teilweise aber auch zerkleinertes Fleisch oder Formfleisch (ein Erzeugnis aus Fleischteilen, die sich sonst nicht verkaufen lassen). Wie bei den Fischstäbchen macht bei den Chicken Nuggets die billige Panade einen Großteil aus. Oft bestehen sie nicht mal zur Hälfte aus Huhn. Die Panade saugt nicht nur einiges an Fett auf, sie kann auch Transfette enthalten. Alternative: hausgemachte Chicken Nuggets, siehe Seite 136.

Ketchup. Manche sind richtige »Zuckerbomben«. 1 EL Ketchup kann 1 Würfelzucker enthalten. Außerdem helfen die Hersteller meist mit Aromen und Geschmacksverstärkern nach, um den gewünschten Geschmack zu erzielen. Wichtig: Etiketten lesen und nur hin und wieder essen.

Fertigpizza. Enthält oft überraschend viel Fett. Eine Pizza (320 g) kann den Tagesbedarf eines Kindes an Fett bereits komplett abdecken. Der Teig ist aus Weißmehl, beim Belag kommt Gemüse viel zu kurz. Eine Pizza enthält mehr Fett und fast so viele Kalorien wie drei ganze Cheeseburger.

Andere Fertiggerichte, wie z. B. Komplettgerichte (Baguettes, Nudelgerichte, Fleischgerichte, etc.), aber auch Instantprodukte. Eine Untersuchung hat gezeigt, dass ca. ein Fünftel der Zutaten Aromen und Geschmacksverstärker sind und diese Produkte darüber hinaus zu wenig Gemüse und das mehr als Vierfache der empfohlenen Menge an Milchprodukten enthalten. Neben den untersuchten Pizzas enthielten die Baguettes am meisten Fett.

Es geht nicht darum, dass diese Produkte, hin und wieder genossen, ein Problem sind. Es geht darum, dass viele Kinder fast ausschließlich aus der Gruppe dieser Nahrungsmittel essen. Bevor Sie jetzt völlig entrüstet sagen: »Bei uns sicher nicht!«, erlauben Sie mir folgenden Versuch: Schreiben Sie mal auf, was Ihr Kind in den letzten Tagen oder in der nächsten Woche so isst. Und seien Sie ganz ehrlich: Wie oft sind Tage dabei, an denen Ihr Kind kein einziges der oben genannten Produkte isst? Wenn in sieben Tagen an den meisten Tagen zumindest ein oder zwei davon vorkommen, dann ist es an der Zeit, etwas zu unternehmen, finde ich. Sie nicht auch?

Ist Junkfood wirklich so schlimm, wenn sich mein Kind ausreichend bewegt?

Leider wird bei uns Ernährung und alles, was sich um dieses Thema dreht, fast nur mehr mit Übergewicht bzw. dessen Vermeidung in Verbindung gebracht. Ernährungstipps werden nur dahingehend beurteilt, ob sie uns »dicker« oder »dünner« machen. Eigentlich verständlich, nachdem Übergewicht für uns als Gesellschaft ein ernstes Problem

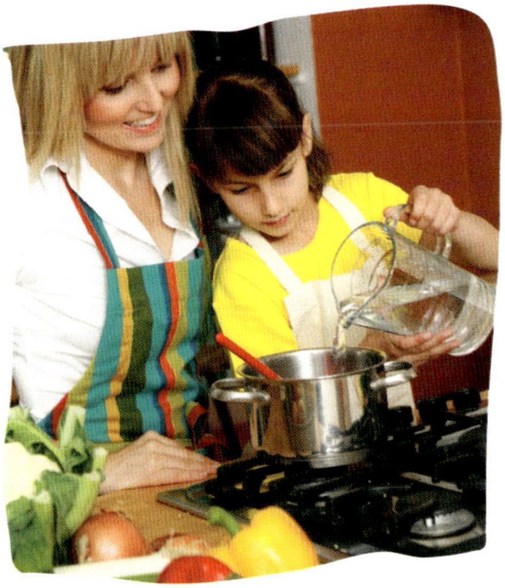

ist. Allerdings wird dabei sehr oft übersehen, dass Ernährung nicht nur die Aufnahme von Kalorien ist. Natürlich können Sie überflüssige Kalorien verbrennen, indem Sie mehr Sport machen. Aber um aus minderwertigen Nahrungsmitteln, die zu viel Fett und zu viel Zucker enthalten, Energie gewinnen zu können, braucht der Körper Vitamine und Mineralien, die er selbst nicht herstellen kann. Wir müssen sie daher essen – aber das »Junkfood« hat sie leider nicht ausreichend geliefert. Je mehr Sport wir also machen, umso mehr Vitamine und Mineralien brauchen wir. Selbst wenn ein Kind die zusätzlichen Kalorien von Chips, Keksen, Bonbons und Lutschern problemlos auf dem Spielplatz »wegtoben« kann, die Vitamine und Mineralien waren da leider nicht dabei, und so fehlen sie auf Dauer an anderer Stelle. Also: Auch Kinder, die sich ausreichend bewegen oder kein Problem mit Übergewicht haben, sollten Chips, Lutscher, Kekse und Kuchen nur hin und wieder essen. Wie oft das sein darf oder soll, dazu mehr auf Seite 37.

Ihr Kind soll sich ausreichend bewegen, aber wenn Mineralien und Vitamine fehlen, dann kann sich der Körper damit schwertun, ausreichend Energie zu produzieren. Mit anderen Worten: Wir werden müde. Die überschüssigen Kalorien werden aber natürlich vom Körper nicht einfach weggeworfen, sondern für »Notzeiten aufgehoben« und als Fett gespeichert. Es wird also immer schwieriger, Ihr Kind zur Bewegung zu animieren, weil es dafür zu müde ist, gleichzeitig setzt es schneller Fett an. Ein Teufelskreis beginnt.

Minderwertige Nahrungsmittel sollten immer die Ausnahme sein, egal ob jemand zu dick oder zu dünn oder gerade richtig proportioniert ist.

Sind zuckerfreie Produkte besser?

Das hängt immer davon ab, was damit gemeint ist. Grundsätzlich sollten alle Nahrungsmittel, die Kinder konsumieren, so wenig wie möglich zusätzlich gesüßt sein. Wenn also ein Müsli »ohne Zuckerzusatz« bezeichnet ist, dann ist das schon mal ein gutes Zeichen. Aber man muss trotzdem noch überprüfen, was sonst noch drin ist. Menschen mögen es süß. Das ist ein natürliches Verlangen des Körpers, der dadurch versucht, möglichst viele Nährstoffe zu sich zu nehmen, denn nur reifes und damit süßes Obst enthält das Maximum an Vitaminen und Mineralien, und Obst war das Einzige, was wir »Steinzeitmenschen« als Süßigkeit bekommen haben – unsere instinktive Lust auf Süßes stammt vermutlich noch aus dieser Zeit. Gerade Kinder haben einen natürlichen Drang, Süßes zu essen. Das liegt wahrscheinlich daran, dass Brustmilch relativ süß ist und dass »süß« daher eines der ersten Geschmackserlebnisse ist, das wir hatten und das wir mit »Geborgenheit« verbinden.

Zucker kommt unter den unterschiedlichsten Namen in Lebensmitteln vor, für den Körper schafft aber jede Form von konzentriertem Zucker Probleme, denn so konzentriert war er in der Steinzeit nie verfügbar. Unser Körper ist also nicht dafür gebaut, mit diesen Mengen umzugehen. Auf der Zutatenliste müssen die Hersteller die Inhaltsstoffe in der Reihenfolge der Menge angeben, d. h. also, was am meisten drin ist, muss auch an erster Stelle stehen. Damit Zucker nicht gleich vorne mit dabei ist, wird er oft unter verschiedenen Namen aufgelistet: Maltose, Dextrose, Zucker, Kristallzucker, Haushaltszucker, getrockneter Glucosesirup, Glukose-Fructosesirup, Traubenzucker, Traubenfruchtsüße, Rübenzucker, Rohrzucker, Rohrohrzucker, Sucrose, Saccharose, Laktose, Invertzuckersirup oder Maltodextrin sind nur einige der Namen, hinter denen sich Zucker versteckt.

Warum ist Zucker so schlimm?

- Konzentrierter Zucker kann zu Blutzuckerschwankungen und damit zu Müdigkeit, aber auch zu Stimmungsschwankungen, Konzentrationsstörungen und Heißhunger führen. Blutzuckerschwankungen können Insulinresistenz verursachen, was eine Vor stufe von Diabetes Typ II ist.
- Konzentriertem Zucker wurden alle Vitamine und Mineralien entzogen, die der Körper braucht, um daraus Energie zu produzieren. Zucker besteht also aus »leeren Kalorien«.

Fruchtzucker. Reiner Fruchtzucker wird im Körper ein bisschen anders als weißer Zucker verarbeitet, er wird aber – und das ist die schlechte Nachricht – noch schneller in Fett umgewandelt als »normaler« Zucker. In der Zwischenzeit ist klar, dass auch ein hoher Konsum von Fruchtzucker in der Entstehung von Diabetes Typ II eine Rolle spielt. Also Vorsicht bei Produkten, die mit »reiner Fruchtsüße« gesüßt sind. Fruchtzucker, Fruktose oder Fruchtsüße auf dem Etikett deuten auf diesen Zucker hin. Nur wenn die ganze Frucht drinsteckt, sind auch alle Nährstoffe enthalten, die der Körper braucht, um effektiv Energie zu produzieren.

Künstliche Süßstoffe. Künstliche Süßstoffe sollen Geschmack liefern, jedoch ohne die entsprechenden Kalorien oder Nährstoffe. Abgesehen davon, dass die Unbedenklichkeit von künstlichen Süßstoffen noch immer umstritten ist, deuten neuere Studien auch darauf hin, dass der Körper mit dem künstlichen Signal vielleicht nicht so gut umgeht. Ratten, die Joghurt mit Süßstoff bekommen haben, haben mehr an Gewicht zugenommen als Ratten, die Joghurt mit echtem Zucker fraßen. Das künstliche Produkt, das zwar süß schmeckt, dann aber doch keine Kohlenhydrate liefert, scheint den Körper zu verwirren und damit Stoffwechselvorgänge aus dem Gleichgewicht zu bringen. Unsere Geschmacksnerven sind lernfähig und ich beobachte immer wieder, dass Menschen unglaublich viel Süßes zu sich nehmen. Die Geschmacksnerven von Kindern gewöhnen sich schnell an den künstlichen, übertrieben süßen Geschmack und können dann die natürliche Süße von reifem Obst oder frischem Gemüse nicht mehr richtig schmecken. Machen Sie es sich daher zur Regel, hauptsächlich ungesüßte Nahrungsmittel einzukaufen. Vermeiden Sie zusätzlich mit Zucker oder künstlichen Süßstoffen Gesüßtes, wo immer Sie können. Das geht natürlich nicht immer, aber wenn man zumindest den bewussten Konsum vermeidet, hat man schon viel erreicht. Und wenn es dann mal was Süßes sein soll, dann halten Sie es einfach mit der 80/20-Regel und lassen Sie Ihr Kind genau das essen, worauf es gerade Lust hat.

80/20-Regel

Mach's die meiste Zeit richtig, dann kannst du hin und wieder tun und lassen, was du willst.

Was sollen Kinder essen?

Grundlagen

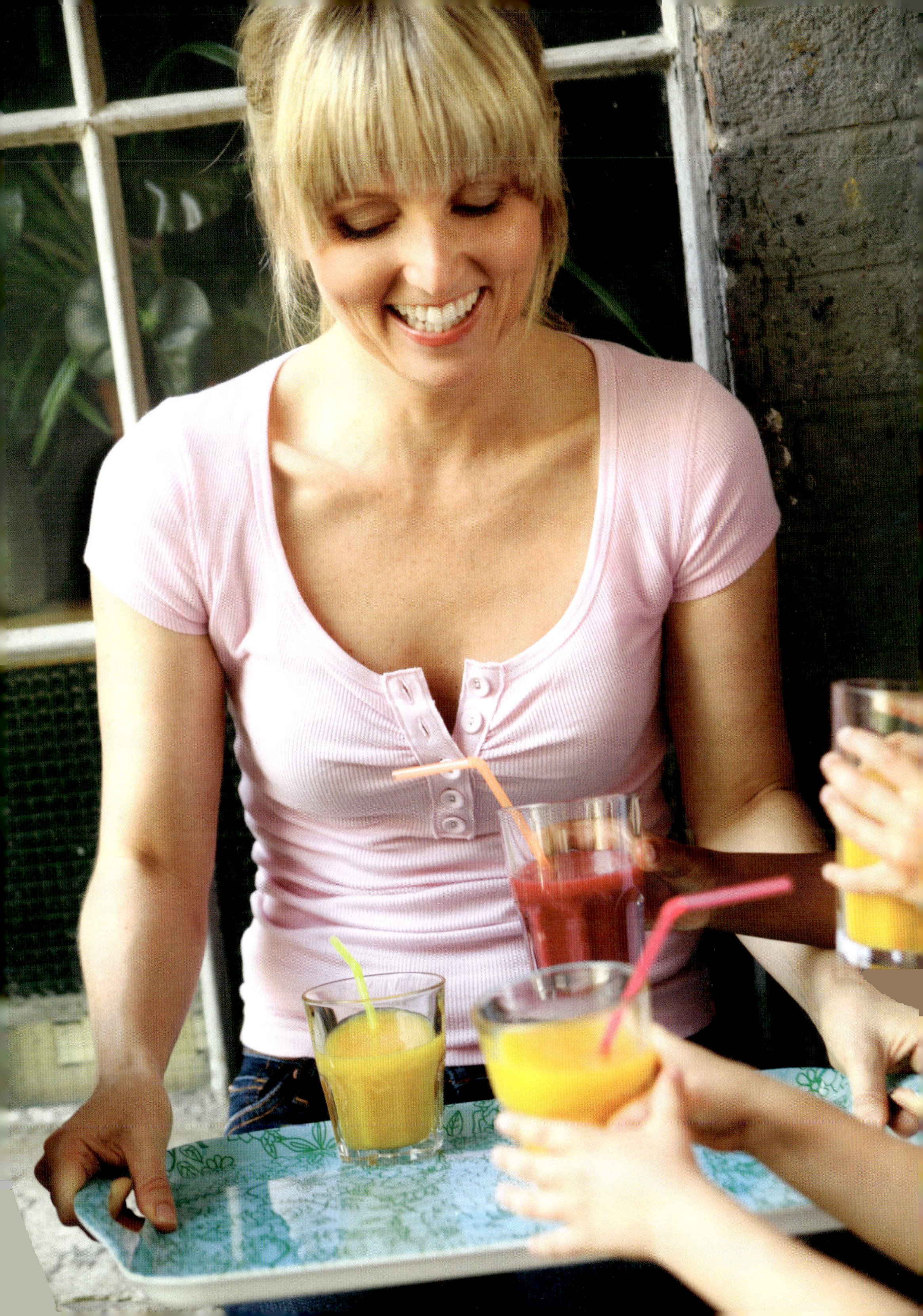

Was sollen Kinder essen? Grundlagen

Wenn Kinderprodukte nichts für Kinder sind, was sollten Ihre Kinder dann idealerweise essen?

Es gäbe natürlich theoretisch die Möglichkeit, Ihrem Kind die Dinge, die es braucht, in der Form zu geben, die es gerne hat, also die »gesunde« Form der Fischstäbchen, Lutscher und Süßigkeiten. Abgesehen davon, dass es diese Produkte in der Form kaum gibt – wollen wir unseren Kindern wirklich beibringen, dass es o. k. ist, regelmäßig an etwas Süßem zu lutschen oder Fisch nur paniert zu akzeptieren?

Es ist Wunschdenken zu glauben, Ihr Kind kann jetzt Dinge essen, die nichts oder wenig mit dem zu tun haben, was es später essen soll, und später auf wundersame Weise, kaum dass es erwachsen ist, seine Vorliebe für Vollkornbrot, Fisch und grünes Blattgemüse entdeckt. Geschmack und Gewohnheiten muss man lernen, und je früher man damit anfängt, umso eher gehen sie, im wahrsten Sinne des Wortes, in Fleisch und Blut über. Die Rezepte in diesem Buch sind so zusammengestellt, dass sie den Vorlieben von Kindern Rechnung tragen, dabei aber trotzdem unterschiedliche Geschmäcker, Texturen und Lebensmittel in den kindlichen Alltag bringen – und dabei schnell und einfach zu kochen sind. Aber bevor wir zu den Rezepten kommen: Was muss in einer richtigen Mahlzeit eigentlich enthalten sein?

Wie schaut eine richtige Mahlzeit aus?

Eine Mahlzeit, die alles bietet, was wir brauchen, besteht aus drei »Bausteinen«: Erstens brauchen wir komplexe (stärkehaltige) Kohlenhydrate für Energie und Sättigung, zweitens Eiweiß als Baustein für unseren Körper (besonders wichtig für Kinder, weil sie im Wachsen sind) und drittens Gemüse oder Obst als Lieferant lebenswichtiger Vitamine und Mineralien und auch um unseren Körper zu »entsäuern«. Achten Sie darauf, dass alle Bausteine in jeder Mahlzeit zumindest angeboten werden, und versuchen Sie Ihrem Kind beizubringen, dass sowohl Eiweiß als auch Gemüse oder Obst einfach zu jeder Mahlzeit gehören. Tipps und Tricks, wie man Gemüsemuffel dazu bringt, Gemüse zu essen, gibt es ab Seite 79. Ich beobachte oft, dass Mahlzeiten für Kinder den einen oder anderen Baustein zur Gänze vermissen lassen. So ist es zum Beispiel keine Seltenheit, dass Kinder einfach nur Nudeln mit Ketchup oder Tomatensauce angeboten bekommen oder Pommes mit Ketchup. Nudeln und Kartoffeln liefern aber kein vollständiges Eiweiß, diese Mahlzeiten sind also für Kinder absolut nicht geeignet, mal ganz abgesehen davon, dass sie viel zu wenig Gemüse enthalten.

Eine Hauptmahlzeit, egal ob Mittag oder Abend, sollte also so aussehen:

Die Faustregel:

Eiweiß in der Größe und Dicke des eigenen Handtellers.

+ **stärkehaltige Kohlenhydrate** in der Größe der eigenen Faust

+ **mindestens zwei Faustgrößen Gemüse**

Die Faustregel für Kinder

Eiweiß. Für die Menge an Eiweiß, die eine Mahlzeit enthalten sollte, ist die Größe des eigenen Handtellers das Maß. Das gilt für tierisches Eiweiß, also Fisch, Fleisch, Eier bzw. Käse, aber auch für pflanzliches wie Tofu. Bei Bohnen, Linsen, Kichererbsen und Quinoa, aber auch bei Milch und Joghurt orientiert man sich an der Größe der eigenen Faust, von Nüssen und Kernen kann man zu einer Mahlzeit ca. 1 kleine Handvoll essen.

Stärkehaltige Kohlenhydrate, die sogenannten »Beilagen«. Dazu gehören Kartoffeln, Reis, Nudeln, Haferflocken und alle anderen Getreidearten. Grundsätzlich sollte auch davon ca. 1 Faustgröße gegessen werden. Allerdings können Kinder, je nach Aktivitätslevel, auch mal mehr Hunger haben. Solange sie nicht übergewichtig sind (dazu mehr ab Seite 98), stellt das auch kein Problem dar, allerdings sollte man darauf achten, dass trotzdem Gemüse und Eiweiß bei der gleichen Mahlzeit angeboten und davon auch möglichst je mindestens 1 Faustgröße bzw. 1 Handtellergröße gegessen wird.

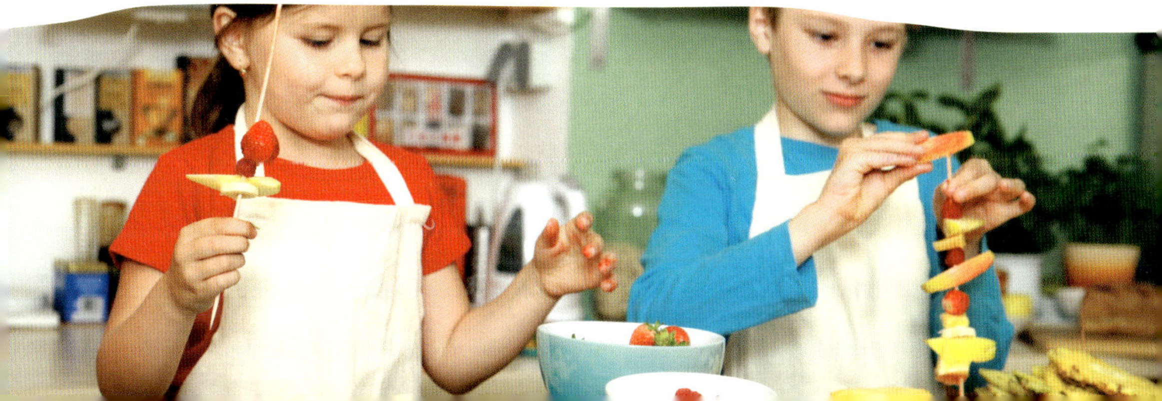

Gemüse. Hier gilt: je mehr, desto besser. Kinder (aber auch Erwachsene) dürfen daher gerne unbegrenzt Gemüse essen (Kartoffeln, damit auch die geliebten Pommes, und Mais zählen hier nicht dazu, da sie in die Kategorie der stärkehaltigen Kohlenhydrate fallen). Im Ganzen sollte Ihr Kind pro Tag auf ca. 4 Faustgrößen Gemüse kommen. Das geht recht einfach, wenn Sie schon beim Frühstück (ein oder zwei Radieschen, ein kleines Stück Gurke) oder bei einer der Zwischenmahlzeiten (Karottensticks oder Kresse und Salatblätter im Jausenbrot) ein wenig »unterbringen« und dann die Hauptmahlzeiten nach der »Faustregel« zusammenstellen. Pro Hauptmahlzeit, also mittags oder abends, sollten mindestens 1, idealerweise aber 2 Faustgrößen Gemüse gegessen werden. Die Hauptspeisen im Rezeptteil (ab Seite 130) sind so zusammengestellt, dass automatisch für jeden 2 Faustgrößen Gemüse enthalten sind. Manchmal ist es aber auch einfacher, das Gemüse ein bisschen aufzuteilen und z. B. als Vorspeise einen Salat oder Gemüsesticks zum Dippen zu servieren und dann als Hauptspeise eine Mahlzeit, in der nur noch 1 Faustgröße Gemüse pro Portion vorkommt, zu essen.

In vielen Familien fällt die Überzeugungsarbeit zum Gemüseessen am schwersten. Das Ziel ist, zu jeder Mahlzeit mindestens 2 Faustgrößen Gemüse zu essen, aber 1 Faustgröße pro Mahlzeit ist schon ein guter Anfang. Wichtig ist, dass Kinder von jedem der drei Bausteine bei jeder Hauptmahlzeit zumindest ein wenig essen, noch wichtiger ist aber, niemals Druck aufzubauen (zu »schwierigen Essern« kommen wir noch, ab Seite 70).

Obst. Mindestens zweimal pro Tag sollte mindestens 1 Faustgröße Obst auf dem Speiseplan stehen. Die erste Faustgröße lässt sich leicht in einem Müsli oder Früchteshake zum Frühstück unterbringen und die zweite könnte ein Apfel für die Schuljause oder ein Obstteller am Nachmittag sein. Wenn das Frühstück eher »pikant« ist und Obst nicht dazu passt, dann könnten Vormittags- und Nachmittagsjause aus Obst bestehen. Nicht vergessen, dass zu jeder Mahlzeit immer auch ein wenig Eiweiß gehört: Zu Obst passen sehr gut ein paar Nüsse bzw. ein wenig Joghurt oder Hüttenkäse.

Tipp!

Kinder lieben süßes Obst, Sie können auch einen Salat aufpeppen, indem Sie kleine Birnen- oder Apfelstücke oder halbierte Weintrauben daruntermischen. Bei vielen Kindern kommt der Salat so gleich viel besser an. Meist mögen Kinder keine Weintraubenkerne – aus den halbierten Beeren kann man sie ganz leicht mit einem kleinen Messer entfernen.

Fleisch. Fleisch und Wurstprodukte sollten nicht öfter als einmal pro Tag auf dem Speiseplan stehen, Wurst und Schinkenprodukte sogar nicht öfter als ein- bis zweimal pro Woche. Über Fleisch reden wir dann noch genauer bei den Eiweißquellen (siehe Seite 30).

Andere wichtige Regeln:

Zu jeder Mahlzeit ein wenig Eiweiß. Auch für Kinder ist es ganz wesentlich, dass ihr Blutzucker stabilisiert wird (mehr dazu erfahren Sie in meinem Buch: Die Walleczek Methode – Ohne Diät zum Wunschgewicht). Das hilft nicht nur Übergewicht vorzubeugen, sondern kann auch Konzentrationsfähigkeit und Stimmung positiv beeinflussen. Ein wenig Eiweiß zu jeder Mahlzeit zu essen kann dabei helfen. Eiweiß ist aber nicht nur wichtig für die Stabilität des Blutzuckerspiegels, es ist auch der wichtige »Baustoff« für unseren Körper. Nachdem Kinder noch im Wachsen sind, ist es für sie besonders wichtig, ausreichend (aber auch nicht zu viel) hoch qualitatives Eiweiß zu essen. Was alles zu Eiweiß gehört, besprechen wir auf Seite 30.

Was sind gutes Eiweiß, Fett und Kohlenhydrate für mein Kind?

Unser Körper besteht aus 60–70 % Wasser, ca. 16 % Eiweiß, einen kleinen Kohlenhydratspeicher (ca. ½ kg), und 15–25 % Fett (in manchen Fällen leider wesentlich mehr …). Außerdem enthalten wir ca. 2 kg Mineralien, dazu gehören Kalzium, Magnesium, Mangan, Zink, Molybden, Selen usw. Um unseren Körper gesund zu erhalten, müssen wir ihm genau die gleichen Bausteine liefern, damit er weiterhin genug Energie hat (dafür brauchen wir Kohlenhydrate), dass er Immunzellen, Muskeln, Knochen, Haare und Fingernägel bauen kann (dafür benötigen wir Eiweiß), dass unser Gehirn funktionsfähig bleibt (neben Kohlenhydraten und Eiweiß braucht unser Gehirn dafür vor allem essenzielle Fette) und dass wir einen kleinen Energiespeicher (diese Polster bestehen vor allem aus gesättigten Fetten) und eine gute Polsterung als Schutz haben (um unsere inneren Organe vor Verletzungen zu schützen; besteht ebenfalls hauptsächlich aus gesättigten Fetten).

Kinderkörper haben einen etwas höheren Wassergehalt, sie sind noch im Wachsen und brauchen daher, auf ihr Körpergewicht bezogen, ein wenig mehr Eiweiß und Wasser. Aber was sind gute Fette für das Gehirn Ihres Kindes und welche Kohlenhydrate geben ihm Energie und welche machen es dick?

Bausteine fürs Leben

Lachen Sie nicht, aber unser Körper ist einem Auto nicht unähnlich. Ein Auto hat einen Verbrennungsmotor, der Benzin zu Energie verbrennt. Dazu braucht es außerdem Sauerstoff, Wasser (zur Kühlung) und Motoröl (zum Schmieren des Motors). Hin und wieder sind dann auch Ersatzteile fällig. Wir Menschen machen Energie primär aus Kohlenhydraten (also Zucker), können aber auch Fett dazu verwenden. Zucker und Fett sind also unser »Benzin«. Unsere Ersatzteile stellen wir aus Eiweiß her, aber im Gegensatz zu einem Auto führen wir

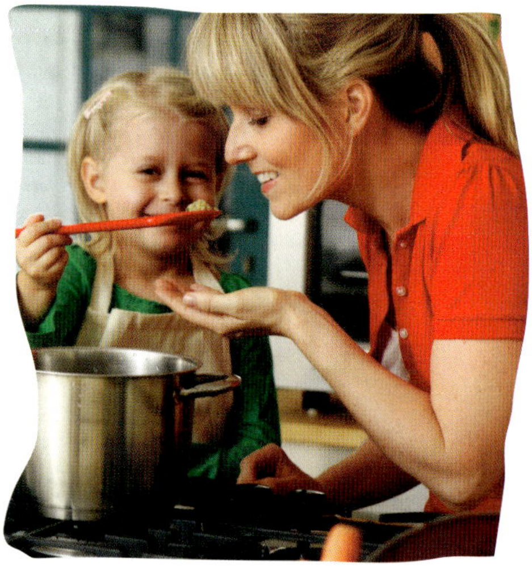

keinen Ersatzreifen mit, und müssen daher jeden Tag Eiweiß essen. Es gibt zwei Arten von Ölen im Auto: Benzin und Motoröl. Auch für uns Menschen gibt es zwei Arten von Fetten und sie sind genauso unterschiedlich in ihrer Verwendung wie Motoröl und Benzin.

Denn Sie können Benzin nicht dazu verwenden, den Motor Ihres Autos zu schmieren, davon würde er schnell kaputt. Unser »Motoröl« sind die essenziellen Fette, die z. B. in Fisch, Nüssen und Kernen enthalten sind. Alle anderen Fette und Öle sind daher nur »Benzin« für uns. Wenn wir uns nicht ausreichend bewegen, um sie zu verbrennen, setzen wir sie an.

Kohlenhydrate – unser »Benzin«

Zu Kohlenhydraten zählen eigentlich alle Getreide, Gemüse, auch Hülsenfrüchte (obwohl letztere auch viel Eiweiß enthalten, wir werden sie also dort noch einmal treffen).

Tipp!

Ihr Kind mag nur geschältes Obst und Gemüse? Schneiden Sie die gründlich gewaschenen Früchte wie Äpfel, Birnen, Nektarinen oder die unter fließendem, kaltem Wasser gebürsteten Gemüse wie Karotten in ganz kleine Würfel oder raspeln sie auf einer Küchenreibe grob oder fein. Und die Schale oder Haut fällt gar nicht mehr auf.

Es gibt Teile von Kohlenhydraten, die wir nicht verdauen können, die aber wichtige Nahrungsquelle für unsere Darmbakterien darstellen und deshalb besonders dringend brauchen. Wussten Sie, dass Sie zehnmal so viele Bakterien im Darm wie Zellen im Körper haben? Die müssen gefüttert werden, damit wir gesund bleiben, und dafür brauchen wir unter anderem für uns unverdauliche Kohlenhydrate, die sogenannten Ballaststoffe. Ballaststoffe werden aber leider zum Großteil entfernt, wenn Obst, Gemüse oder Getreide weiterverarbeitet wird. Darum ist es umso wichtiger, möglichst naturbelassene Produkte zu essen. Brot und Getreide sollte also möglichst Vollkorn sein, Gemüse und Obst sollte nicht als Saft, sondern als Ganzes und am besten mit der Schale gegessen werden.

Der verdauliche Teil der Kohlenhydrate wird im Körper zu Zucker umgewandelt und daraus wird dann Energie gewonnen. Wenn wir zu viel davon essen, wird daraus Fett. Reiner Zucker enthält gar keine anderen Nährstoffe mehr, sondern besteht aus reinen Kohlenhydraten, die kaum mehr verdaut werden müssen. Er besteht also aus puren »leeren Kalorien« (»leer« deshalb, weil außer Kalorien keine der Nährstoffe vorhanden sind, die wir brauchen, um daraus Energie zu machen) und wird besonders schnell in Fett umgewandelt. Je mehr sich Ihr Kind bewegt, umso mehr Hunger auf Kohlenhydrate wird es haben. Wenn Ihr Kind also gerne Nudelberge oder viele Kartoffeln isst, dann ist das völlig o. k., solange auch Gemüse und Eiweiß bei einer Mahlzeit dabei sind.

Gute Kohlenhydrate. Alle Gemüsesorten, Getreide (Vollkorn), Hülsenfrüchte, Obst.

Schlechte Kohlenhydrate. Zucker, Süßigkeiten, Weißmehl, Säfte zum Verdünnen, Fruchtsäfte (weil sie nicht nur Vitamine und Mineralien, sondern leider auch sehr konzentrierten Zucker enthalten und viele der wichtigen Stoffe beim Pressen verlorengegangen sind).

Kohlenhydrate in der Walleczek-Methode:

- Zu jeder Hauptmahlzeit ca. 1 Faustgröße stärkehaltige Kohlenhydrate, möglichst vollwertig und naturbelassen: Brot, Kartoffeln, Reis, Nudeln, Polenta, Couscous, Bulgur, Hirse etc. Auch Hülsenfrüchte zählen hier dazu, enthalten aber außerdem auch recht viel Eiweiß.
- Mindestens zweimal pro Tag 1 Faustgröße Obst, z. B. zu den Zwischenmahlzeiten am Vormittag und am Nachmittag.
- Mindestens 2 Faustgrößen Gemüse zu Mittag- und Abendessen. Von Gemüse darf man essen, so viel man will. Wenn Sie einen »Gemüseverweigerer« (Tipps ab Seite 79) oder ein Kind mit wenig Appetit zu Hause haben (Tipps ab Seite 75), dann sollte zumindest 1 Faustgröße Gemüse pro Hauptmahlzeit dabei sein. Gemüse kann dann auch gut zum Knabbern als Zwischenmahlzeit, beim Frühstück oder zur Schuljause angeboten werden.

Tipp!

Kinder lieben Obst, wenn es schön aufgeschnitten ist. Probieren sie mal Obststücke auf Spieße zu stecken oder legen Sie sich einen Apfelzerteiler zu. Der macht das Apfelschneiden zum Kinderspiel, die Spalten werden lieber gegessen und Kinder können (unter Aufsicht) ihren Apfel auch selber zerteilen.

Eiweiß – unsere »Ersatzteile«

Wir haben keinen Eiweißspeicher im Körper, müssen aber jeden Tag einen kleinen Teil unseres Körpers ersetzen. Kinder sind noch im Wachsen und brauchen dafür ausreichend Eiweiß. Es werden nicht nur Muskeln und Knochen aus Eiweiß gebaut, sondern auch Fingernägel, Haare, Immunzellen, Neurotransmitter (= Gehirnbotenstoffe), unsere Darmwand etc., etc. Ausreichend Eiweiß ist also nicht nur wichtig, damit wir »groß und stark« werden, sondern auch für Gehirn und Immunsystem.

Aber wie immer ist in der Ernährung mehr nicht automatisch besser, deshalb sollte man auch von Eiweiß ausreichend, aber nicht zu viel essen. Und wie gesagt eben täglich, weil wir es nicht spei-

Wie fett ist mager?

Joghurt: Ein 3,6 %iges Naturjoghurt unterscheidet sich im Kaloriengehalt kaum von einem 0 %igen Naturjoghurt. Das 3,6 %ige Joghurt ist aber natürlicher, während das 0 %ige Hilfsstoffe braucht, um nicht »davonzufließen«. Außerdem hilft das Fett dabei, fettlösliche Vitamine aufzunehmen.

Bei fetteren Milchprodukten ist es empfehlenswert, auf den Fettgehalt zu achten – es muss nicht unbedingt der üppige Cremefrischkäse sein. Bei Brotaufstrichen z. B. sollte man zu unverarbeiteten, fettärmeren Produkten wie Magertopfen oder Hüttenkäse greifen. Diese sind übrigens meist fettärmer als sogenannte »light-Aufstriche«, denn die Bezeichnung »light« bedeutet nicht unbedingt, dass ein Produkt fett- bzw. kalorienreduziert ist.

Auch bei Käse sollte man unbedingt auf den Fettgehalt achten. Sie möchten wissen, wie viel Fett tatsächlich in 100 g Ihres Lieblingskäses steckt? So können Sie den absoluten Fettgehalt berechnen: Die Angabe % F.i.T. (Fett in der Trockenmasse)

- Frischkäse: dividiert durch 3
- Weichkäse und Schnittkäse: dividiert durch ca. 2
- Hartkäse: mal 0,7 (oder 2/3 davon)

Beispiel: Frischkäse enthält z. B. 70 % F.i.T., das sind ca. 23 % Fett absolut. 100 g Frischkäse enthalten also ca. 23 g Fett.

Wenn man nur ein wenig Käse »für den Geschmack« auf einen Auflauf oder zum Gemüse geben will, ist der Fettgehalt nicht so wichtig, weil man sowieso nicht viel davon isst. Wenn man Käse hingegen als Eiweißquelle verwenden will, sollte man darauf achten, dass der Käse magerer ist, also im Ganzen idealerweise weniger als 20 % Fett enthält (»Fett absolut«).

Um nach der neuen Ampelkennzeichnung »grünes Licht« zu bekommen, müsste Käse übrigens weniger als 7–8 % Fett absolut enthalten.

chern können. Es bringt nichts, an einem Tag ein großes Stück Fleisch zu essen, dafür die nächsten Tage nur Nudeln, Kartoffeln oder Brot.

Gutes Eiweiß. Mageres Fleisch, Fisch (auch wenn er fett ist), magere Milchprodukte, Eier, Hülsenfrüchte (Linsen, Bohnen, Kichererbsen, Soja), Nüsse, Kerne, Quinoa.

Schlechtes Eiweiß. Fettes Fleisch, jede Art von Wurst, fetter Käse und andere fette Milchprodukte – all diese Produkte enthalten viele gesättigte Fette, die vom Körper nur als »Benzin« verbrannt werden können oder sonst als Fett gespeichert werden. Bei Wurst (aber auch Schinken und anderem verarbeiteten Fleisch) kommen dann noch Nitrite dazu, die im Körper zu krebserregenden Stoffen umgewandelt werden können.

Achtung: Auch bei Nudel- oder Reisgerichten darf aufs Eiweiß nicht vergessen werden. Eine Tomatensauce für die Nudeln kann man schnell mit einer kleinen Dose Bohnen oder Thunfisch aufpeppen, unter einen Gemüsereis kann man ein verquirltes Ei rühren und in der Gemüsesuppe kann man einfach 1 Handvoll roter Linsen mitkochen.

Eiweiß in der Walleczek-Methode:

- Zu jeder Mahlzeit ein wenig Eiweiß, also z. B. zu Obst 1 kleine Handvoll Nüsse oder ein bisschen Joghurt.
- 1 Handtellergröße Fleisch (inklusive Wurst und Schinken) – idealerweise nicht mehr als fünfmal pro Woche. Meiner Erfahrung nach fällt es vielen Menschen schwer, die »Woche« im Überblick zu behalten, daher gilt die Regel: nicht mehr als maximal einmal pro Tag – und hin und wieder auch ganz fleischfreie Tage einlegen.
- Wurst- und Schinkenprodukte so selten wie möglich, ein-, maximal zweimal pro Woche, im Ganzen nicht mehr als 50 g!
- Eine Handtellergröße Milchprodukte und Käse: sollten möglichst mager sein, denn wir wollen ja das wertvolle Eiweiß, aber möglichst wenig gesättigte Fette essen. Achtung: Bei Käse und Topfen ist es gut, auf magerere Versionen zu achten, aber Kinder sollten bis zum Volksschulalter keine Diätprodukte bekommen.
- Eine Handtellergröße Fisch, mindestens zweimal pro Woche. Dabei möglichst darauf achten, eher kleine Fische zu wählen (z. B. eher Makrelen, Sardinen oder Forellen als Thunfisch oder Lachs), da größere Fische auch mehr Schwermetalle speichern können, die gerade für das Gehirn von Kindern schädlich sein können.

Fette – Schmieröl und Treibstoffe

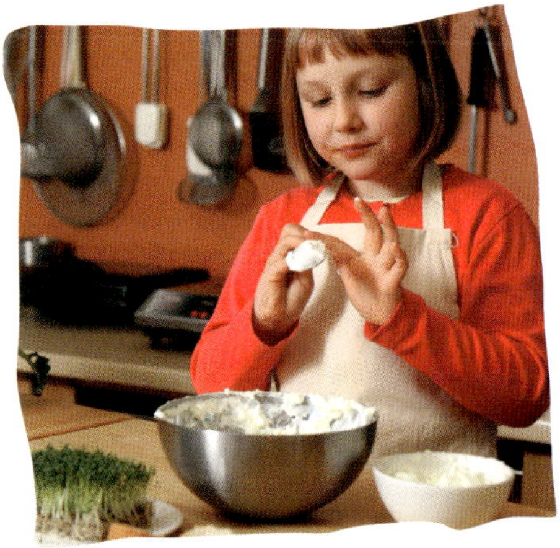

Wie schon gesagt, auch in einem Auto gibt es zwei völlig verschiedene Arten von »Ölen«: Sie können Benzin nicht dazu verwenden, den Motor zu schmieren, dazu ist es völlig unbrauchbar und Motoröl ist ein denkbar schlechter Benzin. Und doch ist beides Öl, aber man kann das eine überhaupt nicht mit dem anderen vergleichen. Für unseren Körper gilt das Gleiche: Die meisten Fette sind einfach »Benzin«. Das macht sie nicht schlecht, aber wer sich zu wenig bewegt, wird das überschüssige »Benzin« als Fett speichern. »Schmieröl« dagegen ist lebensnotwendig für uns. Immer wenn etwas lebensnotwendig ist, wir es aber nicht selbst herstellen können und daher essen müssen, heißt das in der Ernährung »essenziell«. Unser Schmieröl sind also die essenziellen Fette und die sind lebensnotwendig.

Der Unterschied zwischen Fett und Öl ist übrigens nur ein sprachlicher, chemisch gesehen sind sie das Gleiche: Als Fett wird ein Öl bezeichnet, das bei Zimmertemperatur fest bleibt, daher wird Schmalz, Butter und Kokosnussfett oft als Fett bezeichnet, das Fett von Oliven, Fisch und Sonnenblumenkernen dagegen meist als Öl. Daran, ob Fett fest oder flüssig ist, erkennt man auch, wie viele essenzielle Fette etwas enthält:

Gesättigte Fette sind bei Zimmertemperatur fest. Dazu gehören nicht nur Butter und Schmalz, sondern auch Salami und Kokosnussfett. Gesättigte Fette sind »Benzin«.

Einfach ungesättigte Fette erkennt man daran, dass sie bei Zimmertemperatur flüssig sind, aber im Kühlschrank fest werden. Hier hinein fällt z. B. das Olivenöl – ein gutes Olivenöl beginnt im Kühlschrank zu stocken, weil es hauptsächlich einfach ungesättigte Fette enthält. Auch einfach ungesättigte Fette sind nicht essenziell und daher »Benzin«.

Mehrfach ungesättigte Fette sind als Einziges essenziell und damit lebensnotwendig. Sie bleiben auch im Kühlschrank flüssig und zeichnen sich dadurch aus, dass sie besonders empfindlich sind und daher sehr schnell ranzig werden. Fisch, Nüsse und Kerne und deren Öle enthalten viele der essenziellen Fette. Grundsätzlich gibt es zwei »Familien« von essenziellen Fetten, die wir in bestimmten Verhältnissen zueinander essen sollten. Wir brauchen mehr Omega-6-Fette als Omega-3-Fette (so heißen die beiden Familien), aber nachdem die moderne Ernährung meist von vornherein sehr viel Omega-6-Fette enthält, ist es wichtiger, darauf zu achten, genug Omega-3-Fette zu essen. Omega-3-Fette sind vor allem in Fisch, aber auch in Nüssen und Kernen wie Walnüssen, Leinsamen, Hanf und Kürbiskernen enthalten.

Essenzielle Fette, wie sie in Fisch, Nüssen und Kernen enthalten sind, sind besonders wichtig für die Entwicklung des Nervensystems, des Gehirns und der Konzentrationsfähigkeit Ihres Kindes.

Perfekte Kernmischung

Je 1 Teil Kürbiskerne, Sesam und Sonnenblumenkerne mit 3 Teilen Leinsamen vermischen. Diese Mischung in einem gut schließenden Gefäß im Kühlschrank aufbewahren und bei Bedarf frisch schroten (z. B. in ein Müsli oder ein Joghurt) oder 1–2 EL über einen Salat streuen.

Transfette sind Fette, die bei der künstlichen Härtung von pflanzlichen Ölen und beim Frittieren entstehen und für den Körper fremd sind. Leider scheint der Körper sie nicht als solche zu erkennen, hält sie für wichtige, essenzielle Fette und baut sie in alle Zellen ein. Das kann die Funktion der Zellen stören und damit das Risiko von Herzinfarkten, Hirnschlägen, Diabetes, Lernstörungen etc. erhöhen. Vor allem für Kinder sind diese Fette gefährlich, da die empfindlichen Gehirne noch im Wachsen sind. Gehärtete Fette enthalten immer Transfette und sollten daher so gut wie möglich vermieden werden. Auch in Frittierfetten sind große Mengen Transfette enthalten: Eine Portion Pommes frites enthält bereits mehr davon, als pro Tag als sicher erachtet werden kann. Auch wenn auf der Ofen-Pommes-Packung z. B. steht, dass keine gehärteten Fette enthalten sind, haben Untersuchungen gezeigt, dass Transfette trotzdem enthalten sein können – die Pommes wurden vom Hersteller vorfrittiert, und Transfette können entstehen, wenn mehrfach ungesättigte Fette (das wären eigentlich die guten) hoch erhitzt werden. Kekse, aber auch Gebäck aus Blätterteig werden oft mit Backmargarine hergestellt, die voller Transfette steckt. Lesen Sie auch die Etiketten von Nuss-Nougat-Cremen oder Schokoladeaufstrichen, hier verstecken sich auch oft große Mengen an gehärteten Fetten.

In manchen Ländern sind Transfette bereits verboten, weil sie so schädlich sind. In Österreich ist eine entsprechende Verordnung zurzeit in Arbeit. Zum Zeitpunkt des Erscheinens dieses Buches sind sie aber, genauso wie in Deutschland, noch uneingeschränkt einsetzbar, auch in Kinderlebensmitteln. Allerdings muss auf der Zutatenliste ein entsprechender Verweis »enthält gehärtetes Fett« oder »pflanzliches Fett, zum Teil gehärtet« angeführt sein.

Wie groß ist eine Portion Nüsse/ Kerne für zwischendurch?

1 kleine Kinderhand voll pro Zwischenmahlzeit ist ein grober Richtwert, aber keine Angst, wenn es mal mehr wird. Nur bei Kindern, die schon zu Übergewicht neigen, sollte man darauf achten, dass sie nicht unbewusst und nebenbei unbegrenzte Mengen essen.

Gute Fette. Fetter Fisch, ungeröstete und ungesalzene Nüsse und Kerne.

Schlechte Fette. Tierische Fette in Fleisch, Wurst und Milchprodukten. Auch zu viel Olivenöl ist nur »Benzin« und kein positiver Beitrag für den Körper.

Sehr schlechte Fette. (Teilweise) gehärtete Fette, z. B. in Backmargarine oder Backwaren und industriell hergestellten Aufstrichen. Alles Frittierte (auch Ofen-Pommes!).

Fette in der Walleczek-Methode

- Mindestens zweimal pro Woche fetten Fisch essen, dabei eher kleinere Fischsorten wählen und darauf achten, dass die Fische MSC-zertifiziert sind. Achtung: Thunfisch in der Dose wurde oft bei der Herstellung das meiste Fett entzogen, er ist also keine sehr gute Quelle von essenziellen Fetten. Bei Dosenthunfisch in Wasser behält der Fisch mehr seiner essenziellen Fette als bei Thunfisch in Öl. Weiters ist Bio-Fisch, v. a. aus österreichischen Gewässern, sehr empfehlenswert, denn kurze Transportwege garantieren Frische und nebenbei werden heimische Produzenten unterstützt und die Meere geschont.
- Mindestens fünfmal pro Woche 1 kleine Handvoll Nüsse oder Kerne. Nüsse und Kerne sollten ungesalzen und ungeröstet sein. Erdnüsse zählen nicht zu den Nüssen, sie sind eigentlich Hülsenfrüchte. Damit sind sie zwar eine Eiweißquelle, enthalten aber besonders viel nicht-essenzielle Fette (die nur »Benzin« sind).
- Frittiertes (auch Ofen-Pommes!) vermeiden und so selten wie möglich essen. Gehärtete Fette wo es geht vermeiden.
- Milchprodukte möglichst mager wählen (aber keine Diätprodukte für Kinder bis mindestens zum Volksschulalter).

MSC-Fisch

Die Kennzeichnung MSC oder »Marine Stewardship Council« garantiert, dass der Fisch aus Beständen stammt, die nicht von Überfischung bedroht sind und die Nachhaltigkeit der Befischung gewahrt bleibt. Ein Viertel der weltweiten Fischbestände sind derzeit überfischt oder bereits erschöpft, weitere 52 % sind an ihren Grenzen, wobei sich der Fischbedarf in den letzten 30 Jahren verdoppelt hat und bis 2020 eine Steigerung des Bedarfs um weitere 20 % erwartet wird. Wenn auch unsere Kinder und Enkel in der Lage sein sollen, Fisch zu essen, müssen wir verantwortungsvoll mit dem umgehen, was wir haben. Kaufen Sie daher nur Fisch aus verlässlichen Quellen. Das MSC-Gütesiegel ist einer der Garanten dafür.

Köstliche Knabberkerne

Kürbiskerne bei schwacher Hitze in einer trockenen Pfanne ganz sanft anrösten, bis sie sich »aufblähen« und zu duften beginnen. Dabei keine Farbe annehmen lassen, damit die Hitze die wertvollen Fette nicht zerstört. Sofort in eine kleine Schüssel geben und mit ein oder zwei Teelöffeln Sojasauce übergießen und gut umrühren. Kurz trocknen lassen. Schmecken köstlich zum Knabbern zwischendurch.

Braucht der Körper Süßes?

Ja und nein. Wir stellen unsere Energie großteils aus Zucker her und auch unser Gehirn verbrennt ausschließlich Zucker (und kein Fett), aber wir können Zucker aus den verschiedenen (verdaulichen) Kohlenhydraten und im Notfall sogar aus Eiweiß gewinnen. Wir brauchen also keinen konzentrierten Zucker zu essen, aber nachdem unser Gehirn von (umgewandeltem) Zucker lebt, ist es nur verständlich, dass wir ein natürliches Verlangen danach haben. Unser Körper ist noch immer für die Steinzeit und nicht für das 21. Jahrhundert gebaut und in der Steinzeit war Zucker vor allem in sehr reifen Früchten und in Honig verfügbar. Reife Früchte stecken voller Vitamine und Mineralien. Es ist also evolutionsmäßig bedingt, dass wir genau die gerne essen sollten. Von Honig hat der Mensch, Schätzungen zufolge, in der Steinzeit ca. ein halbes bis ganzes Kilo pro Jahr gegessen. Zum Vergleich: Das ist die Menge an Zucker, die wir jetzt in einer knappen Woche verputzen.

Zucker ist aber für unseren Körper auch gefährlich. Daher versucht der Körper, diesen so schnell wie möglich in Energie oder Fettdepots umzuwandeln. Wenn das nicht passiert, beginnen wir im wahrsten Sinne des Wortes innerlich zu verkleben. Hoher Zuckerkonsum wird mit vielen gesundheitlichen Problemen in Verbindung gebracht; einige habe ich hier aufgelistet, die vollständige Liste ist allerdings viel länger:

- Zucker kann Ihr Immunsystem schwächen und Sie somit anfälliger für Infektionen machen.
- Zucker kann den Mineralienhaushalt stören und zu Chrom- und Kupfermangel führen bzw. die Aufnahme von Calcium und Magnesium stören.
- Zucker kann zu einem signifikanten Anstieg des Gesamtcholesterins, der Triglyceride und von LDL (dem »schlechten« Cholesterin) sowie zu einer Verringerung von HDL (dem »guten« Cholesterin) führen.
- Zucker wurde nach Untersuchungen mit der Entstehung von folgenden Krankheiten in Verbindung gebracht: Brustkrebs, Eierstockkrebs, Prostatakrebs, Rektalkrebs, Bauchspeicheldrüsenkrebs, Gallen- und Magenkrebs.
- Zucker kann Ihr Sehvermögen verschlechtern.
- Zucker kann Karies und Parodontose verursachen.
- Zucker kann die Symptome von Autoimmunkrankheiten wie Arthritis, Asthma und Multipler Sklerose negativ beeinflussen.

Natürlich wird auch ein Stück Vollkornbrot im Körper in Zucker umgewandelt. Der große Unterschied ist aber, dass das Vollkornbrot nicht nur wichtige Ballaststoffe mitbringt, sondern auch viele Vitamine und Mineralien, die für die Verarbeitung des enthaltenen Zuckers im Körper gebraucht werden.

Aber um die Frage noch ein mal klar und deutlich zu beantworten: Der Körper braucht hochwertige Kohlenhydrate (die er in Zucker umwandeln kann) wie z. B. Vollkorngetreide und Obst, aber purer Zucker ist für den Körper absolut nicht notwendig und in größeren Mengen sogar schädlich.

Werden Kinder mit einer Vorliebe für Süßes geboren?

Die ersten paar Monate nach der Geburt schmecken Kinder ausschließlich die Süße von Brustmilch (oder Flaschenmilch, die ihr geschmacklich ähneln soll). Auch wenn das, was die Mutter isst, den Geschmack der Milch beeinflusst, so ist die Milch doch vor allem eher süßlich und eine unserer ersten Erfahrungen als Baby ist daher die Verbindung von der Geborgenheit im Arm unserer Mutter mit dem süßen Geschmack.

Wer schon mal ein Kleinkind beobachtet hat, das mehr Zucker als sonst üblich zu sich genommen hat und daraufhin eine Zeit lang »aufgedreht wie ein Kreisel« war, der weiß, wie sehr Zucker das Gehirn beeinflusst. Unser Gehirn lebt von Zucker und wir haben daher ein natürliches Verlangen danach. Leider sind die Konsequenzen für den Rest unseres Körpers nicht sehr positiv.

Wie oft soll/darf mein Kind Süßes essen?

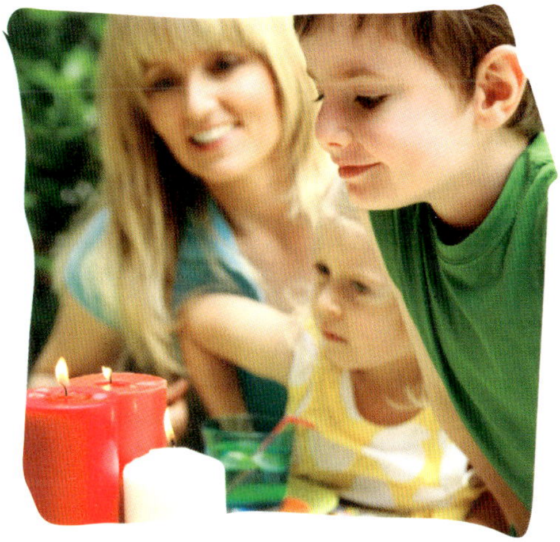

Auch wenn Zucker in unserem Blut vorkommt und für unseren Körper etwas ganz Natürliches darstellt, ist er doch in der reinen, isolierten Form, dem weißen oder braunen »Pulver«, für uns nicht gut geeignet. Die WHO (Weltgesundheitsorganisation) geht davon aus, dass man ohne Gesundheitsschäden bis zu 10 % seiner täglichen Kalorien in Form von Zucker essen kann. Notwendig ist das aber für niemanden. Der entscheidende Punkt: Während wir Fett und Eiweiß, Vitamine und Mineralien für unser Überleben brauchen und es Richtlinien gibt, wie viel wir davon mindestens essen sollen oder müssen, gibt es für Zucker nur eine Höchst-, aber keine Untergrenze, die empfehlenswert wäre. Mit anderen Worten: Überhaupt kein Zucker ist auch gut. Vielleicht sogar besser?

10 % des Tageskalorienbedarfes eines 4–7-jährigen Kindes sind ca. 150 kcal und das wären ca. 30 g Milchschokolade oder 40 g Gummibärchen. Aber natürlich müssen Sie zu dieser Menge auch alle süßen Säfte, gesüßtes Gebäck, den Kakao, die Cerealien und die Marmeladen und süßen Aufstriche zählen. Das durchschnittliche österreichische Kind isst derzeit knapp das Doppelte der empfohlenen Menge.

Aber selbst wenn Sie die Menge an Zucker, die Ihr Kind jeden Tag isst, auf das empfohlene Maß reduzieren, so finde ich es trotzdem keine gute Idee, Zucker und Süßigkeiten zu etwas Alltäglichem zu machen. Aus folgenden Gründen:

- Zucker und Süßigkeiten können zu Blutzuckerschwankungen beitragen, was wiederum zu Heißhunger, Unausgeglichenheit, Gereiztheit und Konzentrationsstörungen führen kann.
- Wenn es jeden Tag etwas Süßes gibt, dann tappen Sie bald in die »Schokolade-gibt-es-erst,-wenn-du-den-Brokkoli-gegessen hast«-Falle. Wie wollen Sie Ihr Kind dazu bringen, seinen Hunger mit Gemüse zu stillen, wenn es weiß, dass es später ohnehin Süßigkeiten gibt? Wenn Sie die Süßigkeiten zur »Belohnung« machen, dann bringen Sie Ihrem Kind nur eines bei: Gemüse ist schlecht, Süßes ist gut und man isst Gemüse nur, wenn man mit Süßigkeiten »bestochen« wird.

- **Wenn Zucker jeden Tag dazu gehört, dann ist es nur eine Frage der Zeit, bis sich nach und nach wieder schlechte Gewohnheiten einschleichen und Zucker die gesünderen Nahrungsmittel, z. B. die Obstjause am Nachmittag, verdrängt.**

Die 80/20-Regel

Für Kinder wie auch für Erwachsene gilt die 80/20-Regel: **Mach's die meiste Zeit richtig, dann kannst du hin und wieder tun und lassen, was du willst.** Oder anders ausgedrückt: Es ist völlig egal, was man hin und wieder tut. Wichtig ist, was man jeden Tag tut.

Geburtstagskuchen, Weihnachtskekse, ein Eis an einem heißen Sommertag, eine Bratwurst mit Pommes und der Kuchen von der Oma gehören zum Leben dazu. Unsere Fest- und Feiertage drehen sich sehr häufig ums Essen und das sollte man auch genießen. Umso wichtiger ist es, dass es Süßigkeiten nicht jeden Tag gibt, das macht die »Feiertage« umso spezieller. Was ein »Feiertag« ist, bestimmen natürlich Sie und so kann man hin und wieder auch einfach »feiern«, dass Donnerstag ist oder dass die Sonne scheint. Wichtig ist nur, dass Süßigkeiten nicht automatisch zum Tagesablauf gehören und dass man niemals braves Essen mit Süßem belohnt.

Gehirnforscher haben festgestellt, dass unser Gehirn auf Essen mit einem ähnlichen Suchtverhalten wie auf Drogen reagiert (eigentlich umgekehrt, aber egal). Wenn es in bestimmten Situationen eine Substanz, also z. B. Drogen oder Zucker, bekommt, dann wird das zum erlernten Verhalten und unser Körper bekommt das nächste Mal in einer ähnlichen Situation regelrecht Entzugserscheinungen (und damit Gier auf diese Substanz). Mit anderen Worten: Wenn Ihr Kind als Trost (weil es traurig ist oder weil es sich das Knie aufgeschlagen hat ...) Süßes bekommt, dann wird es auch als Erwachsener in Situationen, in denen es traurig oder frustriert ist, automatisch nach Süßem greifen. Es wird sogar Zucker-Entzugserscheinungen und Gier darauf entwickeln. Wenn Sie Ihr Kind also nicht zum Frustesser erziehen wollen, dann sollten Sie niemals mit Süßem oder anderem Essen trösten.

Daher:

- **Niemals mit Essen belohnen (»Du hast den Brokkoli so brav gegessen!«)**
- **Niemals mit Essen bestechen (»Wenn du den Brokkoli isst, dann gibt's Nachspeise!«)**
- **Niemals mit Essen trösten (»Deine Freundin mag dich nicht mehr – hier, die Oma hat ein Stück Kuchen für dich!«)**

Was sind gesunde Nachspeisen?

Es gibt Vermutungen, dass die Franzosen im Vergleich zu anderen Europäern im Schnitt deswegen so viel schlanker sind, weil sie ein ganz anderes

Essverhalten an den Tag legen. Unter anderem kommen bei einem typisch französischen Essen immer mehrere Gänge (und damit verschiedene Geschmackserlebnisse) und meist auch eine winzig kleine Nachspeise auf den Tisch. Das ist oft nur ein einziges kleines Keks oder ein winziges Stück Schokolade pro Person.

Nicht alles spricht also dagegen, nach einer Mahlzeit eine kleine Nachspeise zu servieren. Allerdings – und das halte ich in unserer Kultur, in der Kinder nicht wie selbstverständlich Gemüse essen, für das größere Problem – gerät man damit sofort in die »Brokkoli-vor-Schokolade«-Zwickmühle. Machen Sie zu Hause Nachspeisen nicht zur Gewohnheit, sondern zur Ausnahme. Wenn es eine Nachspeise gibt, kann das entsprechend schön zelebriert werden (und an dem Tag muss es auch egal sein, ob das Gemüse gegessen wird oder nicht!) oder sollte etwas sein, das unabhängig vom Mittagessen (und dem Kampf um den Brokkoli) stattfindet, z. B. später am Nachmittag als »Kaffee und Kuchen«.

Wenn Sie verschiedene Geschmackserlebnisse zu einer Mahlzeit servieren wollen, aber von den Süßigkeiten wegbleiben möchten, dann probieren Sie es einfach mit ein paar frischen Beeren (auch gerne mit ein bisschen Joghurt oder sogar Sauerrahm), einem hübschen Obstteller, Joghurt oder Topfen mit ein wenig Fruchtmus oder einfach einem Apfel in Spalten.

Wir haben damit gute Erfahrung gemacht – die Kinder bekommen eine Süßigkeit pro Tag, und zwar gleich am Vormittag, mit den Worten: Das ist für heute deine Nascherei, du kannst dir selber einteilen, wann du sie isst: jetzt, später, am Nachmittag oder irgendwann. Aber es gibt sonst nichts mehr.

Daniela, Mutter von Jan, 5 Jahre, und Lena, 3 Jahre

Der Karotten-Orangen-Salat (Seite 150) ist für meine Tochter ein toller Süßigkeitenersatz und eignet sich hervorragend als Zwischenmahlzeit, gerade nach dem Mittagessen.

Claudia, Mutter von Amelie, 4 Jahre

Gesunde »Nachspeisen«

- Vollkorncracker mit Nussbutter und Bananenscheiben
- Ungezuckertes Joghurt mit frischen Früchten oder selbstgemachtem Fruchtmus (siehe nächste Seite)
- Topfen mit echter Vanille und frischen Beeren oder Fruchtmus
- Obstspieße, eventuell mit Kokosflocken-»Kruste«

Alle anderen Nachspeisen, auch die vermeintlich gesunden, die aus Vollkorn hergestellt und mit

Rohrohrzucker oder Honig gesüßt wurden, sind einfach Süßigkeiten. Und sollten damit nur hin und wieder auf den Tisch kommen.

Fruchtmus

1 Handvoll getrocknete Marillen oder Pflaumen ohne Kern mit heißem Wasser übergießen und einige Minuten (oder auch länger) quellen lassen. Die abgetropften Früchte in der Küchenmaschine zu einem marmeladeartigen Mus verarbeiten. Evtl. ein wenig Einweichwasser dazugeben, um die richtige Konsistenz zu erhalten.
Schmeckt gut auf Brot mit Topfen oder eingerührt in ein Müsli oder Joghurt. Hält einige Tage im Kühlschrank.

Trinkt mein Kind zu wenig? Was soll mein Kind trinken?

Wir verlieren täglich Flüssigkeit durch Urin und Stuhl, aber auch über den Schweiß und durch die Feuchtigkeit der Luft, die wir ausatmen. Wie viel wir trinken müssen, um das zu ersetzen, ist daher sehr variabel und abhängig davon, wo wir leben (Ist die Luft eher trocken oder feucht? Ist es eher heiß oder kalt?), wie viel wir uns bewegen (wer mehr schwitzt, verbraucht mehr Flüssigkeit) und was wir essen (Gemüse, Obst und Suppen liefern mehr Flüssigkeit als z. B. Fleisch).

Der Körper Ihres Kindes hat einen größeren Wasseranteil als der Körper eines Erwachsenen und hat damit im Verhältnis auch einen höheren Flüssigkeitsbedarf. Wichtig dabei ist, dass Ihr Kind über den ganzen Tag verteilt Getränke und wasserreiche Lebensmittel (z. B. Obst und Gemüse) zu sich nimmt. Wenn ein Kind zu wenig trinkt, kann dadurch die geistige Leistungsfähigkeit schnell nachlassen.

Vorausgesetzt es isst ausreichend Obst und Gemüse, braucht ein Kind zwischen 4 und 10 Jahren ca. einen knappen Liter Flüssigkeit zusätzlich pro Tag zu trinken. Bei heißem Wetter, durch Sport und Spiel kann sich dieser Bedarf aber auch schnell mal verdoppeln.

Wir haben das so gemacht: Für jeden Schluck Saft müssen die Kinder einen Schluck Wasser nachtrinken. Irgendwann haben sie dann von selber gesagt: »Ich brauch keinen Saft mehr, ich trink nur das Wasser.«

Daniela, Mutter von Jan, 5 Jahre, und Lena, 3 Jahre

Idealerweise ist diese Flüssigkeit **Wasser.** Je früher Sie Ihr Kind daran gewöhnen, reines Wasser zu trinken, umso eher wird es aktiv von sich aus danach fragen. Leider wird vielen Kindern von klein auf beigebracht, nur süße Säfte, Tee oder Ähnliches zu trinken, was die Umstellung oft schwierig macht. Neben Wasser und Mineralwasser sind auch ungesüßte Früchte- und Kräutertees gute Getränkealternativen.

Es gibt so tolle Steine für die Glaskaraffe. Ich lass die Kinder die Steine selbst aussuchen, geb sie dann in den Krug und plötzlich schmeckt das Leitungswasser noch mal sooooo gut!

Alexandra, Mutter von Laura, 6 Jahre, und Sophie, 4 Jahre

Studien haben gezeigt, dass Übergewicht bei Kindern direkt mit dem Konsum von Softdrinks, aber überraschenderweise auch mit dem Konsum von Fruchtsäften zusammenhängt. Softdrinks, wie Limonaden oder Colas, enthalten meist sehr viel Zucker, künstliche Farbstoffe und Aromen. Auch die, die als »bio« gekennzeichnet sind, enthalten noch immer sehr viel Zucker.

Natürlich enthalten Fruchtsäfte auch sehr viele nützliche Mikronährstoffe wie Vitamine und Mineralien, aber man darf nicht unterschätzen, wie viel Zucker ein Glas Fruchtsaft enthält. Wahrscheinlich würde Ihr Kind kaum vier oder fünf Orangen auf einmal essen, aber so viel Frucht – und damit auch deren Zucker – ist in einem Glas Orangensaft enthalten. Je nachdem welche Cola- und Apfelsorte man miteinander vergleicht, kann ein Glas Apfelsaft mehr Zucker enthalten als ein Glas Cola! Das ist natürlich keine Absolution für Colagetränke, sondern soll nur aufzeigen, dass man eben auch die Süße von Fruchtsäften nicht unterschätzen darf.

Süße, aber auch säurehaltige Getränke wie Cola und Limonaden, Eistees und Vitamingetränke können zustätzlich den Zahnschmelz angreifen und damit zu Karies führen. Zahnmediziner empfehlen, nicht direkt nach dem Konsum von Süßigkeiten oder süßen oder säurehaltigen Getränken die Zähne zu putzen, da der Zahnschmelz direkt nach deren Konsum besonders empfindlich ist und das Zähneputzen sogar weitere Schäden verursachen kann. Es macht auch einen Unterschied, wie man trinkt: So praktisch die Sport- und Trinkflaschen sind – wenn man süße Getränke daraus konsumiert, vergrößert sich der Schaden, den das Getränk an den Zähnen anrichtet. Also: Die hübschen Flaschen sind ganz toll, aber bitte nur Wasser daraus trinken.

Fruchtsäfte sind keine Getränke, sondern müssen eigentlich als kleine Mahlzeit betrachtet werden. Eltern von »schwierigen Essern« tendieren dazu, Kindern viel Saft zu geben, damit sie »wenigstens ein paar Vitamine« zu sich nehmen. Das Problem dabei ist, dass Fruchtsaft sehr schnell sättigen kann und die Kinder dann zu den Mahlzeiten noch weniger Hunger haben, was die »schwierigen Esser« oft noch »schwieriger« macht. Fruchtsäfte sollten in jedem Fall immer nur zumindest zur Hälfte mit Wasser verdünnt getrunken werden. Das gilt sowohl für Kinder als auch für Erwachsene.

Softdrinks (Erfrischungsgetränke wie Limonaden, Cola etc.) zählen zu den Süßigkeiten und sollten dementsprechend selten konsumiert werden.

Fruchtnektar, Fruchtsaftgetränk. Produkte, die so bezeichnet werden, sind keine echten Fruchtsäfte, sondern meist Zuckerwasser, dem ein Teil Fruchtsaft zugesetzt wurde. Nektar enthält mindestens 50 % Zuckerwasser (ein Fünftel des Saftes darf Zucker sein), Fruchtsaftgetränke enthalten nur maximal 30 % echten Saft. Beides liefert damit viele »leere Kalorien« und ist als Süßigkeit einzustufen.

Direktsaft. Das ist das, was die meisten von uns sich unter einem Fruchtsaft vorstellen: der reine Saft der Frucht, in Flaschen abgefüllt. Fertig.

Fruchtsaft dagegen wird oft zwischen Auspressen und Abfüllen zu Pulver gefriergetrocknet und erst kurz vor dem Verkauf wieder mit Wasser zu Saft verdünnt. Chemisch gesehen ist es damit das Gleiche, aber wer beides kostet, merkt den Unterschied in Geschmack und Qualität. Sowohl Direktsaft als auch Fruchtsaft sollten immer nur verdünnt getrunken werden.

Koffeinhaltige Getränke. Dazu gehören nicht nur Cola und Kaffee, sondern auch schwarzer, grüner und weißer Tee, Eistee (oft aus Schwarztee), Mate-Tee, Getränke mit Guarana, Energy-Drinks und Kakao (enthält relativ wenig).

Früher wäre es in den meisten Familien undenkbar gewesen, dass Kinder Kaffee trinken, aber heute ist der Koffeinkonsum bei Kindern und Jugendlichen im Steigen begriffen. Energy-Drinks, Eistee oder Cola gehören bei vielen Kindern zum Alltag. Ganz geringe Dosen von Koffein, wie sie z. B. in einer Tasse Kakao oder einem Stück Schokolade vorkommen, scheinen dabei keinen negativen Effekt zu haben, aber ab einer Dosis von 50 mg pro Tag, das entspricht etwa einer halben Tasse Kaffee, einer halben Dose Energy-Drink oder einem halben Liter Cola, können Abhängigkeiten und damit auch Entzugserscheinungen entstehen .

Koffeinkonsum kann Ihr Kind ängstlich, nervös, und unruhig machen sowie zu Schlafstörungen beitragen. Es kommt aber noch ein anderer Aspekt hinzu: Koffein kann den Blutzuckerspiegel beeinflussen und zu Heißhungerattacken führen. Auf koffeinhaltige Getränke sollte man bei Kindern völlig verzichten. Auch entkoffeinierter Kaffee enthält noch Spuren von Koffein. Außerdem enthält er neben Koffein noch zwei andere Substanzen, die stimulierend auf das Gehirn wirken.

Alkohol. Es sollte zwar eigentlich völlig klar sein, aber noch mal der Vollständigkeit halber: Alkohol ist ein Nervengift und jede Form davon ist für Kinder völlig ungeeignet. Das gilt auch für Bier und jede Form von Biermischgetränken wie Radler etc. Malzbier und Malztrunk (= Malzbier mit Zucker) enthalten nur winzige Restmengen Alko-

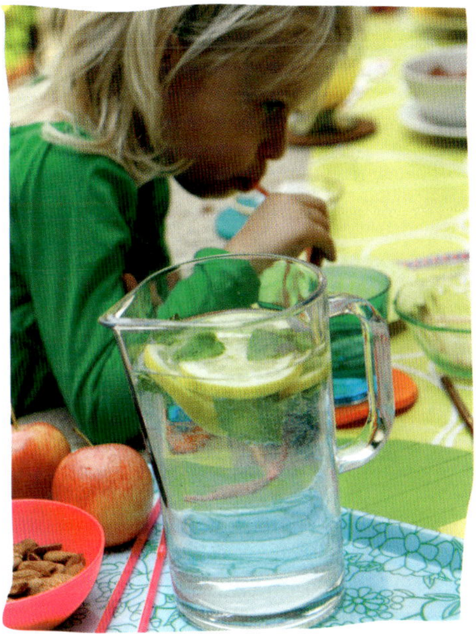

hol und sind von diesem Gesichtspunkt her für Kinder unbedenklich, sie sind aber auf jeden Fall als »Süßigkeit« einzustufen.

Milch ist eigentlich kein Getränk, sondern ein Nahrungsmittel und dient daher nicht primär der Flüssigkeitszufuhr. Molke kann zu den Getränken gezählt werden, aber nur wenn sie ungezuckert und ohne künstliche Süßstoffe und Aromen ist. Molkemischgetränke müssen zählen zu den Süßigkeiten.

Die Deutsche Gesellschaft für Ernährung empfiehlt als Getränk für Kinder (aber auch für Erwachsene) Wasser (mit und ohne Kohlensäure) sowie ungezuckerte Früchte- und Kräutertees. Wenn Ihr Kind jetzt gewohnt ist, nur süße Säfte zu trinken, dann kann die Umstellung einige Zeit in Anspruch nehmen.

Wenn Ihr Kind bisher Limonaden oder verdünnten Sirup getrunken hat, dann sollten Sie als ersten Schritt auf richtige, 100 %ige Fruchtsäfte (keine Fruchtnektare oder Fruchtsaftgetränke) umstellen, damit das, was Ihr Kind konsumiert, wenigstens möglichst naturbelassen ist. Verdünnen Sie diesen Saft dann mindestens 1:1 mit Wasser und steigern Sie den Wasseranteil, bis das Kind vor allem Wasser, aber kaum Fruchtsaft trinkt.

Wenn Ihr Kind wenig Hunger hat (siehe Seite 75), sollten Sie es vor oder am Anfang einer Mahlzeit nicht trinken lassen. Wenn Ihr Kind aber eher dazu neigt, zu wenig zu trinken, dann sind Mahlzeiten eine gute Gelegenheit, Flüssigkeit zu konsumieren. Allerdings verdünnen alle Getränke unsere Magensäfte und machen sie weniger effektiv, daher wäre es eigentlich immer besser, nicht zu viel zu, dafür aber eher zwischen den Mahlzeiten zu trinken.

Was sollen Kinder essen?

Fragen

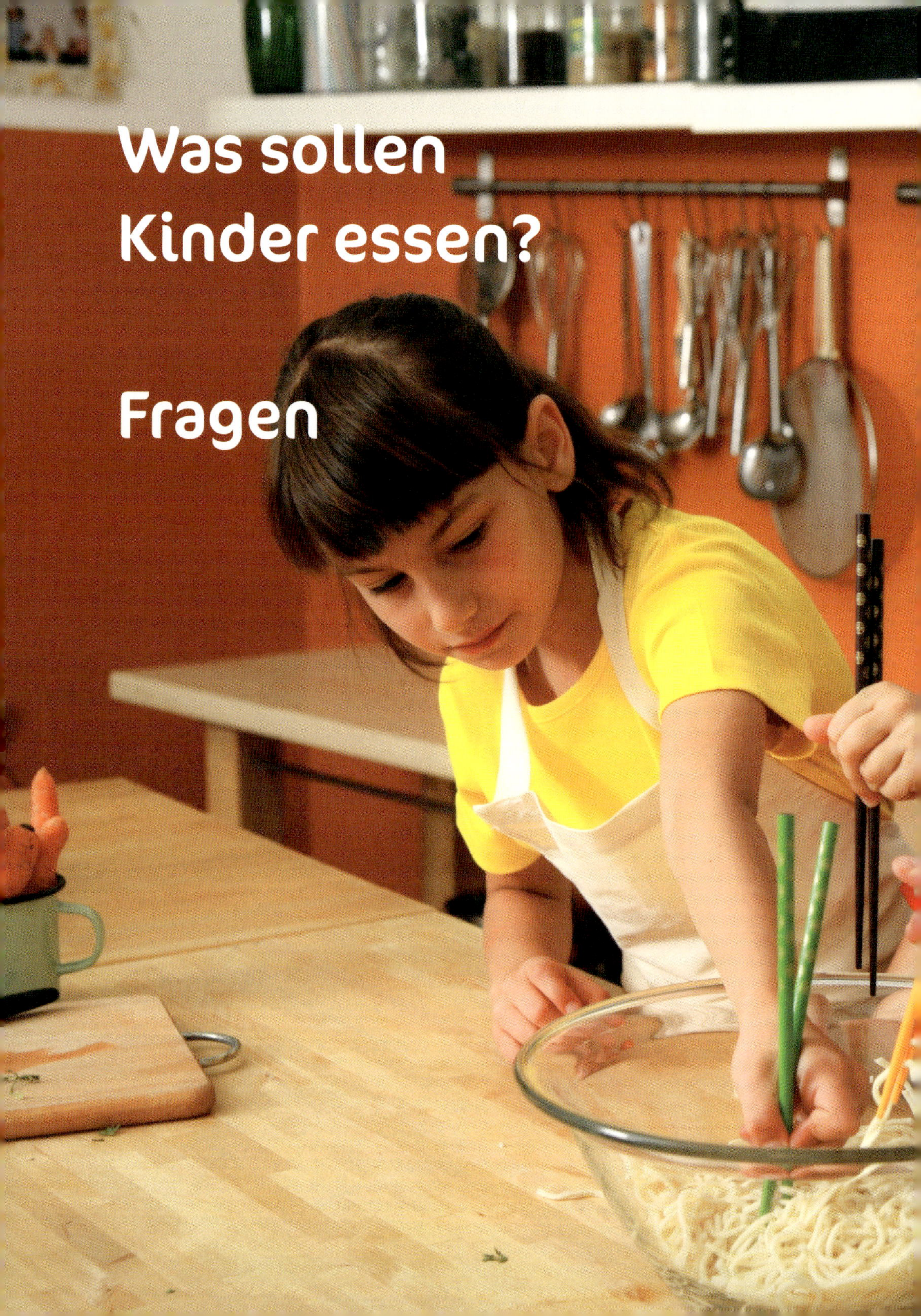

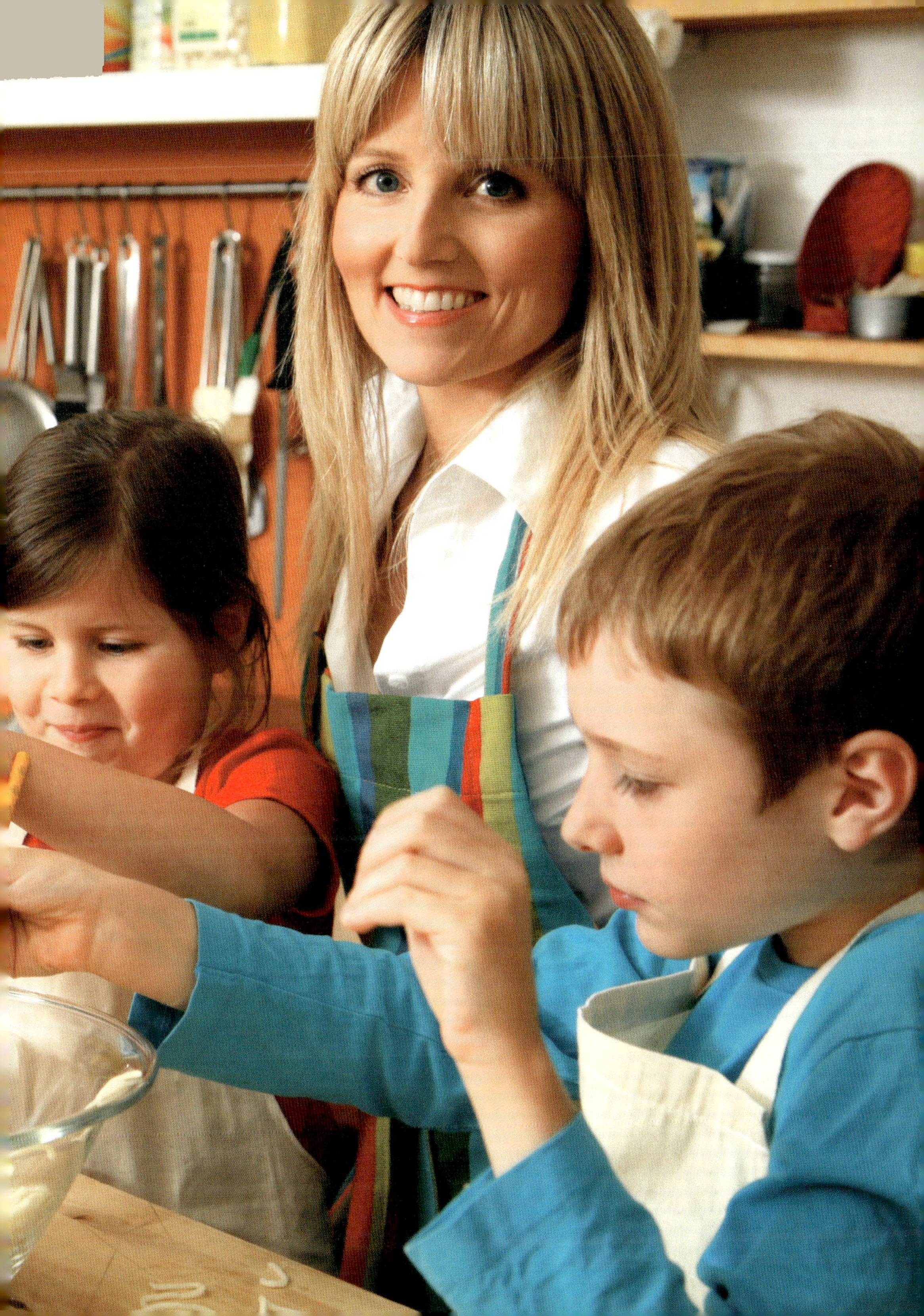

Was sollen Kinder essen? Fragen

Was ist ein »normaler Esser«?

Alle Menschen sind verschieden. Und alle Kinder machen verschiedene Phasen durch. Damit ist es völlig normal, dass Ihr Kind Dinge, die es vielleicht bisher gerne und problemlos gegessen hat, plötzlich nicht mehr mag. Oder durch eine Phase geht, in der es ständig ein bestimmtes Nahrungsmittel essen möchte und kaum genug davon bekommt. All das ist völlig normal. Kinder haben im Vergleich zu Erwachsenen eine sehr viel langsamere »spezifisch-sensorische Sättigung«, wie das im Fachjargon heißt. Auf Deutsch: Sie überessen sich nicht so schnell an etwas wie ein Erwachsener und könnten wochenlang täglich das Gleiche essen. Auch das ist völlig normal. Wann immer man das übrigens unterbricht, also in die wochenlange Nudelphase Abwechslung mit Kartoffeln hineinbringt, verstärkt das die Vorliebe für Nudeln nur noch mehr.

Kinder können in ihrer Entwicklung ein ganz unterschiedliches Tempo vorlegen, und manche sind von vornherein »gute Esser«, während andere nur kleine Portionen essen und an Essen vielleicht gar nicht so interessiert sind.

Viele Vorlieben für Geschmack entstehen noch während der Schwangerschaft im Bauch der Mutter. So weiß man heute, dass ab der 32. Woche der Fötus den Geschmack des Fruchtwassers wahrnimmt, der wiederum von der Ernährung der Mutter beeinflusst ist. Auch während der Stillzeit schmeckt Brustmilch und riecht die Haut der Mutter jeweils anders, je nachdem, was sie gegessen hat. Allerdings muss die Mutter die Nahrungsmittel relativ regelmäßig essen, damit das auf die Vorlieben ihres Kindes Einfluss hat. Je abwechslungsreicher die Ernährung der Mutter ist, umso besser ist es auch für den Geschmackssinn des Kindes. Flaschenmilch schmeckt immer gleich, was Flaschenkindern auch auf diesem Gebiet einen kleinen Nachteil verschafft. Aber dies ist kein Buch über die richtige

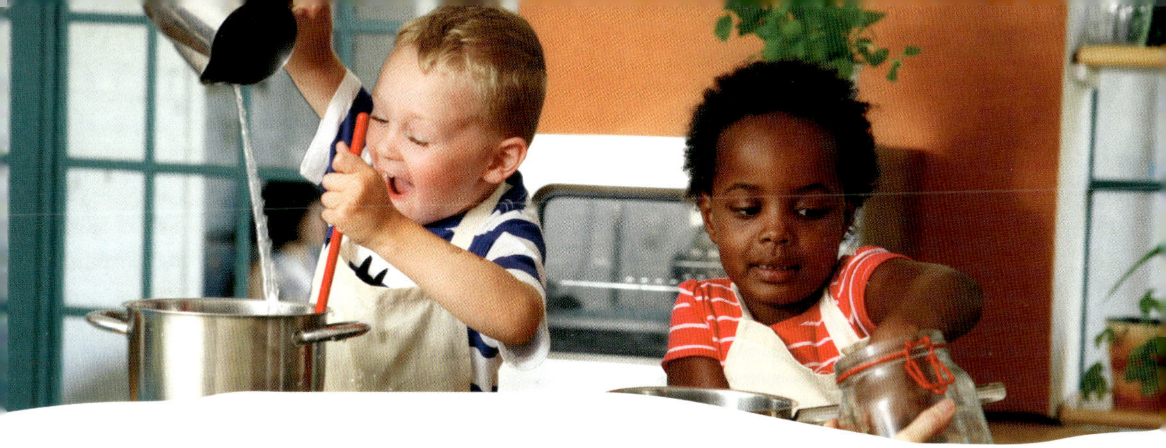

Ernährung in der Schwangerschaft und Stillzeit und Ihr Kind ist wahrscheinlich schon auf der Welt, aber Sie ärgern sich manchmal darüber, wie mühsam Mahlzeiten sein können. Ist das noch normal?

Auch schwierige Phasen sind völlig normal. Für uns »Steinzeitmenschen« (das sind wir körperlich schließlich noch immer!) ist es nur natürlich, dass Kinder, sobald sie laufen und sich damit zum ersten Mal selbstständig von den Eltern wegbewegen können, Neuem gegenüber skeptischer werden. Das ist eine Sicherheitsmaßnahme der Natur, damit Kinder Dinge, die sie nicht kennen und die vielleicht giftig sein könnten, nicht ohne weiteres essen. Das erklärt zwar, warum Kinder gerade im Alter zwischen 2 und 5 Jahren oft schwierige Phasen haben, macht aber Ihre Situation nicht leichter, wenn Sie versuchen, Ihrem Kind ein neues Gemüse »unterzujubeln«. Tipps und Tricks für Gemüseverweigerer gibt es ab Seite 79.

Wie oft soll mein Kind essen?

Oft. Menschen sollten »grasen«.

Ein Vergleich, der vielleicht deutlicher macht, was ich meine: Biologisch gesehen ähneln wir Menschen eher einem Gorilla als einem Löwen. Ein Löwe jagt nur alle ein bis zwei Tage, schlägt sich dann einmal den Bauch voll und schläft 18 bis 20 Stunden. Ein Gorilla dagegen verbringt viele Stunden am Tag mit der Nahrungsaufnahme – er »grast«. Auch wir Menschen sollten eher »grasen«, denn das ist besser für unsere Verdauung und hält unsere Energie und Konzentrationsfähigkeit stabil.

Untersuchungen haben gezeigt, dass Übergewicht bei Kindern weniger oft auftritt, je mehr Mahlzeiten pro Tag sie im Kleinkindalter erhalten haben. Ihr Kind sollte daher mindestens fünf, besser aber sechs Mahlzeiten pro Tag essen. Das könnte so aussehen: Frühstück zu Hause (z. B. Porridge, Müsli oder Frühstücks-Shake), am Vormittag ein bis zwei Zwischenmahlzeiten (z. B. ein Schulbrot mit Käse und ein paar Gurkenscheiben und ein Apfel mit Cashewnüssen), zu Mittag eine warme oder kalte Mahlzeit nach der Faustregel, am Nachmittag wieder ein oder zwei Zwischenmahlzeiten (z. B. Obst, Trockenfrüchte und Nüsse oder Joghurt) und abends eine gemeinsame, warme Mahlzeit nach der Faustregel.

Kinder mögen Routine und regelmäßige Mahlzeiten geben dem Tag Rhythmus, was Sicherheit vermittelt. Versuchen Sie einen Rhythmus zu finden, der zu Ihnen und Ihren Kindern passt, aber achten Sie darauf, dass der Abstand zwischen den Mahlzeiten, vor allem bei kleineren Kindern, nicht zu lange wird.

Isst mein Kind zu wenig?

Fast genauso oft wie Eltern besorgt darüber sind, dass ihr Kind zu dick werden könnte, sind Eltern auch beunruhigt, dass ihr Kind zu wenig essen könnte.

Die erste wichtige Frage dabei ist: **Entwickelt sich Ihr Kind normal** und ist sein Gewicht innerhalb eines gesunden BMI? Ab Seite 98 können Sie die BMI-Grenzen Ihres Kindes berechnen und Ihr Kinderarzt kann Ihnen helfen zu ermitteln, ob sich Ihr Kind normal entwickelt. Kleine »Appetitschwankungen« sind bei Kindern normal. Solange sich das Kind seinem Alter entsprechend entwickelt, aufgeweckt und interessiert ist, muss man sich keine Sorgen machen. Nehmen Sie nicht unbedingt befreundete Kinder oder andere Gleichaltrige als Maßstab, denn Kinder können sich in unterschiedlichem Tempo entwickeln. Auch ist eine überraschend große Zahl von Kindern heute schon im Vorschulalter übergewichtig und da können normalgewichtige Kinder dagegen oft recht »zart gebaut« aussehen.

Wenn Ihr Kind bei den Mahlzeiten wenig bis keinen Hunger hat, dann helfen die Tipps unter »Mein Kind isst nicht gerne – warum?«, Seite 75.

> Lassen Sie sich die gesunde Entwicklung Ihres Kindes regelmäßig von einem Kinderarzt bestätigen.

Brauchen Kinder mehr Vitamine als Erwachsene? Was fehlt Ihrem Kind?

Liefert eine ausgewogene Ernährung alles, was Ihr Kind braucht? Oder fehlt es Ihrem Kind an bestimmten Vitaminen und Mineralien, obwohl es recht ausgewogen isst?

Kinder brauchen, bezogen auf ihr Körpergewicht, grundsätzlich mehr Vitamine und Mineralien als Erwachsene, da sie noch im Wachsen sind. Daher ist es für sie besonders wichtig, Nahrungsmittel mit einer »hohen Nährstoffdichte« zu essen, also Lebensmittel, die besonders viel Vitamine und Mineralien und dabei möglichst wenig Kalorien liefern. Je naturbelassener und frischer ein Lebensmittel ist, umso eher fällt es in diese Kategorie.

Reicht also die durchschnittliche Ernährung, wie sie heute praktiziert wird, aus? Studien, nicht zuletzt die deutschen und österreichischen Ernährungsberichte, belegen, dass Kinder im Schnitt regelmäßig bei einigen Nährstoffen »zu kurz« kommen. Vor allem bei Folsäure, Vitamin D, Jod, Eisen und Kalzium, aber auch bei Vitamin B5. Dafür essen unsere Kinder zu viel Salz .

Allerdings muss man dabei bedenken, dass diese Berechnungen mit den durchschnittlichen Werten für Nahrungsmittel einer Datenbank gemacht werden. Ob die Karotte, die die Kinder in der Studie gegessen haben, wirklich genauso viel Betakarotin geliefert hat wie die Standardkarotte aus der Datenbank, sei dahingestellt.

Wenn ein Gemüse z. B. weit transportiert, unreif geerntet oder unsachgemäß gelagert wird, dann kann es dramatisch an Nährstoffen verlieren. So hat man z. B. in Supermärkten schon Orangen gefunden, in denen überhaupt kein Vitamin C mehr nachzuweisen war. Im Kühlschrank verliert grüner Salat innerhalb von 5 Tagen über die Hälfte seines Vitamin-C-Gehalts. Das ist beunruhigend, wenn man bedenkt, dass aus den Ernährungsberichten hervorgeht, dass unsere Kinder schon mit »Standardkarotten« in einigen Bereichen zu wenig bekommen.

Was können Sie also tun?
Naturbelassene und hochwertige Nahrungsmittel mit hoher Nährstoffdichte essen. Zum Beispiel Vollkornprodukte, frisches Obst und Gemüse, mageres Fleisch, fetten Fisch.

Regionale und saisonale Produkte kaufen. Nahrungsmittel, die nicht so weit transportiert werden müssen und die gerade Saison haben, können reifer geerntet werden und enthalten daher mehr Vitamine und Mineralien.

»Leere« Kalorien vermeiden. Wir brauchen nicht nur Eiweiß, Kohlenhydrate und Fett, sondern auch viele Vitamine und Mineralien für Tausende Funktionen im Körper. Nahrungsmitteln wie Zucker, industriell verarbeitetes Öl, Weißmehl etc. wurde der Großteil davon entzogen.

Braucht mein Kind Vitamintabletten?

Wie die oben erwähnten Ernährungsberichte und andere Studien zeigen, nehmen viele Kinder von einigen Vitaminen und Mineralien zu wenig zu sich. Noch dazu gibt es Untersuchungen, die zeigen, dass Kinder von Nährstoffmengen, die die empfohlenen Mindestwerte übersteigen, profitieren können: Ist z. B. bei Teenagern die Einnahme von Zink doppelt so hoch wie die durchschnittlich empfohlene Menge, so kann das Konzentrationsfähigkeit und Aufmerksamkeit erheblich verbessern.

Es kann daher eine gute Idee sein, Ihr Kind zumindest zeitweise mit einem Nahrungsergänzungsmittel zu unterstützen. Die Betonung liegt hier ganz deutlich auf »Ergänzung« und »Unterstützung«, denn auch ein gutes Vitaminpräparat kann kein Ersatz für eine ausgewogene Ernährung sein. Es soll nur helfen, ein paar Lücken zu füllen, die vielleicht durch den Alltag (oft keine Zeit zu kochen, die Lebensmittel im Supermarkt kommen von weit her, Sie kaufen nur einmal pro Woche ein und die Lebensmittel lagern lange bei Ihnen zu Hause, bevor sie konsumiert werden ...) und die Situation Ihres Kindes (isst wenig oder einseitig, hat gerade Wachstumsschub) entstehen können.

Wie viel soll sich mein Kind bewegen?

Obwohl das hier ein Buch über Ernährung ist und ich keine Expertin in Sachen Bewegung bin, soll dieser wichtige Aspekt trotzdem nicht unerwähnt bleiben: Laut Experten sollte sich Ihr Kind jeden Tag mindestens eine Stunde bewegen, wobei jede Art von Spielen, Herumtoben, aber auch Treppen steigen etc. zählen.

Zwei- bis dreimal pro Woche sollte auch ein wenig Kraftsport (Geräteturnen, Klettern, natürlich auch am Spielplatz, Kampfsportarten, Schwimmen etc., also alle Bewegungen, bei denen gegen einen »Widerstand«, z. B. das eigene Körpergewicht oder Wasser, gearbeitet wird) auf dem Programm stehen.

Ganz wesentlich ist, dass Ihr Kind auch möglichst jeden Tag »an die frische Luft« kommt, und zwar für mindestens eine halbe Stunde. Wir brauchen Tageslicht auf unserer Haut, um im Körper ausreichend Serotonin (ein Gehirnbotenstoff) und Vitamin D bilden zu können. Gerade Vitamin D ist besonders wichtig für die Bildung starker Knochen und ein Vitamin-D-Mangel wird mit einem erhöhten Risiko an Osteoporose, aber auch an Krebs zu erkranken, in Verbindung gebracht.

Wichtig ist, dass Bewegung Spaß macht. Also suchen Sie sich Aktivitäten, die Ihnen und Ihren Kindern Freude bereiten.

Dürfen oder sollen Kinder Vegetarier sein?

Wenn Kinder den Wunsch äußern, aus Tierliebe vegetarisch zu leben oder wenn die Eltern selbst Vegetarier sind, so spricht grundsätzlich nichts dagegen, solange Milchprodukte sowie Eier im Speiseplan bleiben und man auf ausreichende Eiweißzufuhr achtet.

Die gesündeste Ernährung wäre es wahrscheinlich, zu einer vegetarischen Ernährung zusätzlich ein- bis zweimal pro Woche Fisch zu essen, aber wenn das mit den ethischen Grundsätzen nicht vereinbar ist, dann sollte man auf jeden Fall vermehrt auf die Zufuhr der wichtigen Omega-3-Fette achten (siehe Seite 52).

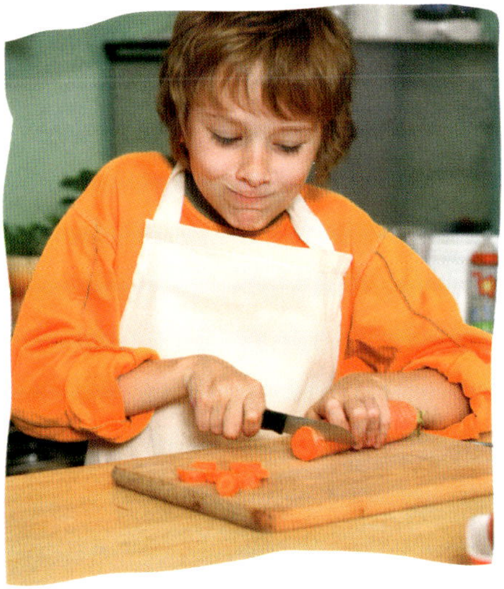

Allerdings sollten Sie auch versuchen herauszufinden, ob nicht hinter dem Wunsch, sich vegetarisch zu ernähren, eigentlich der Wunsch steckt, dünner sein zu wollen (gerade bei größeren Mädchen nicht selten). Bestimmte Nahrungsmittel abzulehnen kann auch der Wunsch sein, Kontrolle über seinen Körper zu erlangen, was der Anfang einer Essstörung sein kann.

Vegane Ernährung.

Strikt abzuraten ist von einer rein veganen Ernährung, bei der auf alle tierischen Produkte, also auch Eier und Milchprodukte, sowie manchmal sogar auf Honig, verzichtet wird. Diese Ernährung kann zu einer ernsthaften Mangelernährung mit permanenten körperlichen Schäden führen, da z. B. das lebensnotwendige Vitamin B12 in pflanzlichen Lebensmitteln nicht in der Form vorkommt, die der Körper verwenden kann. Erwachsene können diesen Mangel länger kompensieren, da sie Vitamin B12 mehrere Jahre in der Leber speichern können. Kindern aber fehlt dieser Speicher, es kann daher schon viel früher zu einem echten Mangel kommen.

Eiweiß.

Ein ganz wichtiger Punkt bei der vegetarischen Ernährung ist das Eiweiß. Viele Vegetarier machen den Fehler, bei ihrer bisherigen Ernährung einfach das Fleisch und die Wurst wegzulassen und nur mehr Gemüse und »Beilagen« zu essen. Wir brauchen aber täglich in ausreichender Menge Eiweiß, und wenn das fehlt, dann kann das zu Heißhunger führen und dazu, dass man zu viel von den Kohlenhydraten isst. Gerade weil sich Vegetarier nicht gestatten, dem natürlichen Verlangen nach eiweißreichen Lebensmitteln, das dann vielleicht auftreten würde, nachzugeben, essen sie vermehrt Nudeln, Kartoffeln und Brot. Das kann noch mehr Heißhunger und Gewichtszunahme zur Folge haben. Es ist also bei vegetarischen Kindern besonders wichtig, darauf zu achten, dass bei jeder Mahlzeit ausreichend Eiweiß (siehe Seite 30) enthalten ist, und dass auch regelmäßig tierisches Eiweiß wie Milchprodukte und Eier auf dem Speiseplan stehen. Wenn sich Ihr Kind nach der Walleczek-Methode ernährt, dann isst es auch als Vegetarier automatisch zu jeder Mahlzeit ausreichend Eiweiß.

Puddingvegetarier.

Nur weil die Ernährung vegetarisch ist, macht sie das noch nicht automatisch gesünder. Im Gegenteil. Fleisch, Fisch und Eier sind sehr hochwertige, wertvolle Nahrungsmittel, die unser Körper gut verträgt, für dessen Verdauung er gebaut ist und deren Nährstoffe wir daher sehr gut aufnehmen. Es gibt also keinen Grund, als gesunder Mensch aus gesundheitlichen Gründen auf Eier oder Fisch zu verzichten. Es gibt Studien, die zeigen, dass Vegetarier länger leben, nach neuesten Erkenntnissen wäre es aber noch gesünder, ein sogenannter Pescetarier oder Fischitarier zu sein, also ein Vegetarier, der (neben Milchprodukten und Eiern) auch Fisch isst.

Falsch umgesetzt kann man also auch mit rein vegetarischer Kost ein höchst ungesundes Leben führen. Wer glaubt, er kann nach Lust und Laune Topfentaschen und Pommes, gebackenen Camembert, Puddings und Milchcremen, Kuchen und Kekse essen und damit gesünder leben als jemand, der Fleisch isst, der irrt. Ich habe auch oft beobachtet, dass diese sogenannten »Puddingvegetarier« relativ unkontrolliert süße Speisen essen, was meiner Meinung nach damit zusammenhängen kann, dass der Rest der Ernährung zu wenig Eiweiß liefert. Weißmehl und Zucker verschlimmern Heißhunger allerdings noch mehr und der Teufelskreis wird immer dramatischer. Egal ob mit Fleisch oder ohne – die Regeln für eine gesunde Ernährung bleiben die gleichen.

Essenzielle Fette.

Vor allem die Omega-3-Fette kommen in der Form, die unser Körper braucht, konzentriert eigentlich nur in Fisch (und Brustmilch!) vor. Da Fisch bei Vegetariern wegfällt, sollten Sie daher darauf achten, dass Lebensmittel wie Leinsamen, Walnüsse und (zum Teil auch) Kürbiskerne und deren kaltgepresste Öle sowie Rapsöl (nur kalt gepresst und nicht zum Kochen verwenden!) regelmäßig auf den Tisch kommen.

Mehr Omega-3 für Vegetarier

- Geben Sie 1–2 TL Leinöl in den Frühstücks-Shake.
- Verwenden Sie für das Salatdressing kaltgepresstes (und möglichst vollbiologisches) Hanf-, Lein- oder Rapsöl.
- Streuen Sie 1–2 EL »Perfekte Kernmischung« (siehe Seite 33) ins Müsli, in den Frühstücks-Shake oder auch mal über den Salat.
- Nüsse und Kerne sollten mindestens 5-mal pro Woche (jeweils 1 kleine Handvoll) auf dem Speiseplan stehen.

Also: Solange Ihr Kind sich an die Regeln der Walleczek-Methode hält und sowohl Eier als auch Milchprodukte im Speiseplan nicht fehlen, spricht nichts dagegen, vegetarisch zu leben.

Ist »bio« wichtig?

Untersuchung um Untersuchung zeigt, dass kontrolliert biologisch produzierte Lebensmittel weniger mit Schadstoffen belastet sind als konventionell hergestellte Lebensmittel. Einige Studien weisen bei biologischen Lebensmitteln auch mehr Antioxidantien und andere wichtige Mikronährstoffe nach. Da Kinder noch im Wachsen sind und ihr Nervensystem noch im Aufbau ist, sind vollbiologische Lebensmittel für sie besonders wichtig, um die Belastung mit giftigen Chemikalien, mit denen viele Lebensmittel behandelt sind, zu vermindern. Ganz vermeiden lässt es sich in der heutigen Zeit leider nicht mehr, aber so weit wie möglich sollten die Körper unserer Kinder und ihre empfindlichen Nervensysteme davor geschützt werden.

Ist »bio« immer gesund?

Nein, absolut nicht. Es ist meistens besser als die konventionelle Variante, aber Sie können sich auch »bio« absolut ungesund ernähren. Ob Zucker vollbiologisch ist oder nicht, macht bei einem so stark verarbeiteten Nahrungsmittel kaum einen Unterschied. Dementsprechend sind Bio-Süßigkeiten oder Bio-Limonaden zwar eine nette Idee, aber nicht notwendigerweise gesünder als ihre konventionellen Cousins, obwohl sie sich einige künstliche Aromen und E-Nummern ersparen, die in Bio-Produkten nicht gestattet sind. Aber im Endeffekt bleiben leere Kalorien immer leere Kalorien. Im Gegensatz zu Zucker macht es bei einem Fruchtsaft einen viel größeren Unterschied, vor allem wenn die Frucht mit der Schale gepresst wird (was ja auch bei manchen Orangenpressen der Fall ist). In diesem Fall können die Giftstoffe von der Schale nämlich in den Saft gelangen.

Damit Sie ein Gefühl dafür bekommen, wie giftig diese Stoffe sind und wie stark unsere Lebensmittel damit belastet sind: Iprodion ist ein gängiges Spritzmittel. Nach den in Österreich geltenden Richtlinien dürfte ein Kind von mit Iprodion gespritztem Obst entweder einen halben Apfel oder drei Erdbeeren oder eine Tomate oder einen halben Salatkopf pro Tag essen. Nicht mehr. Manche Lebensmittel sind aber mit mehr als einem Spritzmittel behandelt und die Wirkung dieser gemischten Cocktails auf den menschlichen Körper ist so gut wie unerforscht. Es wird übrigens empfohlen, dass man sich die Hände wäscht, nachdem man gespritzte Zitrusfrüchte wie Orangen oder Mandarinen geschält hat, noch bevor man sie isst, denn sonst würde man zu viele Spritzmittel mitessen.

Was können Sie tun?

Kaufen Sie, wenn immer möglich, vollbiologische Lebensmittel. Da oft die finanziellen Möglichkeiten eingeschränkt sind bzw. einfach nicht alles »bio« erhältlich ist, sollten Sie Prioritäten setzen: Dinge, die Sie mit der Schale essen und die man schlecht waschen kann, sollten auf jeden Fall bio gekauft werden. Dazu gehören z. B. Weintrauben und die meisten Beeren, wogegen man Äpfel gut waschen kann und Bananen ohne Schale gegessen werden. Bei Trockenfrüchten (z. B. in Müslimischungen) ist Vorsicht geboten: Diese werden vor der Trocknung kaum gründlich gewaschen, und nachdem Sie sie vor dem Verzehr weder schälen noch waschen können, können darin besonders hohe Konzentrationen an Spritzmitteln vorhanden sein. Diese Giftstoffe werden außerdem in Fett angereichert, und daher kann es sinnvoll sein, fette Nahrungsmittel wie Nüsse oder Öle in vollbiologischer Qualität zu kaufen.

Wann ist »bio« bio?

Bioprodukte sind neben der Kontrollnummer auch noch mit der Aufschrift »aus (kontrollierter) biologischer/ökologischer Landwirtschaft« oder »aus (kontrolliertem) biologischem/ökologischem Anbau/Landbau« gekennzeichnet. Nur diese Bezeichnungen kennzeichnen ein echtes Bioprodukt. Oft stehen allerdings irreführende Aufschriften wie »aus kontrollierter Haltung«, »aus naturnahem Anbau« oder »aus umweltgerechter Landwirtschaft« auf dem Produkt – das hat aber mit bio nichts zu tun. Wer sichergehen will, suche nach der Kontrollnummer, die auf jedem Produkt vorhanden sein muss (auf Eier wird sie z. B. einzeln gestempelt).

Achtung: Die Aufschrift »Freilandeier« oder »Eier aus Bodenhaltung« macht diese Eier noch nicht zu »Bio«-Eiern. Die Hühner bekommen konventionelles Futter und es gelten andere Regeln dafür, wie viele Tiere beispielsweise auf kleinem Platz gehalten werden dürfen – was, im Gegensatz zu kontrolliert biologischer Haltung, oft wenig mit »artgerecht« zu tun hat.

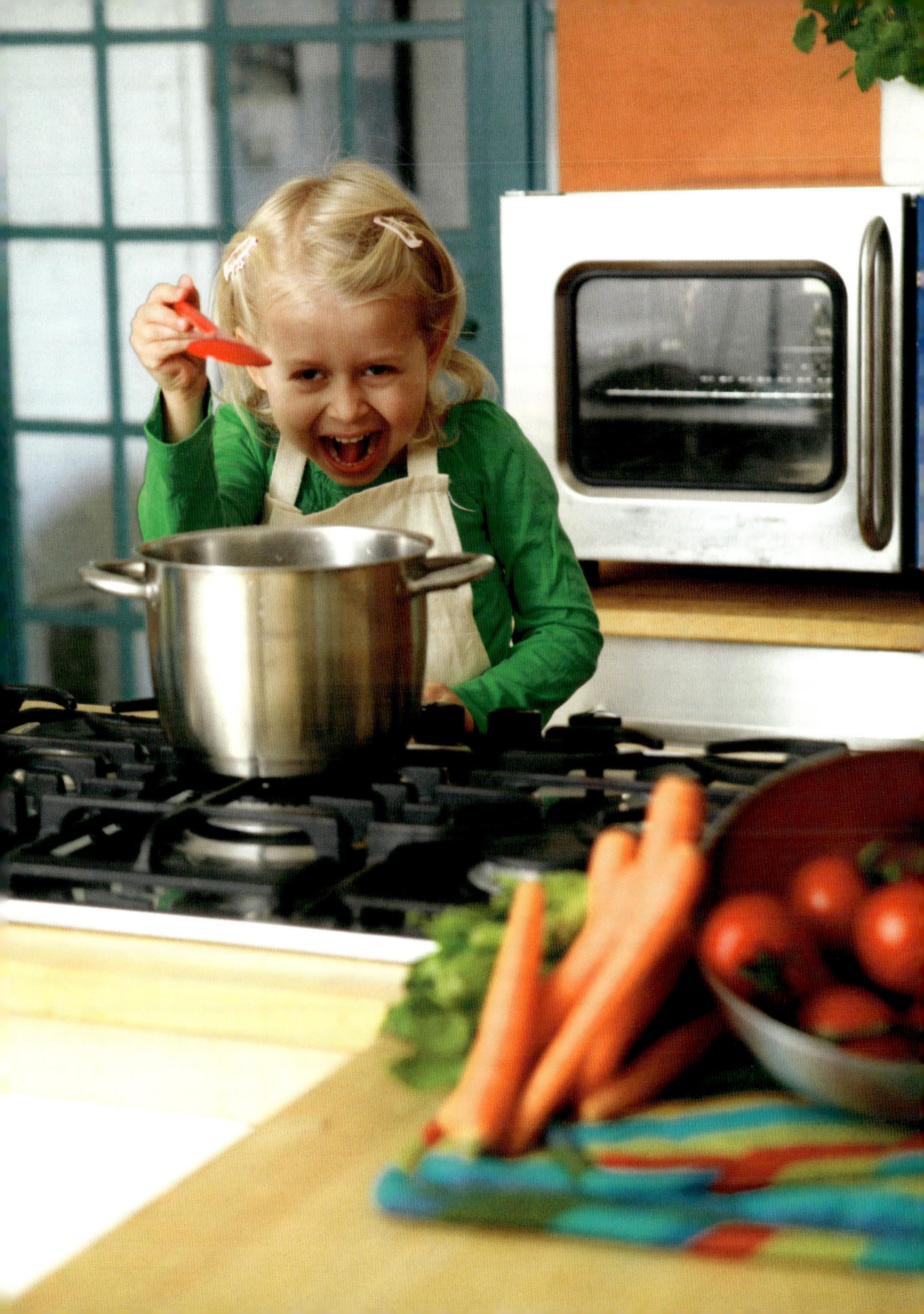

So geht man's an!

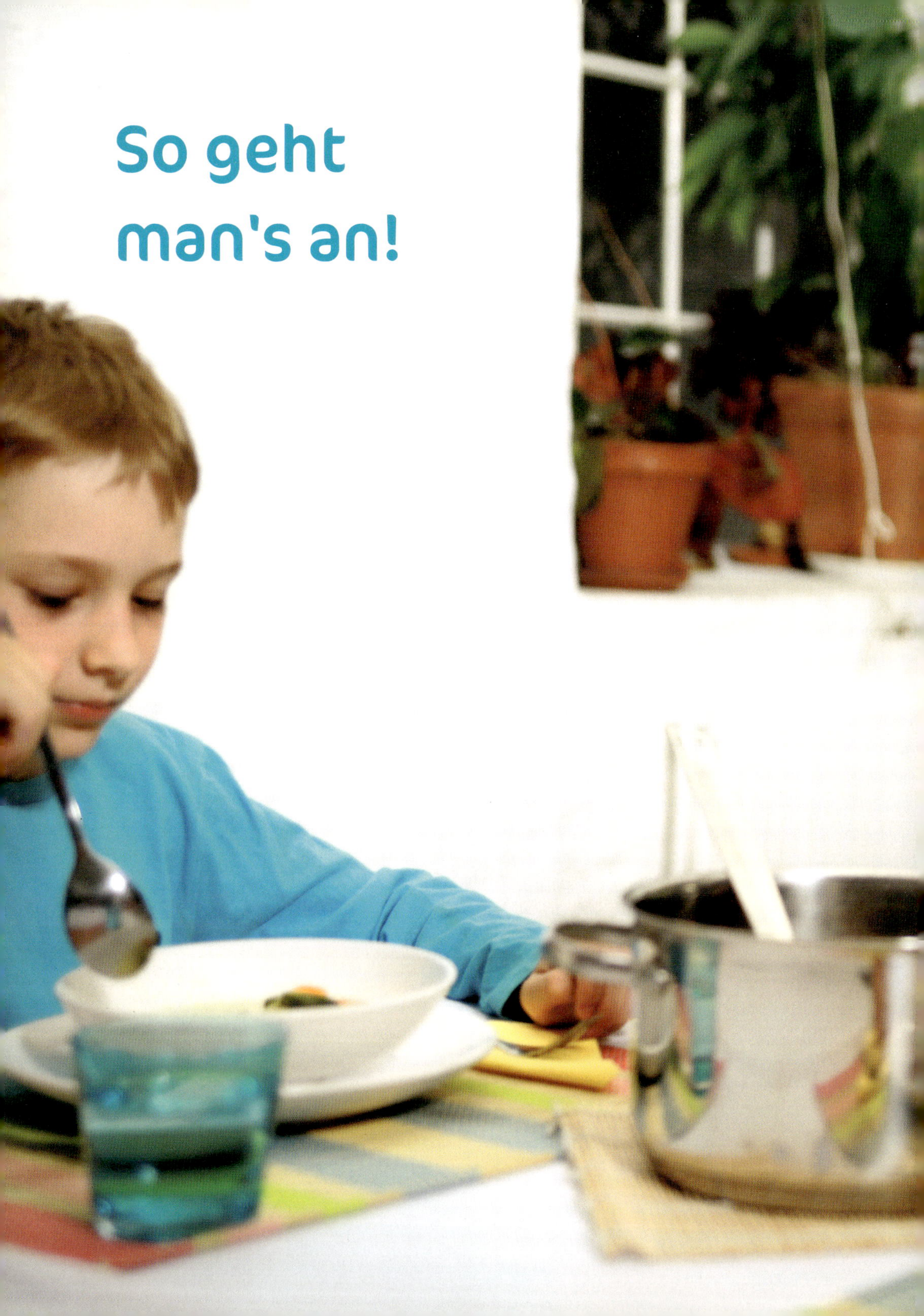

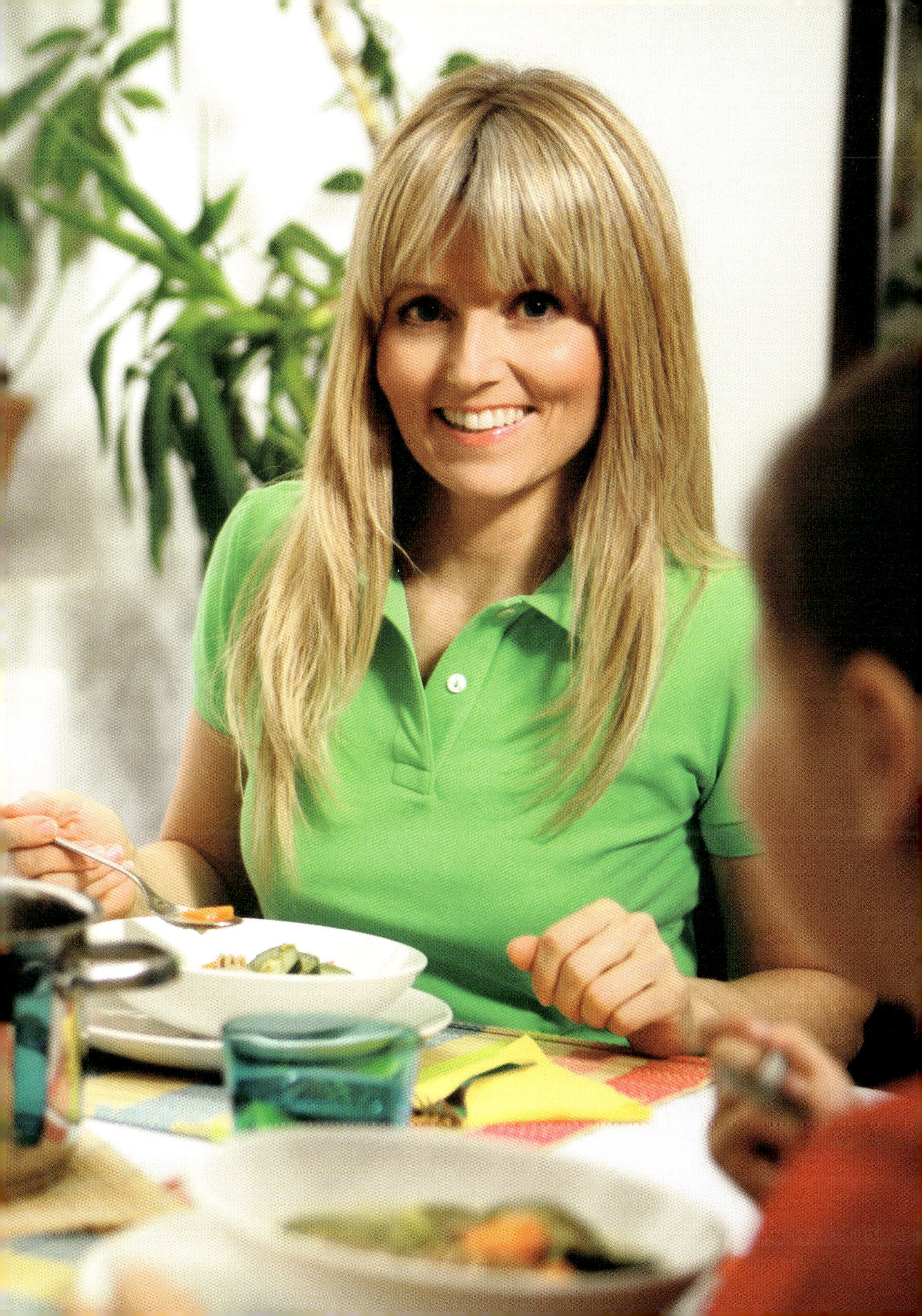

So geht man's an

Wir wissen also jetzt, wie Kinderernährung ausschauen sollte. Aber wie kommt man dorthin? Wie stellen Sie sicher, dass Ihr Kind von allen wichtigen Nährstoffen ausreichend bekommt?

Eine interessante Geschichte: In den 1930er-Jahren hat eine amerikanische Kinderärztin untersucht, was passieren würde, wenn man Kleinkinder essen ließe, was und wie viel sie wollen. Die gute Nachricht: Obwohl alle 15 Kinder unterschiedliche Geschmäcker entwickelten und aus den 34 angebotenen Nahrungsmitteln ständig völlig verschiedene Essen für sich selbst zusammenstellten, haben sich alle Kinder gesund entwickelt. Aber, und das ist der springende Punkt, es wurden von vornherein nur gesunde, naturbelassene Nahrungsmittel angeboten (obwohl es leicht gewesen wäre, sich auch hier einseitig zu ernähren). Die Lehre, die daraus zu ziehen ist: Die Entscheidung, welche Nahrungsmittel ein Kind angeboten bekommt, sollten die Eltern treffen, aber innerhalb der »vernünftigen« Auswahl kann man dann die Wahl dem Geschmack und den Vorlieben der Kinder überlassen. Mit anderen Worten: Es ist Ihre Verantwortung, dafür zu sorgen, dass Ihr Kind eine seinem Alter entsprechende Auswahl an Lebensmitteln zur Verfügung hat, aber Sie brauchen sich nicht bei jeder Mahlzeit darüber Sorgen zu machen, ob es auch von allem genug bekommt. Das scheinen Kinder über den Tag verteilt selbst steuern zu können. Um noch einmal das große ABER zu betonen: Das gilt nur dann, wenn Kinder ihren Appetit nicht mit »Junkfood« stillen können. Und natürlich gilt weiterhin die Faustregel, denn es ist wichtig, dass Ihr Kind von allen Bausteinen ausreichend angeboten bekommt, damit es das richtige Verhalten für später erlernen kann, auch wenn es vielleicht jetzt von dem einen oder anderen mal mehr, mal weniger (oder auch mal gar nichts) isst.

Dazu möchte ich Ihnen noch eine Anekdote erzählen: Im Laufe meiner Arbeit mit übergewichtigen Jugendlichen habe ich immer wieder Ernährungsprotokolle für eine ganze Woche oder mehr wissenschaftlich ausgewertet. Was mir dabei immer besonders ins Auge fiel, war die Tatsache, dass die Jugendlichen bei fast allen untersuchten Vitaminen und Mineralien (mit wenigen Ausnahmen) meist genau die Menge erreichten, die von Wissenschaftlern empfohlen wurde – nicht zu viel und nicht zu wenig. Allerdings haben sie dafür die doppelte Kalorienmenge oder mehr gegessen. Hätten diese Kinder einfach nur halb so viel von den Produkten zu sich genommen, die sie regelmäßig verzehren, dann hätten sie wahrscheinlich gravierende Nährstoffmängel entwickelt.

Ich frage mich seitdem: Warum essen übergewichtige Kinder genauso viel, aber dann auch nicht mehr? Gibt es einen Mechanismus im Körper, der uns (aber vor allem Kinder) genauso lange essen lässt, bis der Körper alle Nährstoffe hat, die er braucht? Wissenschaftler in den USA stellen sich inzwischen die gleichen Fragen, aber wir wissen bis dato die Antwort noch nicht. Es wäre auf jeden Fall ein weiteres Argument dafür, Ihrem Kind nur die qualitativ hochwertigsten, naturbelassensten Nahrungsmittel zu geben, die Sie sich leisten können, und »leere Kalorien« möglichst zu verbannen.

Wie man Kinder dazu bringt, RICHTIG zu essen:

- Ihre Kinder bekommen das gleiche Essen, das Sie auch essen.
- Sie essen so oft wie möglich gemeinsam mit Ihren Kindern.
- Der Nahrungshorizont Ihres Kindes wird bewusst erweitert, indem Sie es mit einer großen Vielfalt an Geschmäckern vertraut machen.
- Sie bieten immer wieder eine große Vielfalt an Nahrungsmitteln an, auch wenn diese anfangs abgelehnt werden.
- Sie geben Ihrem Kind die besten, qualitativ hochwertigsten und naturbelassensten Lebensmittel, die Sie zur Verfügung haben.

Wie man Kinder dazu bringt, FALSCH zu essen:

- Ihre Kinder bekommen andere Dinge zu essen als Sie selbst.
- Ihre Kinder nehmen die meisten Mahlzeiten getrennt von den Erwachsenen ein.
- Sie gehen davon aus, dass Kinder »schwierige Esser« sind, und bieten ihnen von vornherein nur eine geringe Nahrungsvielfalt an.
- Wenn Ihr Kind etwas (mehrfach) ablehnt, wird das Lebensmittel nie mehr angeboten.
- Sie lassen Ihre Kinder »Kinderlebensmittel« und andere stark verarbeitete Produkte essen.

Essen ist ein sehr bestimmender Faktor in unserem Leben und Änderungen in unseren Essgewohnheiten können das ganze Leben durcheinanderbringen. Wenn Sie z. B. vorhaben, weniger Wurst zu essen, aber bisher am Abend immer kalt gegessen haben, dann ist es eine große Umstellung, auch am Abend zu kochen. Eventuell müssen Sie dafür auch öfter einkaufen gehen. Das sind alles keine Kleinigkeiten, sondern große Umstellungen.

Gehen Sie es nach und nach an: Konzentrieren Sie sich zuerst auf die Mahlzeiten, bei denen Sie Ihre Kinder »unter Kontrolle« haben, die also zu Hause eingenommen werden. Machen Sie sich für den Anfang keine Sorgen darüber, was Ihr Kind im Kindergarten, im Hort oder bei Freunden isst. Wahrscheinlich müssen Sie Ihr Frühstück überdenken, denn da scheint es bei vielen Familien die meisten Fehler zu geben. Als Nächstes würde ich eine gemeinsame warme Mahlzeit nach der Faustregel einführen. Sorgen Sie auch dafür, dass keine Süßigkeiten im Haus sind, und ersetzen Sie nach und nach die Zwischenmahlzeiten Ihres Kindes durch empfehlenswerte Optionen wie Obst und Nüsse. Fühlen Sie sich von den folgenden Strategien nicht gleich überfordert. Suchen Sie sich einfach die Dinge aus, die am besten zu Ihnen passen und die Ihnen Spaß machen könnten. An den ersten drei Punkten werden Sie allerdings nicht vorbeikommen: Vorbild sein, »sauberer Haushalt« und Frühstücken.

Vorbild sein. Kinder lernen von Vorbildern. Das heißt aber auch, dass Sie nicht erwarten können, dass Ihr Kind frühstückt, wenn Sie es selbst nicht schaffen, oder dass es mit Begeisterung Gemüse isst, wenn Sie selbst oder Ihr Partner wenig bis kein Gemüse essen. Bevor Sie von Ihrem Kind eine Verhaltensänderung erwarten können, müssen Sie also erst mal vor Ihrer eigenen Türe (und der Ihres Partners) kehren. Und dann hab ich gleich noch eine schlechte Nachricht: Nur deswegen, weil Sie es jetzt richtig machen, heißt das noch lange nicht, dass Ihr Kind Sie »belohnt« und sofort mitmacht. Das kann dauern – haben Sie etwas Geduld. Aber ohne Ihr Vorbild ist ein Erfolg so gut wie unmöglich.

Beim selbstgemachten Müsli war es das Gleiche: Es hat ungefähr eine Woche gedauert, bis die Kids gefragt haben: »Was isst du da eigentlich immer? Kann ich das auch mal versuchen?« Und es hat ihnen geschmeckt – wenn ich mal weniger mache, muss ich aufpassen, dass ich noch was abbekomme!

Karin, Mutter von Leo, 5 Jahre, und Emilia, 3 Jahre

»Sauberer Haushalt.« Haben Sie keine Lebensmittel zu Hause, von denen Sie nicht wollen, dass Ihre Kinder sie essen. Ich muss Ihnen gestehen, dass ich mich immer wundere, wie viele Eltern darüber jammern, dass ihre Kinder Süßigkeiten oder Limonaden konsumieren, und wenn man dann nachfragt, dann gibt es diese Dinge zu Hause. Warum?!? Gerade wenn Kinder es gewohnt sind, verdünnten Sirup als Getränk zu einer Mahlzeit zu bekommen oder sich am Nachmittag aus der Süßigkeitenlade zu bedienen, und Sie dieses Verhalten abstellen wollen, ist es extrem kontraproduktiv, wenn Sie diese Produkte zu Hause haben. Es ist auch viel einfacher, »Nein« zu sagen (und wird auch viel schneller akzeptiert), wenn es die (leider nur von den Eltern unerwünschten) Lebensmittel im Haushalt gar nicht gibt. Also weg mit dem Himbeersirup, dem Kakao, den Limonaden, den Eistees, Keksen, Chips, künstlich gesüßten Getränken und Früchte-Joghurts, den fertig panierten Schnitzeln, den Ofen-Pommes usw.

Marmelade und Nuss-Nougat-Creme stelle ich einfach nicht mehr auf den Tisch. Wenn jemand fragt, dann ist es leider grad mal aus. Ich habe bemerkt, dass viel weniger danach gefragt wird. Und wenn wir das nicht essen, essen es die Kids auch nicht.

Martina, Mutter von Jakob, 5 Jahre, und Anna, 3 Jahre

Frühstücken. Ihre Mutter hatte recht, Studien belegen das: Die erste Mahlzeit des Tages ist wichtig, nicht nur für Schulkinder, auch für Sie selbst. Wer nicht frühstückt, hat allgemein den ganzen Tag weniger Energie und wird schneller dick. Versuchen Sie daher, Zeit für ein gemeinsames Frühstück zu finden. Machen Sie es sich dabei möglichst einfach: Ein Porridge oder Müsli schmeckt der ganzen Familie und ist schnell gemacht. Wenn Sie die Flocken über Nacht einweichen, dann kochen Sie nicht nur schneller, sie schmecken auch besser. Idealerweise sollte man innerhalb von 2 Stunden nach dem Aufstehen, aber nicht später als 9 Uhr gefrühstückt haben. Viele von uns, auch unsere Kinder, sind da schon längst nicht mehr zu Hause. Wenn Ihr Kind also gleich nach dem Aufstehen noch keinen Hunger hat und früh aus dem Haus muss, dann können Sie auch versuchen, ihm eine kleine zusätzliche Schuljause mitzugeben, die es vor oder nach der ersten oder zweiten Schulstunde essen kann. Besser ist es aber natürlich, wenn Sie Ihrem Kind angewöhnen können, noch in Ruhe zu Hause ein Frühstück zu essen – dabei haben Sie dann auch besser unter Kontrolle, ob und was gegessen wird.

Wenn man berufstätig ist und die Kinder für Kindergarten und Schule fertig gemacht werden müssen, dann kann es in der Früh manchmal ganz schön stressig werden und das gesunde Frühstück, in Ruhe genossen, kommt da trotz aller Mühen schnell mal zu kurz. Selbst wenn Sie willens wären, ein bisschen früher aufzustehen und sich gemütlich mit den Kindern an den Tisch zu setzen – seien wir mal ehrlich: Bis Sie die Bande aus dem Bett haben, ist es oft schon zu spät. Dazu kommt noch, dass viele Kinder in der Früh einfach nicht gerne essen. Für viele ist es dann eine Notlösung, dass man den Kindern eben das gibt, was man doch noch in sie »hineinbekommt«, also ein stark gesüßtes Schokomüsli oder »wenigstens« eine Tasse Kakao. Wie ich schon im Kapitel »Welche Nachteile haben Kakao, Fischstäbchen und Co. (Seite 15)« betont habe, sind das keine guten Alternativen. Wenn in der Früh einfach zu wenig Zeit ist oder Ihr Kind kaum essen mag, dann probieren Sie es mal mit einem Früchte-Shake (noch beliebter, wenn man selber aussuchen darf, was reinkommt – (siehe Seite 126) oder mit Frühstück im Bett – klingt zwar dekadent, aber es funktioniert.

Der totale Luxus – Frühstück im Bett

Ihre Kinder brauchen zu lange, um aus dem Bett zu kommen, und wenn sie dann endlich am Frühstückstisch auftauchen, müssen sie eigentlich schon los? Versuchen Sie es einmal umgekehrt: Bevor Sie Ihr Kind wecken, bereiten Sie einen Frühstücksteller vor: ein bisschen Müsli oder ein belegtes Brot (siehe Rezepte ab Seite 114), dazu einen aufgeschnittenen, halben Apfel oder ein paar Gurkenscheiben oder Radieschen und eventuell eine Tasse Früchte- oder Kräutertee (ohne Zucker!). Wecken Sie Ihr Kind, stellen Sie den Teller auf den Nachttisch, setzen Sie sich entspannt dazu, während Ihr Kind aufwacht und gemütlich im Bett frühstückt. Ihr Kind kann ein paar Minuten länger im Bett bleiben und Sie stellen sicher, dass es mit einem guten Frühstück im Bauch in den Tag startet.

Gemeinsame warme Mahlzeiten. Gemeinsame Mahlzeiten sind nicht nur wichtig für die Kommunikation, sie sind auch ganz wichtig, um den Kindern richtiges Essverhalten vorzuleben. Außerdem haben Untersuchungen gezeigt, dass in Familien, in denen gemeinsam gegessen wird, Teenager später weniger oft rauchen, Alkohol trinken und illegale Drogen konsumieren, außerdem bekommen sie bessere Schulnoten! In Deutschland und Österreich ist meist die einzige Mahlzeit, die gemeinsam als Familie eingenommen wird, das Abendessen, und das ist meist kalt. Aber woher soll Ihr Kind denn lernen, das köstliche, gekochte Gemüse zu lieben, wenn die Erwachsenen vor ihm immer nur Wurst- und Käsebrote oder vielleicht Pizza essen? Man sollte auch als Erwachsener, wie schon erwähnt, nur ein- bis zweimal pro Woche Wurst- oder Schinkenprodukte essen. Jetzt mal ehrlich: Wie oft kommt das bei Ihnen auf den Tisch oder ins Jausenbrot für die Schule? Wenn Sie während der Woche immer kalt essen, dann müssten Sie demnach an drei von fünf Tagen etwas anderes als Wurst oder Schinken servieren und Ihrem Kind kein einziges Mal zum Frühstück oder zur Schuljause ein Wurst- oder Schinkenbrot mitgeben. Die Salami auf der Pizza fällt damit übrigens auch weg. Im Rezeptteil gibt's einige Ideen für Alternativen zum Wurstbrot und für schnelle, kalte Abendessen. Aber überlegen Sie sich vielleicht auch, ob Sie nicht am Abend öfter mal frisch kochen könnten, um eine gemeinsame Mahlzeit mit Ihren Kindern zu genießen. Viele Eltern sind heute oft so beansprucht, dass es gar nicht mehr so einfach ist, alles unter einen Hut zu bringen und auch noch gemeinsam abendzuessen. Vielleicht könnten Sie zumindest am Wochenende und ein- bis zweimal unter der Woche am Abend kochen. Wenn es eine kalte Mahlzeit wird, sorgen Sie für Abwechslung: Ein Quinoa- oder Bohnensalat ist schnell gemacht, liefert wertvolles pflanzliches Eiweiß und reduziert die Brotmenge, die sonst gegessen wird. Statt Wurst schmecken auch Aufstriche, z. B. auf Tofubasis oder Fischkonserven (liefern wertvolle Fette) aufs Brot. Auch wenn es mal keine richtige gemeinsame Mahlzeit wird, ist es wichtig, dass Sie sich zu Ihrem Kind an den Tisch setzen, während es isst, und nicht daneben die Küche aufräumen. Wenn Sie selbst nicht mitessen, plaudern Sie mit Ihrem Kind und »stibitzen« Sie ihm vielleicht das eine oder andere Stück Gemüse vom Teller. Machen Sie es einfach so gut Sie können – ganz ohne schlechtes Gewissen.

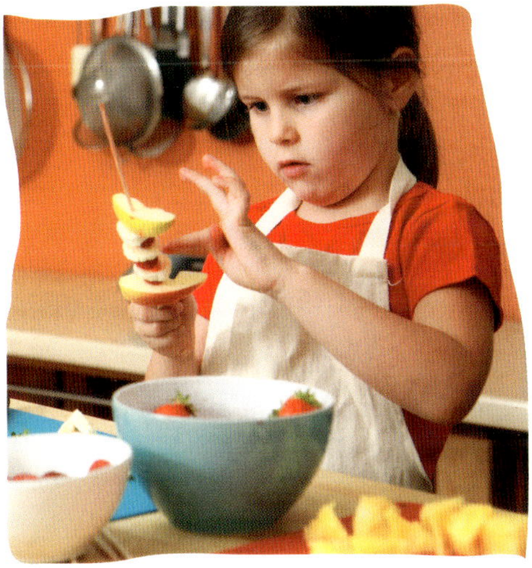

Gegessen wird am Esstisch. Nicht auf der Couch, am Boden liegend, vor dem Computer oder dem Fernseher. Es ist natürlich o. k., den Obstteller zum Spielen mitzunehmen, aber die gemeinsame Mahlzeit sollte mit dem Rest der Familie am Esstisch eingenommen werden. Ich weiß, wie verlockend es ist, auch für uns Erwachsene gemütlich beim Fernsehen so ganz nebenbei zu essen. Aber es ist ganz wesentlich, unter anderem für die Verdauung, dass man sich aufs Essen konzentriert und dabei nicht abgelenkt wird. Außerdem führt Ablenkung dazu, dass Kinder entweder mehr oder aber auch weniger essen, als sie eigentlich Hunger haben. Gerade für Kinder, die leicht abgelenkt werden und dann völlig vergessen zu essen, ist es wichtig, in Ruhe am Tisch zu essen. Eine Mahlzeit kann aber für die Kleineren zu lange dauern, deshalb versuchen Sie, die Dauer einer Mahlzeit auf maximal 20 Minuten zu beschränken. Kinder, die dazu neigen, zuzunehmen, sollten auch nie »nebenbei« essen, weil sie dann oft mehr zu sich nehmen, als sie Hunger haben (siehe auch Seite 101). Die Ausnahme von dieser Regel können »schwierige Esser« sein, wenn man mal einfach die »Spielregeln« ändern will, um den Druck aus der Esssituation zu nehmen (ab Seite 83). Aber auch diese Kinder sollten ihre Hauptmahlzeiten in Ruhe am Esstisch einnehmen.

Keine Extrawürste. Sie kochen eine Mahlzeit für die ganze Familie, die alle gemeinsam essen. Wer etwas davon nicht mag, kann es gerne stehen lassen, aber bieten Sie keine Alternativen an. Damit kommen Sie nur in den Teufelskreis, dass für jeden in der Familie speziell gekocht werden muss, weil jeder etwas anderes bevorzugt. Natürlich gibt es Dinge, die man partout nicht mag, und da sollten Sie sich eine Alternative überlegen, die akzeptabel ist, die aber folgende Kriterien erfüllen muss: Sie muss gesund sein, darf Ihnen keine zusätzliche Arbeit machen und darf auch nicht zu attraktiv sein (damit Kinder sie nicht regelmäßig bevorzugen). Das könnten z. B. ein »leeres« Joghurt oder ein paar Nüsse und ein Stück Obst sein. Auf keinen Fall sind das Ofen-Pommes, Nudeln oder Wurstbrote. Mehr Tipps für »schwierige Esser« gibt es ab Seite 77.

Mein Kleiner hat das neue Gericht zwar gekostet, aber nach zwei oder drei Löffeln stehen gelassen. Er hat's dafür drei Stunden später gegessen, weil ich ihm nichts anderes gegeben hab. Hilfe, ich bin eine Rabenmutter!

Birgit, Mutter von Lukas, 5 Jahre, und Daniel, 4 Jahre

Immer wieder vorsetzen. Studien haben gezeigt, dass Kinder Lebensmittel einfach deswegen lieben lernen, weil sie sie kennen. Das macht evolutionsmäßig auch Sinn: Etwas, das ich schon kenne und mir beim letzten Mal keinen Schaden zugefügt hat, wird beim nächsten Mal von vornherein positiv betrachtet. Wenn Kinder beim ersten Mal keine schlechten Erfahrungen mit einem Lebensmittel gemacht haben, werden sie es das nächste Mal eher essen als beim ersten Mal, und nach 10–15 Versuchen werden die meisten Lebensmittel zumindest akzeptiert, wenn nicht sogar gemocht. Aber auch, dass etwas ständig in Sichtweite ist, kann schon bewirken, dass Kinder anfangen, ihr Verhalten zu ändern. Das funktioniert

z. B. gut mit Obst als Snack (siehe Kasten Seite 66) oder mit Wasser zum Trinken. Ihr Kind hat nicht an einem Tag sprechen oder gehen gelernt, es hat viele Monate gebraucht. Auch Geschmack muss erlernt werden und da braucht es oft viele Versuche. Übrigens wurde auch gezeigt, dass Menschen mehr Süßigkeiten (z. B. Weihnachtskekse) essen, wenn sie immer in Sichtweite stehen – also weg damit ins Kästchen.

Schwärmen. Reden Sie positiv über gesundes Essen im Allgemeinen, aber über Gemüse im Besonderen. Dabei ist es o. k., wenn man auch hin und wieder mal sagt, dass es gesund ist, aber sagen Sie eher so Dinge wie: »Hast du schon mal so etwas Gutes wie diese Mango gegessen?« – »Diese Karotte ist so süß und knackig – gibt es etwas Besseres?« – »Ich liebe es, wenn die Süßkartoffeln so cremig sind.« – »Na, diese Kresse ist aber scharf, mir brennt richtig die Nase!«

Ungesundes Essen »schlechtreden«. Reden Sie über die Dinge, die Ihr Kind seltener essen soll, ruhig schlecht. Erwähnen Sie dabei nicht ständig, dass es ungesund ist (das bedeutet einem Kind herzlich wenig), sondern sprechen Sie eher davon, »wie künstlich der Geschmack dieser Limo ist, das schmeckt wie Duschgel«, »wie fad und salzig dieser Burger schmeckt und dass man da gleich wieder Hunger bekommt«, dass »dieser Saft wirklich picksüß ist – grausig!«, »schau mal, wie fett diese Pizza ist! Ekelhaft, da ist das Papier ja schon ganz vollgesogen« etc. Seien Sie auch ruhig zynisch, was die Werbung und die Verpackung angeht, und bringen Sie Ihren Kindern damit eine gesunde Portion Skepsis bei: Lassen Sie sie die Etiketten von Kartoffelchips lesen und machen Sie sich darüber lustig, dass in manchen gar keine Kartoffeln drin sind (denn »Kartoffelmehl« sind keine Kartoffeln). Erklären Sie ihnen, dass die Werbung dazu da ist, uns einzureden, Dinge zu kaufen, die man sonst wahrscheinlich nie gekauft hätte. Erklären Sie ihnen die Tricks, die angewandt werden, dass z. B. das Spielzeug, das mit Produkten mitgeschenkt wird, nicht »gratis« ist, sondern im Preis des Produktes einkalkuliert wird – wenn das also dann auch noch billig ist, dann bleibt wohl wenig für die Qualität der Zutaten übrig – und schon muss man sich mit künstlichen Aromen und anderen Zusätzen behelfen, die dann auch nicht besonders schmecken.

Keine Bewertung. Es gibt kein »gutes« oder »böses« Essen, Sie sollten nie mit Essen belohnen oder noch schlimmer in irgendeiner Form Druck ausüben. Essen ist Essen und ist eine Tätigkeit wie Zähneputzen – man tut es jeden Tag, allerdings mit dem Unterschied, dass Essen (hoffentlich) mehr Spaß macht. Was ich damit meine: Essen und alles, was damit zusammenhängt, hat heutzutage eine überproportionale Bedeutung gewonnen: Wir sind »brav« oder »sündigen«, wir »belohnen« uns mit einem Eis, wer den Brokkoli brav aufisst, darf auch Nachspeise essen etc. Das sind alles Bewertungen, die das, was Essen eigentlich sein sollte, überlagern.

Essen ist Genuss und Nahrung für Körper und Seele. Und es muss schmecken, und zwar immer und ausnahmslos. Punktum. Selbstverständlich sollten wir frische Nahrungsmittel genießen und uns bewusst darüber freuen, wenn wir besonders schöne Früchte bekommen oder wenn es mal das Lieblingsessen gibt, und Sie sollten Ihre Kinder auch unbedingt loben, wenn sie ein neues Gemüse gekostet haben, denn Kinder lernen besonders gut über das positive Feedback der Eltern. Aber es ist auch wichtig, dem Ganzen nicht zu viel Bedeutung beizumessen.

Also wenn es mal einem Kind nicht so schmeckt oder es ein Gemüse gar nicht isst, dann sollte man deswegen kein »großes Theater« machen. Als Ihr Kind gelernt hat zu gehen, haben Sie es wahrscheinlich für jeden kleinen Fortschritt überschwänglich gelobt, aber wenn es mal umgefallen ist, dann hat das nicht geheißen, dass Ihr Kind nie wieder einen Gehversuch machen würde. Umfallen gehört eben zum Gehen-Lernen dazu. Genauso, wie es dazugehört, dass man etwas anfangs nicht mag, wenn man es das erste Mal versucht. Süßes wird meist schneller akzeptiert, bei Bitterem oder Saurem kann es schon länger dauern. Manche Dinge mag man nie, was auch o. k. ist. Ich hasse Leber und hab nach 30 Jahren zu Fenchel noch immer ein sehr gespaltenes Verhältnis. Aber, wie schon erwähnt, um einen Geschmack für ein Nahrungsmittel zu entwickeln und wirklich entscheiden zu können, ob man etwas mag, muss man es mindestens 8-mal, manche Experten sagen sogar 15- bis 30-mal, gekostet haben. Also: Die beste Reaktion, die Sie als Eltern zeigen können, wenn Ihrem Kind etwas nicht schmeckt, ist die gleiche wie beim Gehen-Lernen, wenn es umfällt: Sie helfen ihm wieder auf und lassen es weiter probieren.

Stellen Sie Dinge, die Ihr Kind öfter essen sollte, beim Spielen oder Hausaufgabenmachen in Sichtweite: einen Teller mit Früchten (am besten kleineres Obst, wie Marillen oder Beeren) oder Obst in kleinen Stücken. Eine hübsche Trinkflasche oder einen Krug (Achtung, dass nichts umfallen kann!) mit Wasser beim Puzzlelegen, ein Glas mit Gemüsesticks beim Fernsehen oder wenn man aufs Abendessen wartet. Wenn es nicht gegessen wird, ist es auch o. k. – einfach kommentarlos wegräumen. Aber nicht aufgeben, sondern immer wieder probieren.

Regelmäßige Mahlzeiten. Bringen Sie Routine und Rhythmus in Ihr Leben. Kinder orientieren sich an Fixpunkten in ihrem Leben, Routine gibt Sicherheit und es macht die Essenssituationen wesentlich einfacher, wenn jeder weiß, wann was wie vor sich gehen wird.

Wie wichtig sind Rituale und Genuss?

Die meisten Feiertage werden durch Essen definiert: Weihnachten ohne Kekse und traditionelles Weihnachtsessen (egal ob Würstchen mit Kartoffelsalat, Gans oder Karpfen) ist einfach nicht Weihnachten, oder? Zu Ostern gehören Ostereier, oft Osterschinken oder Osterlamm, und was ist ein Geburtstag ohne Geburtstagskuchen – möglichst mit Kerzen drauf zum Ausblasen? Rituale sind wichtig, nicht nur, weil sie unserem Leben Rhythmus geben. Viele Rituale wie z. B. das gemeinsame große Sonntagsessen, der »Sonntagsbraten« nach der Kirche, gehen aber immer mehr verloren. Rituale tun uns gut und Kinder lieben sie. Versuchen Sie also, sie vermehrt in Ihr Leben einzubauen. Sie können auch ganz einfach Ihre eigenen erfinden. Kinder lieben ganz einfach Rituale und Wiederholungen.

Wenn Sie unter der Woche kaum Zeit für ein gemeinsames Abendessen haben, dann machen Sie einfach ein wichtiges Wochenendritual daraus. Sonntagsbraten ist nicht Ihr Ding? Wie wäre es mit einem gemütlichen Sonntagsfrühstück mit »allem Drum und Dran«, also z. B. einer großen Eierspeise oder Frittata oder (auch und gerade weil das nicht 100 % gesund ist) mit Pancakes? Ein anderer Vorschlag: An einem bestimmten Tag der Woche kocht der Partner, der normalerweise nicht kocht, und die Kinder helfen mit. Das gibt demjenigen, der immer in der Küche steht, mal einen küchenfreien Abend und den Kindern macht es riesigen Spaß. Wenn was schiefgeht, ist es umso lustiger.

Oder einmal pro Woche darf eines der Kinder sich aussuchen, was es zu essen gibt, und alle anderen müssen das auch essen. Kinder lieben es, wenn sie mal »bestimmen« dürfen, und es ist eine gute Gelegenheit, dem Kind beizubringen, was alles in eine richtige Mahlzeit hineingehört. Wenn es nur Nudeln möchte, dann erklären Sie ihm, dass da jetzt noch Eiweiß und mindestens zwei verschiedene Gemüse fehlen. Seien Sie vorbereitet, Fragen wie »Was ist denn Eiweiß?« und »Warum muss das dabei sein?« zu beantworten. Sie können Ihrem Kind entweder erklären, wofür man Eiweiß braucht (Muskeln, Haare, Fingernägel, gute Laune), oder auch einfach sagen: »Weil es sonst kein richtiges Essen ist. Das gehört einfach dazu.« Wenn Ihrem Kind die Gemüseauswahl schwerfällt, dann helfen Sie und geben Sie ihm ein paar akzeptable Optionen (möglichst Gerichte, die es kennt und schon einmal probiert hat), aus denen es auswählen kann.

Rituale müssen nicht notwendigerweise 80/20-Momente sein, sie werden eher dadurch definiert, dass sie regelmäßig zu bestimmten Anlässen (auch jeder Donnerstag ist ein »Anlass«) und in der Gemeinschaft stattfinden. Aber egal, ob Sie einen 80/20-Moment draus machen oder nicht, Sie sollten ihn zelebrieren und genießen.

Was aber, wenn … ?
Probleme

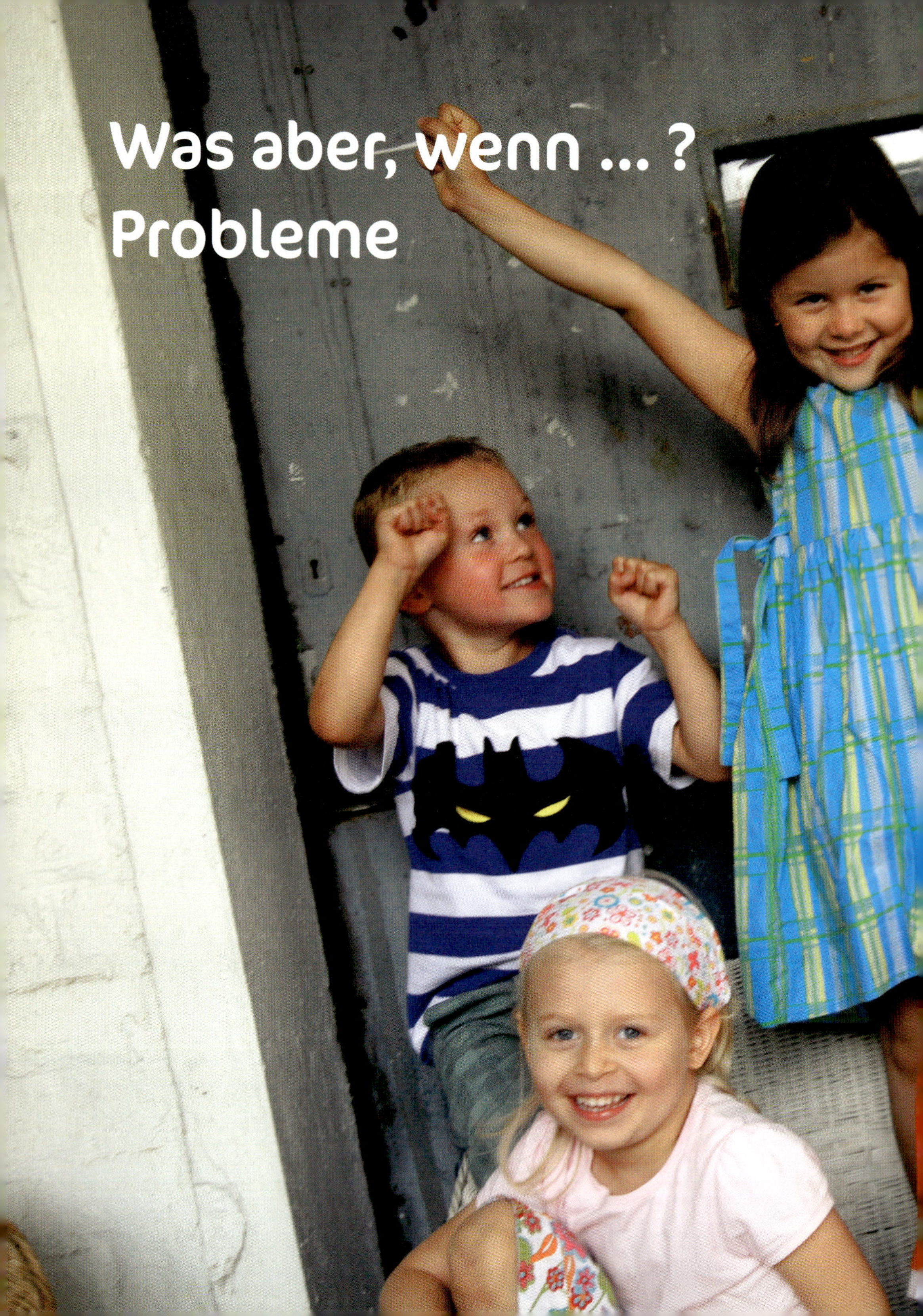

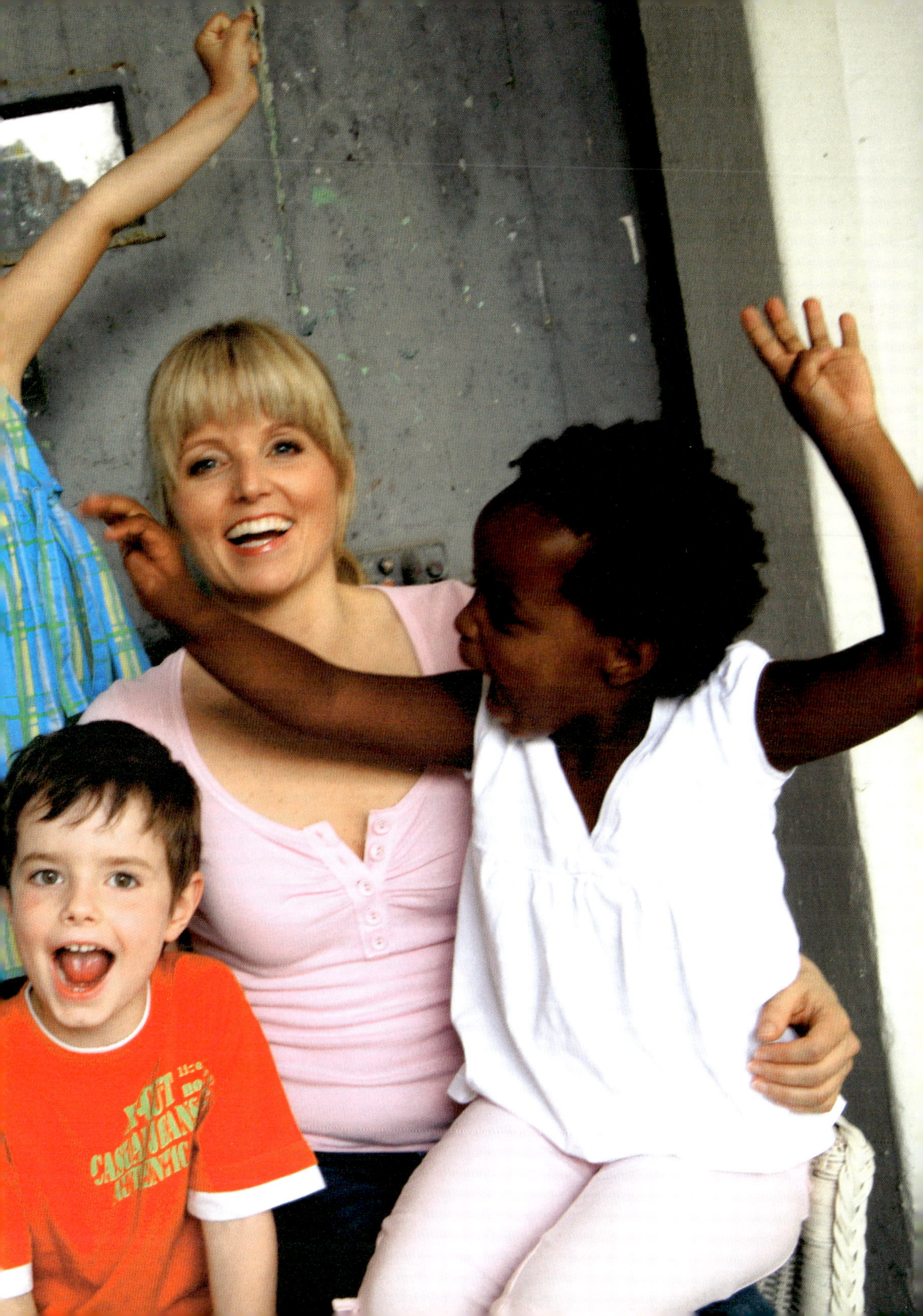

Was aber, wenn … ? Probleme

Das ist ja alles schön und gut – aber oft ist es nicht so einfach, wie es klingt. Vielleicht würden Sie wirklich gerne gesünder essen, verzweifeln aber an der Hartnäckigkeit Ihrer Kinder? Jedes Kind ist verschieden und Sie müssen für sich selbst herausfinden und entscheiden, was für Sie funktioniert. Allerdings finde ich es überraschend, wie groß das »Problem mit dem Essen« inzwischen für viele Eltern geworden ist.

Woher kommt der »schwierige Esser«?

Und warum gibt es plötzlich so viele davon? Es ist ja inzwischen eher die Regel als die Ausnahme, dass Kinder »schwierige Esser« sind. Sie mögen kein Gemüse, essen zu wenig oder kein Obst oder überhaupt nur eine ganz kleine Auswahl an Lebensmitteln. Die natürlich dann oft auch nicht die gesündesten sind. Aber woher kommen diese vielen »schwierigen« Kinder? Oder war das immer so – und wie haben es dann unsere Eltern und Großeltern mit uns gehalten? Geschmäcker sind verschieden und viele Eltern wollen die individuellen Vorlieben ihrer Kinder nicht einschränken – aber wo ist die Grenze zwischen dem persönlichen Geschmack und einem »schwierigen Esser«? Fördern wir die Individualität der Kinder oder erziehen wir sie zu unerträglichen Primadonnen? Liegt es vielleicht daran, dass Kinder nicht mehr das essen, was der Rest der Familie isst?

Es scheint wirklich so zu sein, dass die »schwierigen Esser« immer mehr werden und langsam eher die Regel als die Ausnahme sind. Ich erinnere mich noch gut daran, wie fasziniert wir als Kinder von einem englischen Austauschschüler waren, der von seiner Mutter mit Paketen von weißem Toastbrot und Dosenwürstchen für zwei Wochen nach Österreich geschickt wurde – weil er sonst nichts aß. Und als die Gastfamilie dann nicht mit der richtigen Marke Ketchup aufwarten konnte, war das eine

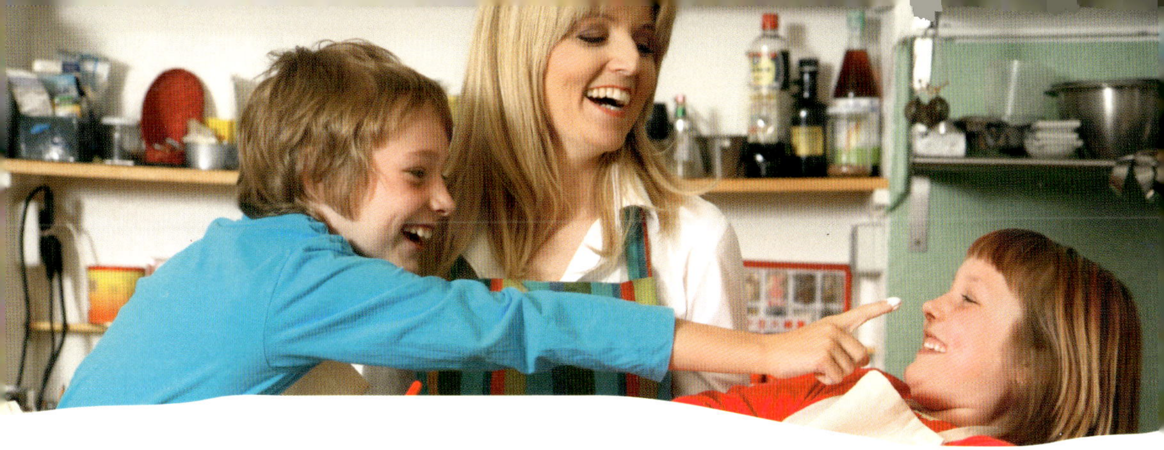

mittlere Katastrophe. Ich kannte weder bei uns noch in anderen Familien Kinder, für die eine »Extrawurst« gemacht worden wäre. Ich hab's schon erwähnt, ich kann bis heute Leber nicht ausstehen und Fenchel gehört sicher nicht zu meinen Lieblingsspeisen. Aber das ändert nichts an der Tatsache, dass es bei uns trotzdem hin und wieder Leber gab und meine Mutter sich bis heute nicht daran erinnern kann, welches ihrer Kinder Leber hasst (ich!!) und wer Leber liebt (alle anderen!!) – und uns deshalb eben hin und wieder Leberwurstbrote in die Schule mitgegeben hat. Ich muss allerdings zugeben: Diese Brote sind dann von mir meistens in der Schulbank vergessen worden, denn so groß war mein Hunger dann doch wieder nicht ...

Worauf ich hinauswill: Unterschiedliche Geschmäcker haben nichts mit den »schwierigen Essern« von heute zu tun. So richtig »schwierige Esser« gab es in meinem Bekanntenkreis überhaupt nicht. Heutzutage kann man aber kaum mit Müttern, etwa in einer Kindergartengruppe, reden, die nicht Probleme damit haben, ihre Kinder dazu zu bringen, ihre gutgemeinte »gesunde« Ernährung zu essen. Es ist sogar eher so, dass ein Kind, das problemlos und gerne Obst und Gemüse isst, stolz als große Ausnahme erwähnt wird. Oft übrigens in einem Atemzug mit: Meine Tochter isst sehr brav, aber eben leider zu viel, sie wird schon langsam dick. Zu Kindern, die »zu viel« essen, kommen wir noch (Seite 98). Zurück zu den »Schwierigen«.

Erlernte Frustrationstoleranz oder: Das Leben ist kein Wunschkonzert

Es erscheint nur logisch, dass man im Laufe des Erwachsenwerdens lernen muss, mit Frustrationen im Leben umzugehen. Das bestätigen auch Kinderpsychologen. Nur so sind wir in der Lage, uns später in eine Gruppe zu integrieren, ein ganz wichtiger Aspekt, damit man sich im späteren Leben nicht ausgeschlossen und isoliert fühlt, ein normales, in die Gesellschaft integriertes Leben mit erfülltem Beruf und Familie führen kann. Es ist ein ganz wichtiger Teil der frühkindlichen Entwicklung, zu lernen, dass man nicht alleine auf der Welt ist, der Rest der Welt nicht nur dazu da ist, die eigenen

Bedürfnisse sofort zu befriedigen (wovon ein Säugling übrigens noch fest überzeugt ist). Man erfährt, dass es andere gibt, die größer und stärker sind, z. B. die Eltern, und lernt mit diesen Autoritäten umzugehen. Dieser Lernprozess, wir nennen ihn gerne »Trotzalter«, findet ca. im Alter von zwei bis vier Jahren statt. Diese Phasen und Erfahrungen sind für Kinder sehr wichtig und Experten (zu denen ich zugegebenermaßen nicht gehöre) meinen, es sei schädlich für die Entwicklung des Kindes, ihm diese Lernerfahrungen vorzuenthalten, indem man ihm zu wenig Grenzen aufzeigt. Bitte nicht falsch verstehen: Damit ist NIE gemeint, dass man nicht liebevoll und rücksichtsvoll mit seinem Kind umgehen soll, denn das ist IMMER Voraussetzung. Aber damit sich Kleinkinder nicht zu Tyrannen entwickeln, müssen sie eben durch gewisse Phasen durch, und es ist die Aufgabe der Eltern, und die ist nicht immer leicht, sich entsprechend dem Alter des Kindes zu verhalten.

Man kann die Lernerfahrung, die das Kind machen muss, auch einfacher zusammenfassen: Das Leben ist kein Wunschkonzert. Aber genau den Fehler machen viele Eltern gerade bei der Ernährung. In dieser Situation, fast noch mehr als in einigen anderen, werden Kinder ständig damit überfordert, dass sie Entscheidungen für sich selber treffen sollen, und damit auch nicht in der Lage sind zu lernen, auch mal mit kleinen Frustrationen umzugehen (»Heute gibt es etwas, das ich nicht mag«) und sich der Gruppe unterzuordnen (»Die anderen in meiner Familie mögen das Essen und wir essen es alle. Es gibt nichts anderes für mich.«).

Kinder haben einen noch sehr unterentwickelten Geschmackssinn und das Kennenlernen von Neuem ist ein ganz wichtiger Prozess. Mit anderen Worten: Ihr Kind kann noch gar nicht wissen, dass es etwas nicht mag, denn auch das muss man erst lernen. Essen und den Umgang mit Nahrungsmitteln (genauso wie ein angemessenes Verhalten am Esstisch übrigens) müssen Kinder lernen, wie sie lernen müssen zu sprechen. Es würde Ihnen wahrscheinlich auch nicht einfallen, Ihre Sprechweise dem viel kleineren Wortschatz Ihres Kindes anzupassen und nie ein neues Wort vor dem Kind zu verwenden, nur weil es beim ersten Mal nicht geschafft hat, das Wort richtig auszusprechen. Uns ist völlig klar, dass ein Kind nur durch Übung lernen kann, auch komplexere Sätze zu sprechen, und dazu gehört, dass es Dinge immer wieder hört und auch immer wieder (liebevoll) in seiner Sprechweise korrigiert wird. Auch Essen und der Geschmackssinn müssen erlernt werden. Ich kenne aber viele Eltern, die akzeptieren, dass ihr Kind bestimmte Dinge nicht isst, und die auch dann nie wieder in der Familie gekocht werden, weil sie sonst übrig bleiben. Es geht nicht darum, absichtlich Dinge zu kochen, die Ihr Kind nicht ausstehen kann, aber genauso wenig, wie es ein Riesendrama wäre, wenn Ihr Kind ein neues Wort falsch ausspricht, sollte es auch kein großes Problem sein, wenn es gewisse Nahrungsmittel nicht besonders mag oder die ersten Male nicht probieren mag. Das Wichtige dabei: Sie sollten darum genauso wenig Aufhebens machen wie um das falsch ausgesprochene Wort. Das Nahrungsmittel wird deswegen nicht aus dem Speiseplan genommen und immer wieder angeboten, genauso wenig, wie Sie ein Wort aus Ihrem Sprachschatz nehmen würden, nur weil Ihr Kind es nicht gleich auf Anhieb richtig verwenden kann.

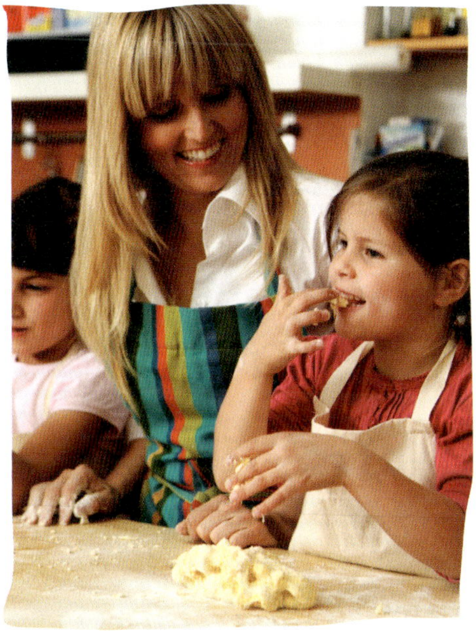

Für das Essen bedeutet das: Sie kochen, was Sie kochen. Manchmal mögen es die Kinder mehr, manchmal weniger. Sie sollten NIE Druck ausüben und es sollte völlig o. k. sein, dass man etwas nicht mag oder nicht isst. Aber, und das ist der wichtige Punkt: Es gibt auch nichts anderes und der Speiseplan wird deswegen nicht großartig angepasst, vor allem wenn der Rest der Familie das Gekochte vielleicht sogar sehr gerne isst.

Klingt das für Ihre Ohren streng? So ist es nicht gemeint. Kinder gehen in ihrer Entwicklung durch bestimmte Phasen, und am besten hilft man ihnen, wenn man sich so verhält, wie es der Entwicklungsphase entspricht. Ein liebe-, respekt- und verständnisvoller Umgang mit Kindern ist selbstverständlich. Das heißt aber nicht, dass Kindern jeder eben geäußerte Wunsch automatisch erfüllt wird.

Für die Entwicklung Ihres Kindes ist es notwendig, dass es lernt, auch mal mit kleinen Frustrationen umzugehen, die eigenen Bedürfnisse hintanzustellen und sich einer Gruppe unterzuordnen.

Wenn man jetzt aber in der Situation ist, einen »schwierigen Esser« zu Hause zu haben, dann gibt es ein paar Strategien, um den Übergang zu einem »normalen Esser« zu erleichtern. Wie schon erwähnt, sind die Trotzphasen eine normale und wichtige Entwicklungsphase von Kindern.

Das heißt aber auch, dass sich Kinder gewisse Themen oder Bereiche suchen werden, um ihre Grenzen auszutesten, und da natürlich speziell diese Bereiche bekämpfen werden, die den Eltern besonders am Herzen liegen. Ein häufiges Thema von Eltern, die zu mir kommen, ist die Besorgnis, dass das Kind »nicht isst« oder »zu wenig isst« und dann »... ist es mir lieber, er isst halt Süßigkeiten, bevor er gar nix isst«. Was lernt Klein-Georg aus solchen Handlungsweisen sehr schnell? Dass er genau das bekommt, was er will, wenn er die Mahlzeit, die seine Eltern für ihn vorgesehen hatten, lange genug verweigert.

Ich persönlich finde es auch kontraproduktiv, wenn Sie neue Strategien, die Sie ausprobieren wollen, vorher im Detail mit Ihren Kindern besprechen. Das macht das Essen zum »Thema«, baut Druck auf und macht die ganze Situation stressig. Essen soll aber immer entspannt sein, Freude und Genuss bereiten – und schmecken. Wenn es aber »ein wichtiges Thema« ist, dann ist von der Freude bald nichts mehr zu spüren, weil alle mit der Situation überfordert sind, und Sie sorgen nur dafür, dass Ihr Kind Widerstand aufbauen kann. Also: Reden Sie nicht groß drüber und fangen Sie einfach an, ein paar Dinge anders zu machen.

Kinderernährung scheitert im Kopf der Eltern – »Mein Kind isst das nicht«

Haben Sie sich schon einmal überlegt, wie viele Lebensmittel Sie von vornherein ausschließen, weil Sie überzeugt davon sind, dass Ihr Kind sie nicht mal probieren wird? Oder Rezepte, die Sie nicht einmal in Erwägung ziehen, weil Sie jetzt schon wissen, dass Ihr Kind »das« nicht mag? Ich will Ihnen die Erfahrung mit Ihren Kindern nicht absprechen, und natürlich gibt es viele Situationen, in denen Sie recht behalten werden, aber glauben Sie mir, Sie werden sehr bald positiv überrascht sein, wenn Sie Ihren Kindern mehr zutrauen.

Hab heute das Reisfleisch (Rezept Seite 162) gemacht. Wir waren total überrascht, unser Sohn hat ohne Jammern davon gegessen, normalerweise lässt er das Gemüse immer übrig. Er hat alles gegessen! Ich glaube, es ist besser, wenn das Gemüse untergemischt ist.
Am Abend habe ich dann eine Karotten-Linsen-Suppe gemacht. Auch die hat er erstaunlicherweise gegessen, obwohl er vorher protestiert hat, als er gesehen hat, dass ich Karotten in die Suppe gab.

Karin, Mutter von Leonard, 4 Jahre

Die Rezepte klingen für Erwachsene sehr lecker, nur weiß ich von vornherein, dass unser Stefan die Gerichte nicht essen wird. Er isst keinen Brokkoli, keine Champignons und Zwiebeln, keinen Käse, keinen Rahm. Und schon überhaupt keine Misch-Masch-Gerichte.

Michaela, Mutter von Stefan, 8 Jahre

Das Geheimnis dabei ist: Nicht groß drüber reden und kein »Theater« darum machen. Ihr Kind hasst Champignons? Probieren Sie doch mal meinen Champignonstrudel und erzählen Sie Ihrem Kind vorher NICHT, dass es heute Pilze gibt. Natürlich kann das auch schiefgehen, aber häufiger, als Sie glauben, haben meine Testkinder ihre Eltern eines Besseren belehrt, wie Sie an den Zitaten auf dieser Seite sehen können.

Leon mag normalerweise keine Champignons, aber ich hab ihm verschwiegen, was im Strudel ist, und er war begeistert davon! Hat sogar noch ein zweites Stück gegessen.

Daniela, Mutter von Leon, 8 Jahre, und Leonie, 5 Jahre

Florian mag normalerweise keine Champignons, daher war ich sehr erstaunt, dass er den Strudel mit so großem Genuss gegessen hat. Wir werden fleißig weiter Neues ausprobieren!

Ulli, Mutter von Florian, 6 Jahre

Mein Kind isst nicht gerne und hat wenig Hunger – warum?

Überprüfen Sie Folgendes:

1 **Sind Ihre Augen größer als der Magen Ihres Kindes?** Erwachsenen fällt es oft schwer, »klein« zu denken. Eine Portion, die je einer Handtellergröße Ihres Kindes an Eiweiß, Kohlenhydraten und Gemüse entspricht, kann für Ihr Kind bereits ausreichend sein. Machen Sie die Portion daher lieber sehr klein, z. B. nur ein einziges Stück Brokkoli und ein winziges Stück Fleisch, und erlauben Sie dem Kind, sich eine zweite Portion zu nehmen. Loben Sie Ihr Kind überschwänglich, wenn es aufgegessen hat – so hat es schnell ein Erfolgserlebnis.

Die kleineren Portionen haben auf jeden Fall schon mal Wirkung gezeigt! Mein Sohn hat zweimal Nachschlag geholt. Natürlich nur von seinem Lieblingsgemüse Brokkoli, aber Hauptsache Gemüse!

Bettina, Mutter von Oliver, 4 Jahre, und Lena, 2 Jahre

2 **Isst Ihr Kind laufend zwischen den Mahlzeiten?** Liegt die letzte Zwischenmahlzeit zu knapp vor einer Hauptmahlzeit oder ist sie zu groß? Eine Zwischenmahlzeit sollte nur das sein: ein kleiner Snack, um die Energie aufrechtzuerhalten.

3 Bewegt sich Ihr Kind genug? Wer nicht herumtobt, hat natürlich auch weniger Hunger. Gehen Sie mit Ihrem Kind vor dem Essen eine halbe Stunde oder Stunde auf den Spielplatz, damit es auch genug Hunger entwickeln kann.

4 Trinkt Ihr Kind zu viel süßen Saft oder Milch zwischendurch? Beides kann sehr sättigend sein und den Appetit verringern. Milch ist eigentlich kein Getränk, sondern »Essen« und sättigt sehr schnell.

5 Kann es sein, dass Ihr Kind die gekochte Mahlzeit verweigert, weil es dann später etwas essen darf, was es lieber mag (z. B. einen Schokopudding)? Auch wenn das »eigentlich bei Ihnen nicht erlaubt ist«, geben doch viele Eltern irgendwann nach, weil sie der Meinung sind, dass es besser ist, das Kind isst etwas nicht so Gesundes, bevor es gar nichts bekommt. Auch wenn Sie das nicht so planen, Ihr Kind lernt sehr schnell aus den »Erfolgserlebnissen«. Die einzige Möglichkeit ist konsequent zu bleiben und nur das ursprünglich angebotene Essen bzw. eine gesunde (aber nicht besonders attraktive) Alternative anzubieten.

6 Überlegen Sie sich auch, ob Ihr Kind vielleicht das Essen verweigert, weil es dann mehr Aufmerksamkeit bekommt. Egal welche Aufmerksamkeit, ob positiv (Lob) oder negativ (Schimpfen), sie bedeutet Zuwendung für das Kind und es können sich Muster in der Familie einschleichen, wo Kinder besonders dann zu »schwierigen Essern« werden, wenn dadurch die Aufmerksamkeit der Eltern z. B. von den Geschwistern ab- und auf sie gelenkt wird. Hier ist die beste Strategie, wie schon erwähnt, Stress aus der Esssituation zu nehmen. Probieren Sie ein paar Strategien für »schwierige Esser« aus, die zu Ihrem Kind passen könnten.

7 Trinkt Ihr Kind vor der Mahlzeit? Lassen Sie ein Kind, das bei einer Mahlzeit wenig isst, kurz vor dem Essen und zu Beginn der Mahlzeit nicht trinken, denn das kann dazu führen, dass Ihr Kind weniger Hunger hat.

8 Fühlt sich Ihr Kind beim Essen unter Stress? Druck, Sorgen und Ängste können das Essproblem noch verschärfen. Beim Essen sollte immer versucht werden, eine positive Atmosphäre mit angenehmen Gesprächen zu schaffen. Gespräche über Schulprobleme, Tischmanieren und das Essen sollten dabei möglichst vermieden werden.

9 Nimmt Ihr Kind vielleicht zu wenig Zink zu sich? Dieses Mineral ist wichtig, damit unser Geschmackssinn richtig funktioniert. Wenn Zink fehlt, dann schmeckt man weniger und es ist nur natürlich, dass man weniger Lust auf Essen hat. Vollkorn, Linsen, Bohnen, Quinoa, Nüsse, Eier, Milchprodukte, Fleisch und Fisch sind gute Zink-Quellen.

10 Kann es sein, dass Ihr Kind übermüdet ist? Müde Kinder werden oft zu »Essensverweigerern«. Die Ursache kann in genereller Übermüdung liegen (z. B. weil im Kinderzimmer ein Fernseher steht oder Ihr Kind zu spät schlafen geht) oder auch daran, dass die Hauptmahlzeit erst dann stattfindet, wenn das Kind eigentlich schon »bettreif« und viel zu müde ist.

11 Fühlt sich Ihr Kind nach dem Essen schlecht? Hat es Verstopfung oder Durchfall? Es könnte sein, dass Ihr Kind bestimmte Lebensmittel nicht verträgt. Und wenn die Folgen eines Essens unangenehm sind, isst man eben nicht gern. Eventuell steckt eine Nahrungsmittel-Unverträglichkeit, -Malabsorption oder -Allergie dahinter (siehe ab Seite 106). Suchen Sie einen Arzt Ihres Vertrauens auf. Er kann auch andere mögliche körperliche Ursachen abklären. Bei einem Ernährungsproblem können in weiterer Folge ein Diätologe oder Ernährungswissenschaftler zu Rate gezogen werden.

Was tue ich, wenn mein Kind ein »schwieriger Esser« ist?

Sie haben sich also meine Ratschläge zu Herzen genommen, Sie haben nur mehr Lebensmittel zu Hause, von denen Sie auch wollen, dass Ihre Kinder sie essen, Sie nehmen die Mahlzeiten gemeinsam ein und sorgen dafür, dass eine Vielfalt an Nahrungsmitteln auf den Tisch kommt.

Alles schön und gut, aber es gibt immer noch Momente, in denen Ihr Kind »Nein« sagt – und manche Kinder sagen besonders oft »Nein«.
Lassen Sie sich davon nicht entmutigen. Rückschläge gehören dazu. Wichtig ist, dass sich die Ernährung grundsätzlich in die richtige Richtung bewegt und Sie nicht aufgeben.

Viele Eltern machen sich Sorgen um das Wohl Ihrer Kinder und haben Bedenken, dass, wenn Sie nicht nachgeben, es in der Entwicklung zurückbleiben oder krank werden könnte. Deshalb nimmt man es in Kauf, dass man Vorschul- oder sogar Volksschulkinder noch füttern muss, oder dass spezielle, getrennte Mahlzeiten gekocht werden. Es wird akzeptiert, dass ein Kind überhaupt kein Obst oder Gemüse isst oder zu einer Mahlzeit nur die (ungesunden) Nahrungsmittel bekommt, die es mag, auch wenn die als Mahlzeit für ein Kind dieses Alters völlig unangebracht sind. Bedenken Sie Folgendes: Wenn Sie von vornherein nachgeben, dann ist die Wahrscheinlichkeit sehr groß, dass sich Ihr Kind langfristig einseitig und unzureichend ernähren wird und sich Gewohnheiten aneignet, die es vielleicht den Rest seines Lebens schwer loswird.

Deswegen ist es sinnvoller, kurzfristig in Kauf zu nehmen, dass Ihr Kind noch weniger oder auch mal sehr einseitig isst, bis die ersten Hürden überstanden sind.

Vielleicht sollte man sich nicht zu viele Gedanken machen, wenn Nico mal ein oder zwei Tage nicht zu Mittag isst. Wenn ich etwas gekocht habe, was er nicht mag, hat er leider verloren. Dadurch haben wir erreicht, dass er mehr probiert und unser Speiseplan etwas abwechslungsreicher wird. Wir haben die ersten Erfolge und das finden wir toll!

Silke, Mutter von Sebastian, 10 Jahre, und Nico, 8 Jahre

Bevor wir uns verschiedene Strategien anschauen, wie man mit Obst- und Gemüseverweigerern umgeht, hier ein paar Dinge, die Sie **NIE** machen dürfen:

Niemals zum Essen zwingen. Dazu braucht man gar nicht viel zu sagen. Mit Zwang erreicht man nur Gegendruck, vor allem aber können sich echte Aversionen gegen Essen entwickeln.

Niemals »Du stehst erst auf, wenn du das aufgegessen hast«. Wir wollen den Kindern vermitteln, dass Essen Genuss ist. »Du stehst erst auf, wenn ...« ist im besten Fall Zeitverschwendung, kann aber auch in Tränen und Wutausbrüchen enden. Es führt zu nichts, wenn Sie Ihr Kind zum Essen zwingen, also versuchen Sie es erst gar nicht.

Niemals »bestechen« (»Wenn du das aufisst, darfst du länger fernsehen ...«). Das bringt Ihrem Kind nur bei, dass Essen etwas Furchtbares ist und man mit etwas anderem belohnt werden muss. Das ist aber langfristig kontraproduktiv.

Niemals mit Essen belohnen. Das ist die noch schlimmere »Brokkoli-Schokoladen-Falle«: Wenn du Schokolade willst, dann musst du den Brokkoli aufessen. Aber denken Sie mal darüber nach, was Kindern damit unterschwellig gesagt wird: Gemüse ist schlecht, Schokolade ist gut. Also warum sollte man in Zukunft freiwillig Gemüse essen, wenn es doch »schlecht« ist? Ich kann gar nicht genug betonen, wie wichtig es ist, nicht mit Essen zu belohnen. Ich weiß, das ist sehr verlockend und es funktioniert auch – Sie haben aber Ihren Kindern ganz schnell beigebracht, dass gesundes Essen schlecht schmeckt (warum braucht man sonst eine Belohnung danach??) und dass »gutes« Essen eben leider nicht »gesund« ist.

Niemals sagen » ... aber es wäre doch so gesund!«. Viele Eltern essen Gemüse auch nicht besonders gerne, möchten aber, dass ihre Kinder Gemüse brav essen, weil es doch »so gesund und wichtig ist«. »Gesund« sagt einem Kind nicht viel und ist ein schlechtes Argument dafür, warum man etwas essen sollte. Damit bringt man Kindern nur bei, dass »gut« das Gegenteil von »gesund« ist – denn sonst hätten Sie ja nicht gesagt, »Iss das bitte, das ist gesund«, sondern »Probier mal, wie gut das schmeckt«.

Was tue ich, wenn mein Kind kein Gemüse oder Obst isst?

Ihr Kind isst also partout kein Gemüse oder Obst? Im Folgenden finden Sie Möglichkeiten, wie man die beiden beliebter machen kann. Das Ziel ist es, Druck und Zwang wegzulassen und den Genuss von Obst und Gemüse hervorzuheben. Ähnliches funktioniert natürlich auch für andere Lebensmittel.

Ihr Kind hat sich gewisse Strategien zurechtgelegt, durch die sein Leben gut funktioniert. Das heißt nicht, dass Ihr Kind absichtlich »etwas Böses« tun will, wenn es jetzt schwierig ist, sondern nur, dass das festgefahrene Verhaltensweisen sind, mit denen es sein Leben bisher erfolgreich gemeistert hat (»Erfolg« heißt in diesem Zusammenhang einfach, dass es die Aufmerksamkeit der Eltern bekommen hat, wenn es sie gebraucht hat). Und jetzt haben Sie vor, die Umstände, in denen diese (unbewussten, aber erlernten) Strategien bisher funktioniert haben, zu ändern. Das verursacht natürlich Unsicherheit und dementsprechend liebevoll und langsam sollten Sie mit der Situation auch umgehen. Seien Sie gefasst darauf, dass Ihr Kind eventuell mit Widerstand reagiert und haben Sie Verständnis dafür – aber ändern Sie deswegen trotzdem nichts an Ihrem Vorhaben, sondern

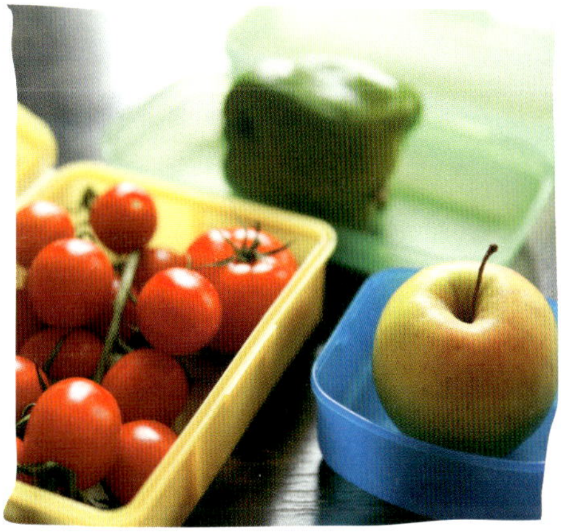

machen Sie konsequent und liebevoll weiter, denn das vermittelt Ihrem Kind Sicherheit.

Suchen Sie sich eine oder mehrere der folgenden Möglichkeiten aus, von denen Sie glauben, dass sie für Ihr Kind passen könnten.

»Bannliste.« Wenn Ihr Kind das Gefühl hat, gewisse Entscheidungen selber treffen zu können, fällt es ihm oft leichter, bei einer geplanten Ernährungsumstellung mitzumachen. Vereinbaren Sie mit Ihrem Kind, dass es sich ein paar (z. B. vier oder sechs verschiedene) Lebensmittel aussuchen darf, die es überhaupt nicht mag und die es dann auch nicht essen muss. Dafür müssen aber alle anderen Lebensmittel, die Sie auf den Tisch bringen, zumindest gekostet werden. Die Lebensmittel auf der »Bannliste« Ihres Kindes können sich hin und wieder (aber natürlich nicht täglich) ändern, aber es dürfen nie mehr als die vereinbarte Anzahl sein.

Genaue Definition, was nicht passt. Kinder erklären oft recht pauschal, dass sie etwas nicht mögen: Ich esse keine Tomaten, ich mag nix Grünes, ich hasse Käse etc. Versuchen Sie, das Kind genauer definieren zu lassen, was es nicht mag. Dadurch wird es möglich, die Aussagen einzugrenzen und vielleicht Raum dafür zu schaffen, dass gewisse Aspekte doch akzeptiert werden. Hier einige Beispiele. Kind: Ich mag keine Karotten. Reaktion: Aber die rohen hast du doch gerne geknabbert, oder nicht? Kind: Ich mag das grüne Zeug nicht! Reaktion: Aber letzte Woche hast du die Petersilie auf den Kartoffeln gerne gegessen. Kind: Das kann ich nicht essen, da sind Paprika drin. Reaktion: Warte, ich pick sie dir raus. Kind: Den Karfiol esse ich nicht, der ist hart. Reaktion: Dann iss nur die Spitzen und lass den Rest stehen. Kind: Ich kann das nicht schneiden. Reaktion: Dann iss es ausnahmsweise mit den Fingern. Und so weiter.

Kein Gemüse geben. Wenn Sie bisher versucht haben, Ihr Kind dazu zu bringen, Gemüse zu essen, und daran gescheitert sind, dann kann man davon ausgehen, dass eine Mahlzeit, die Gemüse enthält, Ihrem Kind sehr viel Stress verursacht. Als ersten Schritt geben Sie Ihrem Kind also mal überhaupt kein Gemüse. Das können Sie entweder kommentarlos machen oder sogar verkünden, dass niemand Gemüse essen muss, das er nicht mag. Geben Sie dem Gemüseverweigerer von vornherein keine Nahrungsmittel auf den Teller, von denen Sie wissen, dass er sie nicht mag. Fragen Sie auch auf keinen Fall nach, ob »er/sie das nicht doch probieren will«. Kommentieren Sie Reaktionen oder Ihr Verhalten nicht. Der Rest der Familie isst weiter wie vorher, aber das Kind bekommt das verhasste Gemüse nicht einmal angeboten. Nach ein paar Wochen (mindestens 2, besser 3) kocht man Gemüse, das für die Familie ganz neu ist, z. B. Süßkartoffeln. Auch jetzt wird dem Kind nichts davon angeboten, aber die anderen essen es und besprechen am Tisch, woher das Gemüse kommt, wie es angebaut wird etc. Wichtig: Nicht fragen, ob das Kind nicht doch mal kosten möchte. Erst auf den Teller geben, wenn das Kind von sich aus danach verlangt. Sollte das Kind vom Teller der Eltern kosten wollen, sollte man das unbedingt zulassen.

Gemüse immer wieder anbieten, aber das Kind zu nichts zwingen bzw. drängen! Daraus kann sich nämlich eine Aversion entwickeln. Ganz wichtig dabei: Hören Sie deshalb nicht auf, bestimmte Nahrungsmittel anzubieten.

Sie erinnern sich: Das ist so, als ob Sie bestimmte Wörter nicht mehr verwenden, nur weil Ihr Kind nach dem dritten Mal noch immer nicht gelernt hat, diese auszusprechen. Ein Kind muss ca. 8-mal (manche Experten sagen sogar 15- bis 30-mal) probieren, bis es ein neues Lebensmittel akzeptiert oder Gefallen daran findet. Außerdem haben Studien gezeigt, dass Kinder Dinge, die sie mehrmals gekostet haben, nach ca. 15-mal zumindest akzeptieren, häufig sogar gerne essen.

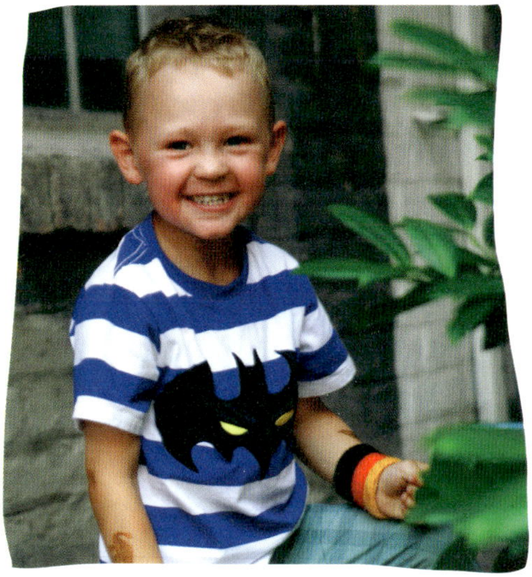

Gute Esser einladen. Wenn Sie im Bekanntenkreis Kinder haben, die problemlos Gemüse essen, dann laden Sie diese doch mal zum Essen ein – und loben Sie sie für das Verhalten vor Ihren Kindern.

Loben, loben und noch mehr loben. Kinder lernen über das Feedback ihrer Eltern. Sagen Sie Ihrem Kind daher, dass Sie sich freuen, wenn es so schön isst. Wichtig ist die emotionale Komponente des Lobes (»Ich freue mich so«, »Du machst mich stolz …«).

Wenigstens eins (von drei). Bereiten Sie eine Mahlzeit mit drei verschiedenen Gemüsesorten zu. Wenn sich die Kinder beschweren oder versuchen, das ganze Gemüse übrig zu lassen, bringen Sie sie dazu, dass sie nur eines davon essen. Wenn auch das scheitert, versuchen Sie als Kompromiss »10-mal und dann nie wieder«.

»10-mal und dann nie wieder« verhandeln (für größere Kinder). Erklären Sie Ihren Kindern, dass sich der Geschmack verändert, wenn man größer wird und man Dinge öfter probiert. Schlagen Sie vor, dass das Kind etwas Ungeliebtes wieder einmal probiert – es könnte ja so sein, dass das Kind jetzt schon »groß genug« ist und z. B. die bisher abgelehnten Brokkoli nun mag. Wenn es protestiert, ist der Kompromiss, dass es die Gemüsesorte mindestens 10-mal probiert (bei 10 Gelegenheiten, nicht 10 Bissen!!), und wenn es das Gemüse dann immer noch nicht mag, dass es nie wieder gegessen werden muss.

»Glaube nicht, dass dir das schmeckt, das ist eher was für Erwachsene.« Funktioniert bei kleinen Kindern und neuen Nahrungsmitteln. Das Gute daran: Wenn das Kind kostet und das Nahrungsmittel ablehnt, dann hat es damit nur den Erwachsenen bestätigt, dass es dafür noch nicht »reif« genug ist, was die Autorität des Erwachsenen in Sachen Essen noch verstärkt.

Gemüse verstecken. Manche Kinder verweigern Gemüse aus Prinzip, was eher eine gelernte, erfolgreiche Strategie im Umgang mit Erwachsenen ist, als dass es etwas über das Gemüse aussagt. Wichtig ist, langsam zu beginnen, die »Gemüsedosis« eine Zeit lang zu halten und dann zu steigern.

Je nach Gericht sollte das Gemüse entweder sehr klein geschnitten oder sogar püriert sein. Fangen

Sie mit Gerichten an, die das Kind besonders gerne isst, rühren Sie z. B. in eine Sauce Bolognese zur Pasta kleine Zucchini- und Karottenwürfel. Wenn es ganz fein sein soll, dann können Sie die Karotten auch reiben oder die Zucchini pürieren. Andere Beispiele: In ein Kartoffelpüree passen gut Pastinake, Karotte, Karfiol oder Knollensellerie (einfach mitkochen; aber fangen Sie mit ganz wenig an). Auf die selbst gemachte Pizza passen klein geschnittene Zwiebeln und Paprika, Champignonscheiben und viele frische Tomaten.

Die Masse für hausgemachte Fleischlaibchen kann mit geraspelten Karotten und klein geschnittenem Lauch (evtl. vorher andünsten) verfeinert werden. Saucen können mit püriertem Wurzelgemüse eingedickt werden. Statt Topfenaufstrich eine Art »Tsatsiki« machen – mit klein gehobelten Gurken, Kräutern und eventuell Knoblauch.

In der Küche helfen. Kinder lieben es, bei der Zubereitung zu helfen. Vor allem, wenn es auch so hingestellt wird, dass man helfen »darf«. Suchen Sie dem Alter des Kindes entsprechende Tätigkeiten aus: Gemüse waschen, Gemüse schälen (mit einem entsprechenden Schäler können das auch schon Kinder, denen man vielleicht noch kein Messer in die Hand drücken will), Gemüse vom Brett in eine Schüssel oder in die Pfanne geben, Eier aufschlagen, umrühren etc., etc.

Hackfleischsauce zusammen mit Papi kochen hat neulich großen Spaß gemacht! Oliver durfte aussuchen, welches Gemüse hineinkommt, und es hat ihm sehr gut geschmeckt.

Bettina, Mutter von Oliver, 4 Jahre, und Sarah, 1 Jahr

Beim Einkaufen helfen. Lassen Sie Ihr Kind das Obst aussuchen, erklären Sie ihm, woran man eine gute Zwiebel, eine reife Melone etc. erkennt, oder lassen Sie es auswählen, welches Gemüse am Abend in den Eintopf kommen.

Gemüse auswählen lassen. Fragen Sie Ihr Kind nicht, ob es heute Gemüse mag (die Antwort wird oft »Nein« sein), aber lassen Sie es zwischen zwei Gemüsesorten wählen. »Möchtest du heute Brokkoli oder Lauch?« Das gibt Ihrem Kind das Gefühl, ein wenig Kontrolle über die Entscheidung zu haben, aber es stellt auch von vornherein klar, dass Gemüse auf den Tisch kommt. Das Gleiche funktioniert natürlich auch mit anderen Lebensmitteln: »Möchtest du lieber Fischlaibchen oder sollen wir den Fisch grillen?«

Gemüse/Obst in Sicht- und Reichweite stellen. Dinge, denen man regelmäßig begegnet, werden zur Gewohnheit. Stellen Sie also z. B. als Zwischenmahlzeit beim Spielen, Fernsehen oder

Aufgabenmachen ein paar Gemüsesticks mit Dip oder einen kleinen Obstteller mit Nüssen hin. Bieten Sie die Nahrungsmittel gar nicht großartig an, sondern stellen Sie sie einfach hin. Vielleicht nehmen Sie sich noch einen Bissen, bevor Sie wieder weggehen. Wenn es gegessen wird, gut – wenn nicht, einfach kommentarlos wegräumen.

Dips für Zwischenmahlzeiten

Schneller Joghurtdip (Rezept Seite 184), Hummus (Rezept Seite 168), Tsatsiki, Kräutertopfen, Hüttenkäse, Tofuaufstrich (Rezepte Seite 120 – Die Walleczek-Methode. Ohne Diät zum Wunschgewicht), Bohnenaufstrich (Rezept Seite 172). Man kann auch einen Aufstrich machen und eine Hälfte z. B. mit Kurkuma oder mit Tomatenmark einfärben. Zum Dippen eignen sich besonders gut Chicoreeblätter, Karottenstäbchen, Gurkenstäbchen, Paprikastreifen, Kohlrabistücke, kleine Brokkoliröschen, Stangensellerie etc.

Die Lust am Essen lernen. Die folgenden Tipps sind teilweise sehr spielerisch. Es geht aber nicht darum, dem Kind beizubringen, mit Essen zu spielen, oder dass jede Tätigkeit nur dann ausgeführt wird, wenn sie Spaß macht (denn wie sollen Kinder sonst lernen, auch dann Hausaufgaben zu machen, wenn es mal keinen Spaß macht, oder für später zu lernen, in die Arbeit zu gehen, wenn man mal keine Lust hat). Es geht also nicht darum, Essen primär zu einer »lustigen Aktivität« umzufunktionieren, sondern darum, den Kontext zu ändern. Wenn Ihr Kind (momentan oder vielleicht sogar immer) partout kein Obst und Gemüse mag, dann erzeugt fast jede Essenssituation, die es bisher gewohnt war, Druck. Druck erzeugt Gegendruck und Stress, was nicht gerade hilfreich ist, wenn man den Kindern lebenslangen Genuss und Freude an einer Mahlzeit beibringen will. Ziel ist es also, ohne die Kinder auszutricksen oder hinters Licht führen zu wollen, die Spirale zu durchbrechen, die Rahmenbedingungen zu ändern, sodass ein neuer, freudiger und genussvoller Zugang zum Essen möglich wird.

Wir haben einen »Gemüsefrosch« (Handspielpuppe) gekauft, der immer nur dann mit Amelie spielt, wenn sie Gemüse gegessen hat. Klappt hervorragend!

Marion, Mutter von Amelie, 4 Jahre

Andrea verweigert zurzeit Obst. Früher hat sie es ganz gerne gegessen, aber im Moment verweigert sie es. Ich hab mir daraufhin einen großen Teller mit aufgeschnittenem Obst (Banane, Mandarine, Mango und Apfel) hergerichtet, mir ein paar Zahnstocher genommen und mit dem Satz: »Ich mache jetzt ein

Obstpicknick, mag sonst noch wer?« mich mitten auf den Wohnzimmerboden gesetzt und zu essen begonnen. Andrea war natürlich sofort neugierig und bekam einen Zahnstocher in die Hand gedrückt. »Das ist ein Spiel. Man muss das Obst mit dem Zahnstocher essen, jedes Stück gibt 1 Punkt, ein Stück Mango 2 Punkte, weil die so glitschig ist.« Andrea hat problemlos und voller Freude ca. 18 »Punkte« erreicht, mehr als den halben Teller aufgegessen und das Spiel »gewonnen«.

Christine, Mutter von Andrea, 4 Jahre

Punkte, Murmeln oder Sterne sammeln. Immer wenn Ihr Kind ein neues Gemüse probiert oder einen weiteren Bissen von dem Gemüse isst, das es nicht so mag, oder einfach eine Portion »Gesundes« isst, bekommt es einen Punkt, Sticker oder Stern auf eine Karte oder eine Murmel in ein leeres Glas. Wenn die Karte oder das Glas voll ist, dann gibt es eine vorher vereinbarte Belohnung.

Wichtig ist, dass die Belohnung recht groß ist und man lange »sammeln« muss, um sie zu erreichen, und dass es sich dabei auf keinen Fall um etwas Essbares handelt. Belohnungen könnten z. B. ein Besuch im Zoo, eine neue DVD oder Ähnliches sein. Vergessen Sie nicht: Alleine dadurch, dass Ihr Kind etwas mehrmals kostet, wird es wahrscheinlich lernen, diese Lebensmittel zumindest zu akzeptieren, vielleicht sogar zu mögen.

Wir haben bald das erste Ziel des Punktesystems erreicht, dann gehen wir ins Hallenbad. Sophie überlegt jetzt immer, was sie noch Gesundes essen könnte, damit sie wieder einen Stempel bekommt.
Ulli, Mutter von Sophie, 5 Jahre

Essen spannender machen. Wer einen kleinen Balkon oder Garten hat, kann dort mit dem Kind Radieschen, Karotten oder kleine Tomaten ziehen, am Fensterbrett können Kräuter stehen, die das Kind fürs Essen pflücken darf. Sprossen und Kresse sind in wenigen Tagen essfertig und können über Salate oder auf Brote gestreut werden. Wer ein Erdbeerland oder Ähnliches in der Nähe hat, kann mit Kindern auch zum »Selberernten« ausrücken. Dabei unbedingt darauf achten, dass das Obst nicht gespritzt ist, weil die Kinder gerne dazwischen naschen und das Obst vorher nicht gewaschen werden kann. Und ohne Naschen macht es ja nur halb so viel Spaß.

Ich mache mit lustig geschnittenem Gemüse manchmal für meine Tochter ein Muster auf dem Teller und lasse sie raten, was es darstellen soll. Dazu gibt es Hüttenkäse zum Eintauchen. Sie freut sich auf das Bild UND kann alles mit den Fingern essen – sie liebt beides.

Tanja, Mutter von Theresa, 5 Jahre

Supermarktspiele. Lassen Sie Ihre Kinder nicht nur beim Einkauf helfen, verwenden Sie die Zeit im Supermarkt auch dazu, das Interesse an Nahrung zu wecken. Für kleinere Kinder: Wie viel rotes Obst oder Gemüse kannst du finden? Oder: Welche Gemüse wachsen unter der Erde, welche über der Erde? Welche davon sollen wir probieren? Für größere Kinder: Schau mal, wie viele Gemüse du finden kannst, die hier gewachsen sind! Oder: Aus wie vielen verschiedenen Ländern kommen die Gemüse in diesem Supermarkt? Wer weiß, wie Reis wächst? Woraus ist eigentlich Brot? Etc., etc.

Wie kann ich mein Kind dazu bringen, Obst statt Süßigkeiten zu essen?

Wie können Sie es schaffen, dass Obst für Ihr Kind attraktiver als Süßes ist? Möglichst auch dann noch, wenn es nicht zu Hause isst und unter Ihrem Einfluss steht?

Finden Sie selber Obst (meistens) besser als Süßes? Nein? Sehen Sie, da haben wir schon das erste Problem. Erst wenn Sie Obst wirklich (zumindest) die meiste Zeit Keksen vorziehen, können Sie auch erwarten, dass Ihre Kinder das tun.

Haben Sie keine Süßigkeiten zu Hause. Wenn etwas nicht da ist, kann es auch nicht bevorzugt werden. Irgendwann ist dann Obst so selbstverständlich geworden, dass es egal ist, ob man auch Süßes im Haus hat, weil Sie und Ihre Kinder primär zum Obst greifen werden und nur hin und wieder (und dann mit vollem Genuss und ohne schlechtes Gewissen) mal eine Packung Kekse essen werden.

Vermitteln Sie Genuss. Vermitteln Sie Ihren Kindern, dass Obst Genuss ist und dass es genauso eine »Leckerei« sein kann wie Süßigkeiten. Kaufen Sie z. B. wenn Freunde da sind als besondere »Leckerei« frische Heidelbeeren oder Himbeeren. Machen Sie zusammen mit Ihren Kindern »Melonensaft« oder einen Shake mit gefrorenen Bananenstücken (das macht den Shake fast so cremig wie einen Eiscremeshake).

Melonensaft

Fruchtfleischstücke von einer Wassermelone (ruhig mit Kernen) in einem Standmixer oder mit dem Mixstab so lange pürieren, bis alles ganz flüssig ist. Das ist ein köstlich erfrischendes und sehr gesundes Getränk im Sommer. Schmeckt besonders gut mit ein paar Blättern Minze.

Was mache ich mit einem Kind, das »süchtig« auf Süßigkeiten ist?

Wie oben erwähnt glauben Wissenschaftler inzwischen, dass man auf Zucker eine echte Sucht entwickeln kann. Zumindest bei Ratten wurde nachgewiesen, dass sich körperliche Abhängigkeiten entwickeln können, die auch zu Entzugserscheinungen führen. Dementsprechend sind Ihre Kinder nicht »schlimm«, wenn sie hartnäckig auf Süßigkeiten bestehen, möglicherweise sendet ihr Körper ein starkes Signal, dass es »ohne« nicht geht.

Blutzuckerschwankungen sind ein starker Auslöser für Heißhunger auf Süßes, weil das Gehirn in dieser Situation unterversorgt ist und eine Stressreaktion auslöst. Mehr zu Strategien gegen Heißhunger auf Seite 103.

Beginnende Insulinresistenz. Insulinresistenz ist die Vorstufe für Diabetes Typ II und tritt dann auf, wenn unser Körper immer schlechter auf das Insulinsignal reagiert, immer mehr Insulin ausgeschüttet werden muss, um den Zucker vom Blut in die Zellen zu transportieren. Es gibt Vermutungen, dass Lust auf Süßes nach einer Mahlzeit damit zusammenhängen kann, dass der Körper, gerade weil er nicht mehr so effektiv reagiert, stärkere »Auslöser« in Form von mehr Zucker braucht, um ausreichend Insulin produzieren zu können. Das ist derzeit noch Spekulation, aber ich habe in meiner Praxis oft mit Menschen zu tun, die nach einer Mahlzeit unbedingt »etwas Süßes brauchen« und die in dieses Muster fallen könnten.

Gewohnheit. Es könnte aber auch einfach Gewohnheit dahinter stecken und die Tatsache, dass Ihr Kind lieb gewonnene Gewohnheiten, die ihm auch Sicherheit vermitteln, einfach nicht aufgeben will und dass es gelernt hat, seine Umgebung so effektiv zu manipulieren, dass es sich meistens durchsetzt.

Was können Sie also tun?

- Beachten Sie alle Regeln für Heißhunger auf Seite 103, vor allem »Eiweiß zu jeder Mahlzeit«.
- Verbannen Sie alle gesüßten Getränke, Fruchtsäfte und koffeinhaltigen Getränke aus Ihrem Haushalt.
- Haben Sie keine Süßigkeiten im Haus.
- Wenn Ihr Kind Lust auf Süßes bekommt, geben Sie ihm frisches Obst mit Nüssen oder Joghurt, Nussmus auf Brot (z. B. belegt mit Bananenstücken) oder ein paar getrocknete Früchte kombiniert mit Nüssen oder Ähnliches. Achten Sie darauf, dass jede Mahlzeit Eiweiß enthält. So sorgen Sie dafür, dass Ihr Kind wenigstens hochwertige Nahrungsmittel zu sich nimmt, leere Kalorien vermeidet, durch das Eiweiß gesättigt und sein Blutzucker stabilisiert wird.

Soll ich gewisse Nahrungsmittel besser ganz verbieten?

Nein!! Bloß nicht! Außer natürlich Alkohol, der für Kinder sehr gefährlich ist. Verbote machen Dinge interessanter und können auch dazu führen, dass Ihre Kinder beginnen, heimlich zu essen. Essen sollte nie mit Schuld- oder anderen negativen Gefühlen in Verbindung gebracht werden.
Es gelten die gleichen Regeln wie sonst auch:

1 **Haben Sie unerwünschte Produkte einfach nicht im Haus.** Dann ist die Versuchung auch nicht so groß, dass man zugreift. Außerdem ist es das falsche Signal, wenn Sie Produkte, die »man nicht essen sollte«, trotzdem kaufen.

2 **Reden Sie schlecht über solche Nahrungsmittel** (siehe auch Seite 65).

3 **Wenn Ihr Kind sich etwas aussuchen darf und dann genau eines dieser Produkte wählt, dann machen Sie kein Aufhebens darum.** Die 80/20-Regel besagt, dass man hin und wieder »alles« darf.

Was mache ich, wenn mein Partner nicht mitmacht?

Wie immer in der Erziehung ist es natürlich wesentlich leichter, wenn beide Partner gemeinsam agieren. Geteilte Fronten verunsichern Kinder. Sie lernen schnell, Eltern oder andere Erwachsenen in ihrem Umfeld gegeneinander auszuspielen.

Versuchen Sie also Ihrem Partner zu erklären, warum es für die Zukunft Ihrer Kinder wichtig wäre, die Ernährung des ganzen Haushaltes umzustellen. Es profitieren ja nicht nur die Kinder von der Umstellung – auch die Erwachsenen können mit mehr Wohlbefinden und einem verbesserten Körpergefühl rechnen. Erklären Sie ihm, dass die schmerzenden Gelenke, der kleine oder größere Schwimmreifen, die schlechte Haut, die Müdigkeit oder mangelnde Energie natürlich auch mit der richtigen Ernährung verbessert werden könnten.

Wenn Ihr Partner aber partout auf seiner Ernährungsform besteht, dann müssen Sie eben Kompromisse finden. Wichtig wäre es trotzdem, dass nur eine Mahlzeit für die ganze Familie gekocht wird und nicht einer der Partner mit den Kindern eine andere Mahlzeit isst. Bitten Sie Ihren Partner in diesem Fall, vor den Kindern zumindest zu versuchen, die »neue« Ernährung mitzumachen. Vielleicht kann man die »ungesunden« Mahlzeiten auf Kantinen- und Restaurantbesuche beschränken? Oder Sie vereinbaren folgenden Kompromiss: Derjenige, der kocht, darf bestimmen, was auf den Tisch kommt und das muss dann auch von den anderen gegessen werden. So vermeidet derjenige, der normalerweise kocht, mehrere »Extrawürste« befriedigen zu müssen, und hat dann mal einen Abend frei, auch wenn es dann eben Pizza gibt.

Außer Haus & außer Kontrolle

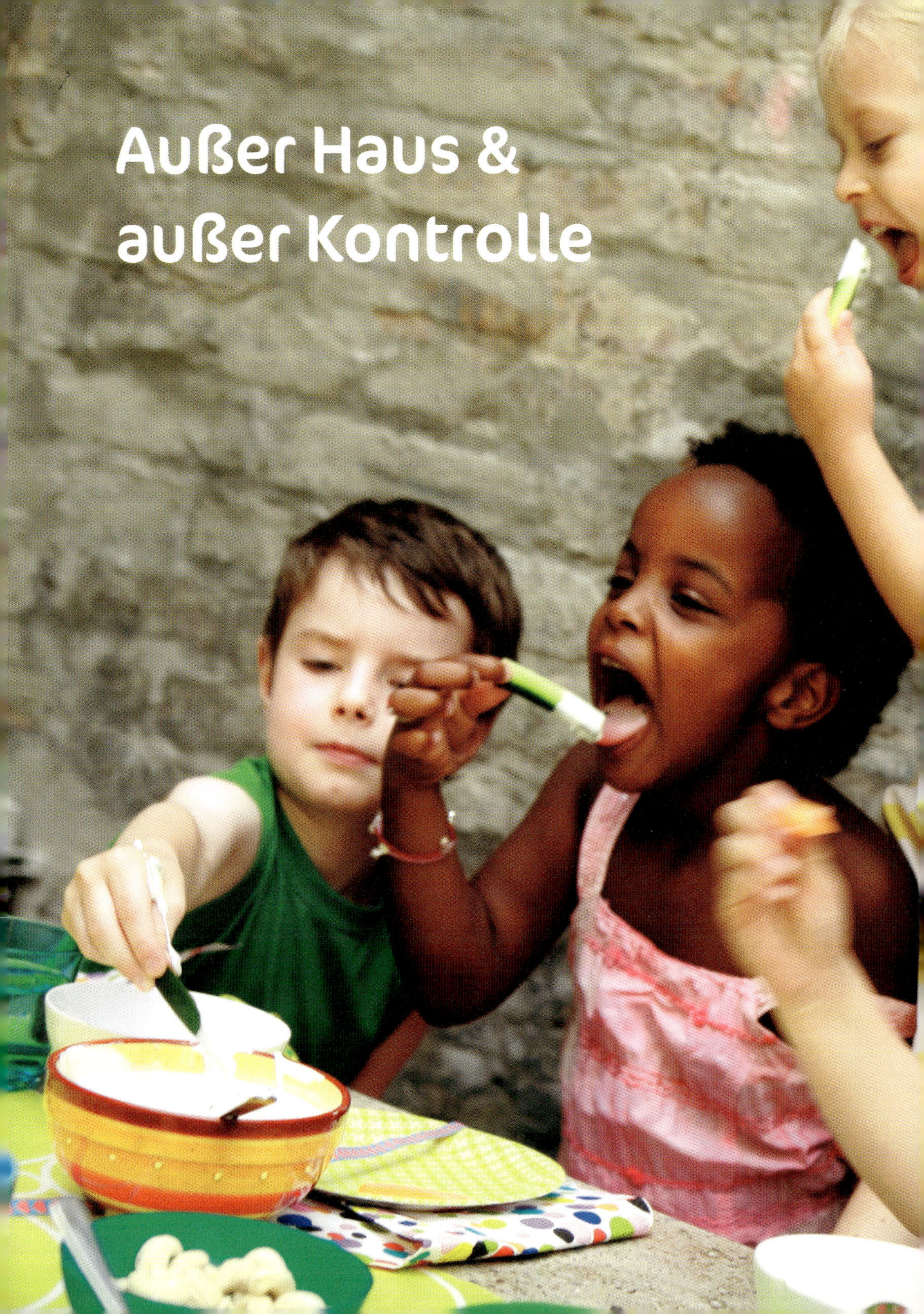

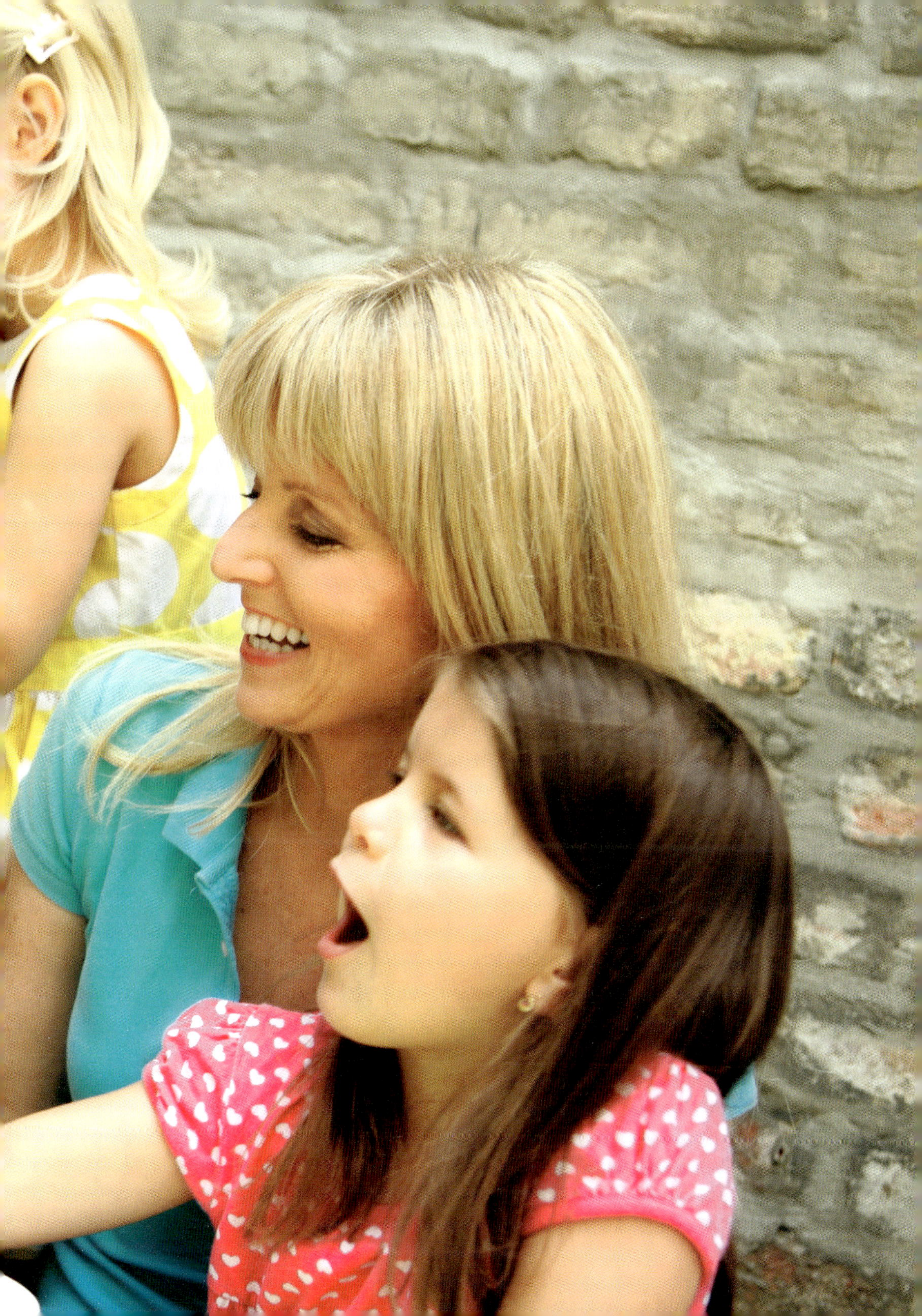

Außer Haus & außer Kontrolle

Zu Hause ist ja alles vergleichsweise einfach. Aber wie gehen Sie mit den Situationen um, in denen Ihr Kind außer Haus ist oder sogar von anderen Erwachsenen beaufsichtigt wird, die Ihre Einstellung zur Ernährung nicht teilen?

Konzentrieren Sie sich zu Anfang auf die Mahlzeiten zu Hause und versuchen Sie da, den Tagesablauf in den Griff zu bekommen. Wenn Ihr Kind die gesunde Schuljause verweigert und wieder nach Hause bringt oder sich in der Pause vom Taschengeld Süßigkeiten kauft, so ignorieren Sie das anfangs einfach. Erst wenn Sie wissen, wie Sie die Ernährung Ihres Kindes handhaben, und Ihr Kind auch weiß, dass Sie in der Umsetzung konsequent sind, wird es etwas bringen, sich um die Mahlzeiten außer Haus zu kümmern.

Mein Kind isst oft nicht zu Hause (Schule, Hort, Großeltern, Tagesmutter). Was kann ich da machen?

Wenn Ihr Kind regelmäßig außer Haus isst, haben Sie nur begrenzt Einfluss auf das, was dort angeboten wird. Oft haben Eltern keine große Auswahl zwischen verschiedenen Plätzen, wo sie ihre Kinder sicher (und bezahlbar!) betreut wissen, und daher hat dann leider oft die Frage, wie denn die Ernährungssituation dort ist, keine hohe Priorität.

Wenn Sie das Glück haben, eine Tagesmutter zu haben, die eine ähnliche Einstellung zur Ernährung hat wie Sie, dann können Sie Ihre geplanten Umstellungen mit ihr besprechen und gemeinsam angehen, aber das wird selten der Fall sein.

Wann immer Sie mit Betreuern Ihres Kindes (LehrerInnen, KindergärtnerInnen etc.) über seine Ernährung sprechen, sollten Sie

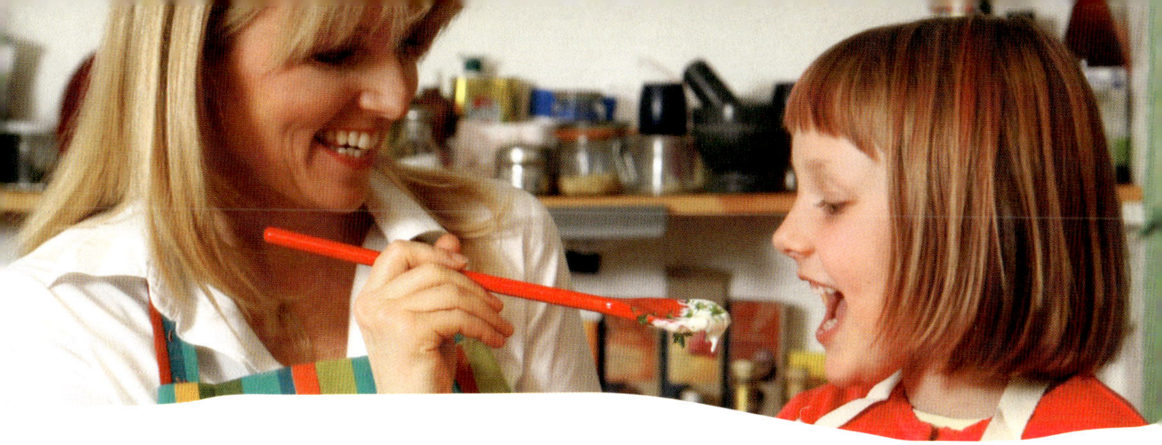

das Thema vorsichtig angehen. Die Betreuer könnten sich angegriffen fühlen und Sie würden vermutlich auf mehr Abwehr als auf Kooperation stoßen. Viele Eltern schieben die Schuld auf die Schulen, Kitas und Kindergärten, diese wiederum sehen die Eltern verantwortlich. Ich habe im Zuge meiner Arbeit sowohl engagierte Schulen, Kantinenbetreiber, Kindergärten und Eltern getroffen, denen die Ernährung völlig egal ist, wie auch Eltern, die sich sehr dafür einsetzen, aber an den Betreuern scheitern. Ich finde, man macht es sich zu leicht, wenn man die eine oder andere Partei pauschal verurteilt.

Bevor ein Kind in der Schule gesunde Lebensmittel akzeptieren und freiwillig wählen wird, muss es diese Dinge von zu Hause gewohnt sein. Denn, seien wir mal realistisch: Auch wenn im Schulbuffet nur wirklich Gesundes angeboten würde, irgendwo in der näheren Umgebung der Schule oder auf dem Schulweg haben Ihre Kinder Zugang zu weniger empfehlenswerten Produkten. Wenn Ihr Kind also diese Produkte bekommen will, kann es sie diese auch meistens besorgen. Allerdings nur weil sich die Kinder die Süßigkeiten sonst außerhalb der Schule selbst besorgen können, ist das noch kein Argument, alle möglichen Süßigkeiten, Cola-Getränke und Energy Drinks auch direkt in der Schule zu verkaufen. Damit sagen wir unseren Kindern nämlich unterschwellig, dass diese Produkte für den täglichen Konsum akzeptabel sind.

Auf der anderen Seite müssen sich Kantinenbetreiber (und es gibt einige, die sich sehr bemühen!) von Eltern oft anhören, dass sie nur Bio-Vollkornprodukte anbieten sollten. Das bringt zwei Probleme mit sich: Wenn die angebotene Jause wirklich umgestellt wird, verweigern Kinder oft das Angebot, weil sie es von zu Hause nicht kennen. Die meisten Kinder bekommen, wie oben erwähnt, kommerzielle Cerealien oder Toast mit Marmelade zum Frühstück. Der zweite große Punkt ist dann das Budget: Bio-Vollkornjausen sind natürlich teurer als qualitativ minderwertigere Nahrungsmittel.

Ich weiß auch von Schulen, bei denen von den Lehrern versucht wurde, die Kaffeeautomaten (die auch stark gesüßten Tee anbieten) auf jedem Stockwerk abzuschaffen, nur um dann ausgerechnet am

Elternverein zu scheitern, der dagegen protestiert hat. Oft werden Ihnen Betreuer und Kantinenbetreiber sagen, dass sie das Angebot nicht umstellen können, weil die anderen Eltern das Problem nicht so sehen und die anderen Kinder eine Umstellung nicht akzeptieren würden. Wenn es Ihnen ernst damit ist, etwas verändern zu wollen, können Sie Folgendes versuchen:

Unterstützung mobilisieren. Oftmals gibt es auch andere Eltern, die sich Gedanken über die Ernährung in Kita, Schule oder Hort machen, aber bisher einfach noch nichts gesagt haben. Sprechen Sie andere Eltern darauf an, ob man gemeinsam etwas ändern könnte, und treten Sie dem Kindergarten, Hort oder der Schule als Gruppe gegenüber. Fragen Sie herum oder machen Sie einen kleinen Fragebogen, in dem Sie so Dinge abfragen wie: Sind Sie mit dem Essen, das den Kindern angeboten wird, zufrieden? Welche Änderungen hielten Sie für sinnvoll? Hätten Sie gerne, dass am Nachmittag auch frisches Obst angeboten wird?

Angebot erweitern, nicht einschränken. Versuchen Sie als ersten Schritt dafür zu sorgen, dass zusätzliche gesunde und schmackhafte Alternativen angeboten werden. Dagegen kann kaum jemand etwas haben und es ist ein guter Test dafür, was Kinder essen werden. Ein appetitlicher, gesunder Snack wird von den meisten Kindern gerne gegessen.

Budget. Mangelndes Budget ist ein sehr häufiges Argument gegen eine Umstellung des Angebots, und das ist natürlich nicht unberechtigt. Aber Wasser statt Saft anzubieten kostet nichts und einige Dinge müssen auch nicht teuer sein. Die Zusatzkosten für frisches Obst und ein paar Kürbis- oder Sonnenblumenkerne zum Knabbern sind nicht groß. Man darf auch nicht vergessen, dass man sich damit auch mehr »Ruhe« erkauft, denn besser ernährte Kinder sind ausgeglichener.

Wenn alles nichts hilft und Sie die Betreuungsstelle auch nicht wechseln können, müssen Sie sich eben damit abfinden, dass einige Mahlzeiten Ihrer Kinder nicht optimal sind. Umso mehr müssen Sie darauf achten, dass zu Hause die Ernährung so gut wie möglich funktioniert, und Ihren Kindern beibringen, was Ihnen wichtig ist. Tappen Sie dabei nicht in die Falle nachzugeben, wenn Ihr Kind quengelt, dass es »aber in der Kita auch immer Saft bekommt und kein Wasser trinken mag«. Kinder können sehr gut unterscheiden, dass in verschiedenen Situationen verschiedene Regeln gelten, und auch akzeptieren, das, was im Kindergarten oder bei Freunden akzeptabel ist, zu Hause eben anders ist.

Wie gehe ich mit Großeltern um?

Großeltern sind dazu da, ihre Enkel zu verwöhnen. Das ist nur natürlich und normal. Klar darf man bei Oma und Opa mehr, als die Eltern erlauben würden. Das wird nur dann zum Problem, wenn die

Großeltern sehr oft mit den Kindern zusammenkommen und »verwöhnen« automatisch Süßigkeiten oder Essen bedeutet.

Ich habe meine Mutter gebeten, die Mitbringsel doch zumindest zu halbieren. Die Kinder freuen sich ja trotzdem, auch wenn es nur eine Tafel Schokolade für beide gibt.

Daniela, Mutter von Selina, 6 Jahre, und Raphael, 2 Jahre

Erklären Sie den Großeltern, dass unsere Kinder heute keine Not mehr leiden, oft zu viel Zugang zu Süßigkeiten und ungesunden Nahrungsmitteln haben und dass man ihnen nichts Gutes tut, wenn man davon noch mehr anbietet. Im Gegenteil. Zeigen Sie Ihnen das Kapitel »Braucht der Körper Süßes?« auf Seite 35 und besprechen Sie mit ihnen, was Zucker anrichten kann und dass Ihre Kinder jetzt den Grundstein für ihre Zukunft legen.

Oft hört man von Oma und Opa das Argument, dass die Eltern und Großeltern ja schließlich auch gesund groß geworden sind, ohne dass so viel Theater ums Essen gemacht worden wäre. Und das bisschen Zucker wird schon nicht schaden!

Meine Antwort: Das mag stimmen (aber seien wir mal ehrlich, so gesund sind die meisten Großeltern nicht. Bluthochdruck, Übergewicht, Diabetes oder Schlimmeres spielt leider oft eine Rolle), aber Sie und Ihre Eltern hatten eine völlig andere Kindheit als die, die unsere Kinder jetzt erleben. Das heutige Angebot an Kinderlebensmitteln war vor 40 oder mehr Jahren gar nicht vorhanden. Es wurden nicht so viele Lebensmittel von so weit hertransportiert, das Angebot an Fastfood für Kinder war so gut wie nicht existent und es gab kaum Kinderfernsehen und Computerspiele. Kinder waren mehr an der frischen Luft und körperlich aktiv. Man kann die Kindheit der heutigen Kinder in der westlichen Welt nicht mit der ihrer Großeltern vergleichen. Als sie Kinder waren, galt die Süßigkeit als luxuriöse Ausnahme. Heute sind Zucker und Weißmehl (in Form von Kuchen und Keksen) sowie Wurstprodukte allgegenwärtig und für unsere Kinder viel zu viel.

Ich habe Oma letzthin gebeten, statt Krapfen oder Süßigkeiten mal ein Kilo Äpfel oder anderes Obst zu bringen, da hat sie mich total fassungslos angeschaut und gemeint: »Ist das dein Ernst?«

Marion, Mutter von Martin, 13 Jahre, Alexandra, 12 Jahre, Alina, 6 Jahre, und Felix, 4 Jahre

Auch Oma und Opa wollen nur das Beste für Ihr Kind und ihre Liebe den Enkeln gegenüber zum Ausdruck bringen. Es muss ja nicht immer etwas Essbares sein. Die Großeltern können mit Kleinigkeiten zum Spielen oder einer gemeinsamen Aktivität (Besuch im Zoo oder Museum) verwöhnen.

Kinder freuen sich, mit der Oma einen Kuchen oder die Weihnachtskekse zu backen oder beim Marmeladeeinkochen zu helfen. Das sind Situationen, in denen es zwar auch ums Essen geht, aber wo die Beziehung zwischen Großeltern und Enkeln im Vordergrund steht. Und natürlich können diese Kuchen und Kekse dann auch verspeist werden – als besondere Gelegenheit, als »80/20-Moment«.

Mit den Großeltern und Paten ist ausgemacht, dass ich das »süße Osternest« bereitstelle, d. h. ich stelle die Süßigkeiten zusammen, die ins Nest kommen. Oma, Opa und die Paten geben eine Kleinigkeit wie ein Bilderbuch, Haargummis etc. dazu.

Veronika, Mutter von Leon, 5 Jahre, und Anna, 3 Jahre

Wenn die Süßigkeitenflut aber nicht abzustellen ist, dann müssen Sie andere Regeln einführen. Es könnten etwa alle Mitbringsel in einem Korb landen, aus dem sich Ihr Kind einmal pro Woche (z. B. am Sonntag nach dem Mittagessen oder einem anderen festgelegten Zeitpunkt) etwas aussuchen darf. Geschenke werden mit »Bedank dich schön bei der Oma! Das ist aber was Tolles! Das wird dir am Sonntag sicher ganz toll schmecken!« in den Korb gelegt und bis zum nächsten Sonntag nicht angerührt. Am Sonntag darf sich Ihr Kind dann eine Sache aussuchen – den Rest können Sie später nach und nach heimlich verschwinden lassen.

Wie gehe ich mit Kindergeburtstagen und anderen Festtagen um?

Geburtstage sind Feiertage und die sollte man zelebrieren. Daher gilt genauso wie zu Weihnachten, zu Ostern und zu anderen Festtagen die 80/20-Regel (siehe auch Seite 38).

Bei eigenen Festen können Sie steuern, was auf den Tisch kommt. Gemüsesticks oder kleine Obstspieße sind bei Kindern beliebt und werden auch bei Festen gerne gegessen. Die kleinen »Überraschungspakete«, die jedes Kind bei Geburtstagen mit nach Hause bekommt, müssen ja auch nicht immer Süßigkeiten enthalten, sondern besser andere, nicht essbare Kleinigkeiten.

Sie sollten Ihrem Kind vielleicht auch einfach hin und wieder erlauben, so viel Süßigkeiten zu essen, wie es mag. Stellen Sie klare Regeln auf, dann weiß Ihr Kind, wann es erlaubt ist und dass es sich um eine zeitlich begrenzte Ausnahme handelt. Es kann ja auch eine lehrreiche Erfahrung für Ihr Kind sein, zu wissen, wie sich das anfühlt, wenn einem von Süßigkeiten schlecht ist.

Wie gehe ich mit Quengeleien im Supermarkt um?

Einkaufen im Supermarkt ist für Kinder meist unglaublich langweilig. Alles dauert ewig, und wenn man mal was Interessantes sieht, dann muss man gleich weiter. Besser ist es, wenn es sich einrichten lässt, größere Einkäufe ohne Ihre Kinder zu erledigen. Wenn die Kinder mit sind, gibt es trotzdem einiges, das Sie tun können:

- Gehen Sie möglichst nicht zu einer Zeit einkaufen, zu der Ihr Kind müde oder hungrig oder beides ist.
- Bringen Sie einen kleinen Snack und etwas zu trinken mit. Die Wahrscheinlichkeit, dass Ihr Kind gerade im Supermarkt seinen Appetit entdeckt oder durstig wird, ist nicht klein, und da sollten Sie eine vernünftige Alternative parat haben, damit Sie sich nicht erweichen lassen, die Chips und die Limo zu kaufen.
- Lassen Sie sich von Ihrem Kind beim Einkaufen helfen. Auch sehr kleine Kinder können besonders schönes Obst aussuchen, beim Wiegen auf die Tasten drücken oder aus niedrigen Regalen Dinge holen. Kindern macht es Spaß, eingebunden zu werden. Mithelfen lenkt von den verlockenden Angeboten ab. Auch »Supermarktspiele« (siehe Seite 85) tragen zur entspannten Stimmung bei.
- Bleiben Sie hart. Wenn Ihr Kind auch nur hin und wieder mit der Quengelei erfolgreich ist, wird es diese Strategie immer wieder verfolgen. Und weil uns Szenen in der Öffentlichkeit unangenehm sind, geben wir eben nach. Wenn Ihr Kind weiß, dass ein »Nein« bei Ihnen ein »Nein« bleibt, können einige »Anfälle« vermieden werden. Aber seien wir ehrlich: Alle trotzdem nicht, denn das gehört zum Kindsein eben dazu. Wenn Sie erlauben, dass sich das Kind etwas aussucht, dann stellen Sie von vornherein klar, dass es nichts Essbares sein darf. Es könnte aber z. B. ein Aufkleber, eine Zeitschrift oder eine andere Kleinigkeit sein. Oder lenken Sie die Aufmerksamkeit auf gesunde Lebensmittel und erlauben Sie Ihrem Kind, sich ein besonderes Obst auszusuchen, also z. B. schöne Beeren, eine Melone, Kiwis oder irgendwelche exotischen Früchte, die Sie nicht so häufig kaufen.

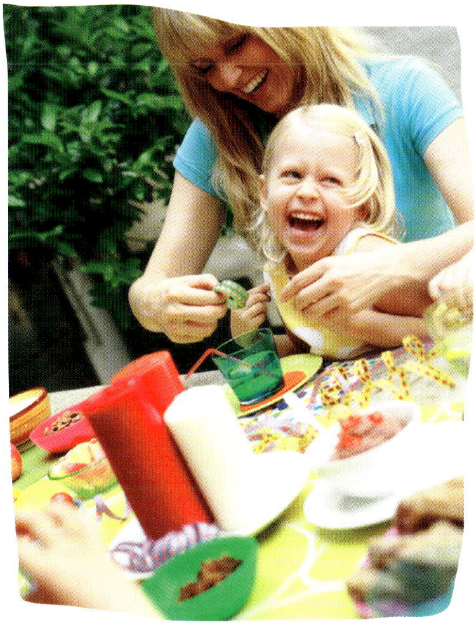

Zu dick, zu dünn, schwierig und allergisch

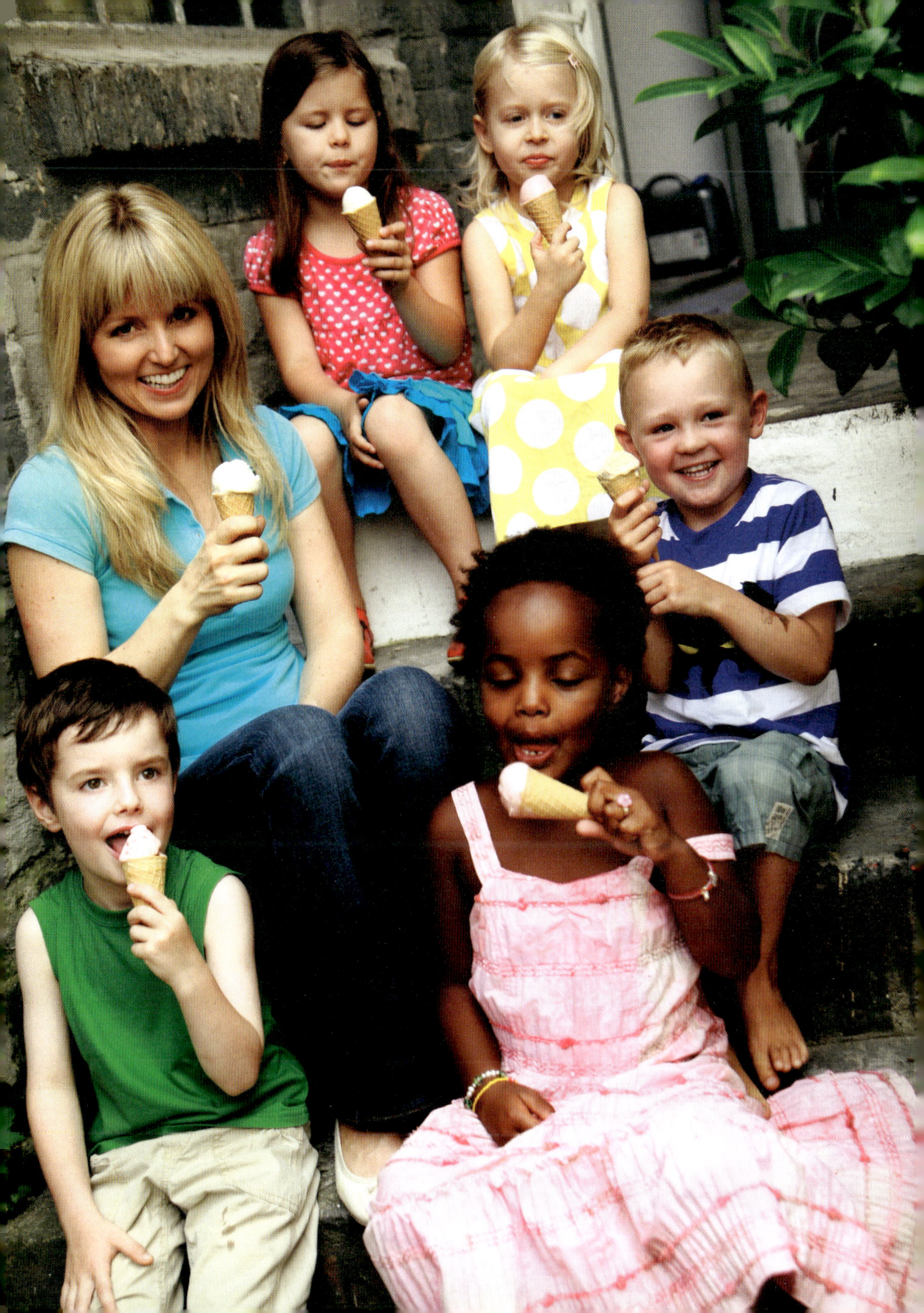

Zu dick, zu dünn, schwierig und allergisch

Ist mein Kind zu dick bzw. zu dünn?

Für Eltern ist es oft recht schwer einzuschätzen, ob ihr Kind zu dick oder zu dünn ist. Der Body-Mass-Index (BMI) ist eine gute Art, das zu berechnen. Die Grenzen sind allerdings nach Alter und Geschlecht unterschiedlich, was das Ganze ein bisschen kompliziert macht:

BMI

Ein Beispiel: Anna ist 9 Jahre alt und wiegt bei einer Körpergröße von 1,35 m 36 kg.

Körpergröße (in m) zum Quadrat; für Anna also 1,35 x 1,35 = 1,8225.

Dann das Gewicht (in kg) durch dieses Ergebnis dividieren: 36 : 1,8225 = 19,75.

Damit ist Anna für ihr Alter schon an der oberen Grenze des gesunden Gewichts angekommen. Man muss schauen, wo man in ihrer Ernährung Verbesserungen vornehmen kann, damit sie diese Grenze nicht überschreitet. Wenn Anna ihre Ernährung jetzt umstellt, könnte sich ihr BMI mit dem nächsten Wachstumsschub normalisieren, ohne dass sie abnehmen muss.

Die gesunden Gewichtsgrenzen für Anna liegen bei einem BMI zwischen 14,2 und 20,0. Bei ihrer Größe ergibt das eine Gewichtsuntergrenze von 25,9 kg und eine Obergrenze von 36,5 kg.

So berechnet man die Grenzwerte:
BMI x Körpergröße^2, also z. B. 14,2 x 1,8225 = 25,9 oder 20,0 x 1,8225 = 36,5.

BMI-Tabelle für Mädchen

Alter	Gesundes Normalgewicht
3	13,9–17,6
4	13,7–17,5
5	13,6–17,7
6	13,6–18,0
7	13,7–18,5
8	13,9–19,3
9	14,2–20,0
10	14,5–20,8
11	14,9–21,6
12	15,4–22,5
13	16,1–23,3
14	16,7–24,1

BMI-Tabelle für Buben

Alter	Gesundes Normalgewicht
3	14,1–17,6
4	13,9–17,5
5	13,8–17,6
6	13,8–17,9
7	13,9–18,3
8	14,1–19,0
9	14,3–19,8
10	14,6–20,6
11	15,0–21,4
12	15,4–22,3
13	15,9–23,0
14	16,5–23,7

Die Ober- und Untergrenzen von gesundem Gewicht liegen recht weit auseinander, in unserem Beispiel dürfte Anna zwischen 25,9 kg und 36,5 kg wiegen.

Was mache ich, wenn mein Kind zu dünn ist?

Lassen Sie auf jeden Fall abklären, ob medizinische Gründe dahinterstecken. Wenn Ihr Kind Verdauungsprobleme oder eine Nahrungsmittelallergie bzw. -intoleranzen hat, dann kann Essen sehr unangenehme Folgen haben. Kinder, die darunter leiden,

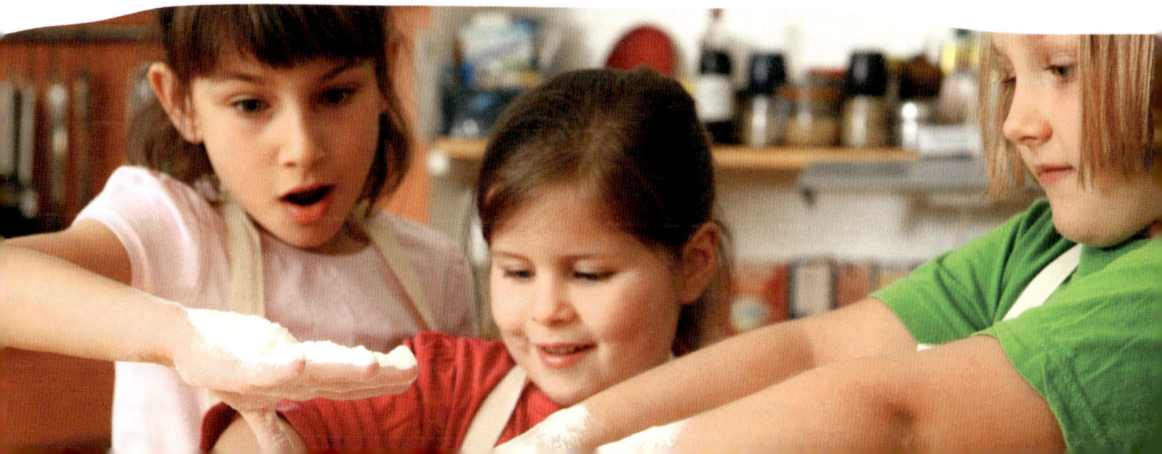

essen oft nicht gerne. Auch Störungen der Nährstoffaufnahme im Darm können eine mögliche Ursache sein. Wenn Ihr Kind also über Beschwerden klagt, selten Stuhlgang oder Schmerzen dabei hat, sollten Sie die Situation unbedingt von einem Arzt abklären lassen.

Wenn bei Ihnen einige oder alle Familienmitglieder sehr schlank sind, dann kann das bei Ihnen in der Familie liegen. Es ist allerdings ganz wichtig, dass sich Ihr Kind trotzdem gut entwickelt – lassen Sie sich das regelmäßig von Ihrem Kinderarzt bestätigen. Wenn Ihr Kind im Vergleich zu Gleichaltrigen sehr schlank ist, sich aber normal und gesund entwickelt (und Ihnen das auch von einem Arzt bestätigt wurde), dann gibt es keinen Grund zur Sorge.

Trotzdem ist das keine Ausrede dafür, dass Ihr Kind dann »alles« essen darf. Erfahrungsgemäß nehmen Menschen mit Untergewicht nicht einfach zu, wenn sie mehr Fett und Zucker essen, aber das heißt auch nicht, dass die leeren Kalorien deswegen für den Körper keine Konsequenzen haben.

Auch sehr dünne Kinder brauchen Vitamine und Mineralien, um aus reinem Zucker Energie zu machen. Wenn in der Nahrung zu wenig davon enthalten ist, können diese Stoffe dann an anderer Stelle fehlen, z. B. bei der Entgiftung, bei der Produktion von Gehirnbotenstoffen oder beim Aufbau von Muskelgewebe. Wie ich schon mehrmals betont habe: Die Grundregeln einer gesunden Ernährung bleiben immer gleich – egal ob jemand zu dick, zu dünn oder »gerade richtig« ist.

Warum ist es wichtig, dass Kinder nicht zu dick sind?

Unser gesellschaftlich akzeptiertes Schönheitsideal ist sehr schlank, übergewichtige Menschen haben daher oft mit Vorurteilen, teilweise auch mit Spott und sogar mit Mobbing zu kämpfen. Ich kenne Kinder, die an der Bushaltestelle von Gleichaltrigen getreten werden, einfach weil sie zu dick sind. Es macht auch weniger Spaß, sich zu bewegen, wenn man überflüssiges Gewicht herumschleppen muss und ständig außer Atem gerät (abgesehen davon, dass Übergewicht auch nicht gesund für die Gelenke ist). Das Umziehen vor dem Sport wird zu einer peinlichen und erniedrigenden Angelegenheit – und der Sport macht gleich noch weniger Spaß. »Dicke« gelten in unserer Gesellschaft meist als faul, undiszipliniert und manchmal auch als dumm. Das Einzige, was man ihnen zutraut, ist »lustig« zu sein. Es ist hart, mit solchen Vorurteilen leben zu müssen.

Mal ganz abgesehen von diesen Gründen gibt es auch jede Menge gesundheitliche Überlegungen, warum es wichtig ist, dass Kinder nicht übergewichtig sind. Wer als Kind schon zu dick ist, hat auch als Erwachsener eine größere Wahrscheinlichkeit, übergewichtig zu sein. Übergewicht erhöht das Risiko für Herzinfarkte, Schlaganfälle, Diabetes,

Bluthochdruck, aber auch an verschiedenen Krebsarten, insbesondere Brustkrebs, Dickdarmkrebs, Nierenkrebs, Bauchspeicheldrüsenkrebs und Speiseröhrenkrebs, zu erkranken. Ersparen Sie Ihren Kindern so eine Zukunft.

Folgende Faktoren scheinen Übergewicht bei Kindern zu begünstigen:

- Dicke Eltern – dicke Kinder. Wenn die Eltern übergewichtig sind, sind es auch die Kinder viel eher.
- Kinder, die im Alter von 3 Jahren mehr als 8 Stunden pro Woche fernsehen dürfen, sind später eher übergewichtig.
- Kinder, die im Alter von 3 Jahren weniger als 10,5 Stunden pro Nacht schlafen.

Hilfe, mein Kind ist zu dick – soll ich es auf Diät setzen?

NEIN! Auf keinen Fall! Diäten führen zu nichts und die Gefahr, dass man nach dem Ende einer Diät mehr zunimmt, als man zuvor abgenommen hat, ist sehr groß. Ihr Kind braucht eine langfristige Ernährungsumstellung.

Warum Kinder zu dick werden, kann viele Ursachen haben und oft stecken auch emotionale Ursachen dahinter. Schauen Sie sich also die Situation Ihres Kindes an und wählen Sie dann die Punkte aus, die für Ihr Kind am ehesten zutreffen.

Wenn Ihr Kind übergewichtig ist, sollten Sie zuerst einmal einfach die Grundregeln dieses Buches befolgen. In den meisten Fällen hapert es an der (falschen) Ernährung der ganzen Familie, die einfach beim einen oder anderen Kind eher »anschlägt«. Ist bei Ihnen die ganze Familie eher pummelig oder zumindest einige Familienmitglieder? Dann liegt das Problem meist in der Ernährung der ganzen Familie. Das stimmt auch dann, wenn es ein oder zwei Mitglieder in Ihrer Familie gibt, die »essen können, was sie wollen«, ohne zuzunehmen. Menschen sind verschieden, nicht jeder nimmt gleich schnell zu – das heißt aber noch nicht, dass die Ernährung deswegen bisher gesund war. Zusätzliche Information zum Abnehmen gibt's auch in meinem Buch »Die Walleczek Methode – Ohne Diät zum Wunschgewicht«.

Was Sie AUF KEINEN FALL machen dürfen:

- **Ihr Kind auf Diät setzen.** Es bringt nämlich nichts. Außer Misserfolge, Frust und vielleicht sogar den Beginn einer Essstörung.

- **Ihr Kind hungrig vom Tisch aufstehen lassen oder seine Portion beschränken.** Erstens sendet das dem Körper ein Signal, dass er »sparen« muss, und macht erstens das Abnehmen wesentlich schwieriger, und zweitens wollen Sie Ihrem Kind ja beibringen, auf die Signale seines Körpers zu vertrauen. Aber wie kann es das, wenn es nicht mal auf sein Hungergefühl hören darf? Und drittens sollte Essen mit Genuss verbunden sein. Immer und ausnahmslos. Wer hungrig vom Tisch aufsteht (oder noch schlimmer: aufstehen muss), für den hat Essen bald nichts mehr mit Genuss zu tun. Es kann auch dazu führen, dass Ihr Kind beginnt, heimlich zu essen (wer würde das nicht, wenn er Hunger hat!), und schon beginnt der Teufelskreis von Schuldgefühlen im Zusammenhang mit Essen.

- **Ihrem Kind erklären, dass es zu dick ist, oder Ihr Kind dauernd zu wiegen.** Man neigt dazu, sein Kind loben zu wollen, wenn es abnimmt, vor allem wenn man gemeinsam einen guten Start hingelegt hat, die ersten Tage der Ernährungsumstellung gut gelaufen sind und man schon erste Erfolgserlebnisse hat. Aber es ist nur natürlich, dass es auch Rückschläge geben wird. Wenn man nun ständig alles vom Gewicht des Kindes abhängig macht, dann dreht sich bald alles nur noch darum, ob Ihr Kind abgenommen hat, ob das Gewicht steht oder ob – um Himmels willen! – das Kind womöglich wieder ein paar Gramm zugenommen hat. Fragen Sie Ihr Kind nicht ständig, wie viel es wiegt, und wiegen Sie es nicht dauernd. Das reduziert eine Person genau auf das, was ihr von der Umwelt bereits mehr als deutlich gesagt wird: ihr Gewicht. Ihr Kind ist mehr als nur sein Gewicht, also reden Sie nicht ständig darüber. Bringen Sie Ihren Kindern bei, dass Ernährung und unser Gewicht zwar nicht unwesentlich für unser Wohlbefinden sind, aber dass man eine Person nicht auf Grund ihres Gewichts beurteilen sollte – und bitte handeln Sie auch danach.

- **Ihrem Kind eine andere Mahlzeit zu geben als dem Rest der Familie,** weil die anderen »ja nicht zu dick sind«. Wie deutlich wollen Sie Ihrem Kind eigentlich noch sagen, dass es »anders«, sprich »nicht gut genug« und damit »nicht liebenswert« ist? Wenn Sie ein dickeres und ein dünneres Kind haben, dann bekommen alle ausnahmslos immer das Gleiche zu essen. Wenn es Süßigkeiten gibt, dann für alle oder für keinen. Erlauben Sie Ihrem »dünneren« Kind auf keinen Fall, mehr oder andere Dinge zu essen (z. B. mehr Süßigkeiten) als dem Kind, das abnehmen sollte. Selbst wenn Sie ein Kind haben, das dringend zunehmen sollte: Zunehmen funktioniert bei Untergewichtigen in den seltensten Fällen mit Zucker und Fett. Die neue Ernährung muss für alle gelten oder für keinen. Punktum.

Was Sie tun können:
Beachten Sie die Grundregeln der Walleczek-Methode:

- Öfter kleinere Mahlzeiten.
- Zu jeder Mahlzeit ein wenig Eiweiß.
- Hauptmahlzeiten nach der Faustregel.
- 80/20-Regel: Reduzieren Sie süße Getränke, Süßigkeiten, Frittiertes und Junkfood auf seltene Gelegenheiten, maximal 1- bis 2-mal pro Woche.

Achten Sie vor allem darauf, was zwischen den Mahlzeiten passiert, wenn Kinder eventuell freien Zugang zu süßen Getränken, gesüßten Joghurts/Puddings aus dem Kühlschrank oder Ähnlichem haben.

Neben diesen Grundregeln gibt es noch ein paar andere Aspekte:

Heißhunger. Blutzuckerschwankungen können zu sehr unangenehmen Heißhungerattacken führen, bei denen auch Erwachsene ihren letzten Funken an Disziplin verlieren, die für Kinder aber richtiggehend beängstigend sein können. Wenn Ihr Kind öfter plötzlich rasenden Hunger hat oder kurz vor dem Essen fast aggressiv wird und nicht mehr warten kann, bis vielleicht 10 Minuten später das Essen fertig wird, dann können Blutzuckerschwankungen dahinterstecken. Achten Sie dann besonders darauf, dass Ihr Kind regelmäßig isst, und verzichten Sie völlig auf alle süßen (oder womöglich koffeinhaltigen) Getränke. Für diese Kinder ist es besonders wichtig, bei absolut jeder Mahlzeit ein wenig Eiweiß zu sich zu nehmen, weil das den Blutzucker stabilisieren kann. Zu einem Stück Obst passt z. B. gut ein wenig Naturjoghurt oder eine kleine Handvoll Nüsse. Zu den Hauptmahlzeiten ist es auch wichtig, dass die »Stärkefaust« (die faustgroße Portion der »Beilagen«) nicht wesentlich überschritten wird. Am einfachsten geht das, wenn Sie Mahlzeiten kochen, die von vornherein pro Portion nicht mehr stärkehaltige Kohlenhydrate beinhalten, z. B. Eintöpfe oder Wokgerichte, oder indem Sie z. B. eine limitierte Anzahl an Kartoffeln kochen, diese zu Beginn der Mahlzeit verteilen, und wenn jemand Nachschlag will, dann ist »leider nichts mehr da«. Von Gemüse und Eiweiß sollten sich die Kinder dann satt essen dürfen.

Schlingen. Manche Kinder (und auch Erwachsene) scheinen nicht zu essen, sondern eher zu inhalieren, so schnell verschwindet das Essen vom Teller. Versuchen Sie Ihrem Kind beizubringen, langsamer zu essen, denn nur so kann der Körper ein Sättigungssignal senden. Ein guter Trick ist es, wenn alle zwischen den einzelnen Bissen die Gabel oder den Löffel hinlegen müssen und erst nach dem Herunterschlucken wieder aufnehmen dürfen.

Heimlich essen. Wenn Ihr Kind beginnt heimlich zu essen, ist das bereits ein Zeichen dafür, dass es ein gestörtes Verhältnis zu Nahrung hat und dass es Schuldgefühle damit verbindet. Versuchen Sie mit ihm zu reden und ihm zu erklären, dass es niemals etwas vor Ihnen zu verstecken braucht und dass es ganz normal ist, wenn man hin und wieder Lust auf Süßes bekommt. Wenn man Heißhunger hat, dann ist die »Sucht« auf Süßes oft so stark, dass man gar nicht anders kann, als nachzugeben. Erklären Sie Ihrem Kind, dass das ganz normal ist und dass es Ihnen sagen soll, wenn es ihm wieder einmal so geht – dann kann man gemeinsam schauen, ob es in dieser Situation etwas Süßes gibt oder ob man eine andere Lösung findet.

Essen aus Langeweile. Nebenbei essen. Manche Kinder beginnen zu essen, weil ihnen langweilig ist. Ein ähnliches Problem sind auch Kinder, die ständig unbewusst, z. B. neben dem Fernsehen, Essen in sich hineinstopfen. Bringen Sie Ihren Kindern bei, dass sie jederzeit essen dürfen, aber nur, wenn sie daneben weder fernsehen, am Computer sitzen oder lesen. Sorgen Sie auch dafür, dass Ihre Kinder eine altersgerechte Beschäftigung haben, sodass Essen aus Langeweile kein Thema wird.

Frust und emotionale Probleme. Manche Kinder beginnen zu essen, weil sie frustriert oder einsam sind oder um den Kummer von anderen emotionalen Problemen zu ersticken. Das Problem dabei ist, dass Frustessen meist zu Schuldgefühlen führt, wodurch die Situation verschlimmert wird. Auch emotionale Probleme, wie Beziehungsprobleme der Eltern oder eine Trennung, können dazu führen, dass Kinder beginnen sich zu »überessen«. Teilweise können Sie die Situation über mehr Aufmerksamkeit und Ablenkung verbessern, aber sehr oft wäre es hilfreich, in diesem Fall die Hilfe eines ausgebildeten Therapeuten in Anspruch zu nehmen.

Was mache ich, wenn mein Kind nie satt wird und immer viel zu viel isst?

Sollten Sie die Portionen, die Ihr Kind isst, einschränken?

Ich glaube fest daran, dass der Körper genau weiß, was er braucht. Genauso sicher, wie Ihr Körper Ihre Atmung steuert, Sie immer genug, aber nie zu viel atmen, und Sie, ohne dass Sie sich darum kümmern müssen, genauso oft blinzeln lässt, dass Ihre Augen nicht austrocknen, er nebenbei Ihre Haare und Fingernägel wachsen lässt und Ihre Nahrung verdaut, genauso sicher kann er uns ein Signal geben, was er an Nahrung braucht. Ich gebe zu, dass es dafür derzeit keinen wissenschaftlichen Beweis gibt, aber meine Erfahrung hat gezeigt, dass übergewichtige Kinder z. B. genau die Menge an Mikronährstoffen essen, die Sie brauchen, aber nicht mehr (obwohl Sie dafür zum Teil mehr als doppelt so viele Kalorien zu sich nehmen).

Ich finde es daher sehr wesentlich, dass unsere Kinder lernen, auf ihren Körper zu hören und seinen Signalen zu vertrauen. Seinem Hungergefühl nicht vertrauen zu können, schafft auch Unsicherheit und sehr bald große Schuldgefühle, denn kaum jemand, weder Kind noch Erwachsener, kann Heißhunger lange widerstehen und bald isst man dann, obwohl »man eigentlich nicht sollte«, was zu einem schrecklichen Teufelskreis von Schuldgefühlen und Frustessen bis hin zu echten Essstörungen führen kann.

Wenn man allerdings auf Zucker oder andere Substanzen, wie etwa Koffein, »süchtig« ist und diese z. B. Heißhunger auslösen, dann kann das Signalsystem völlig aus dem Gleichgewicht geraten und uns verleiten, Dinge zu tun, die nicht zu unserem Besten sind. Wir müssen es also schaffen, unseren Körper wieder ins Gleichgewicht zu bringen.

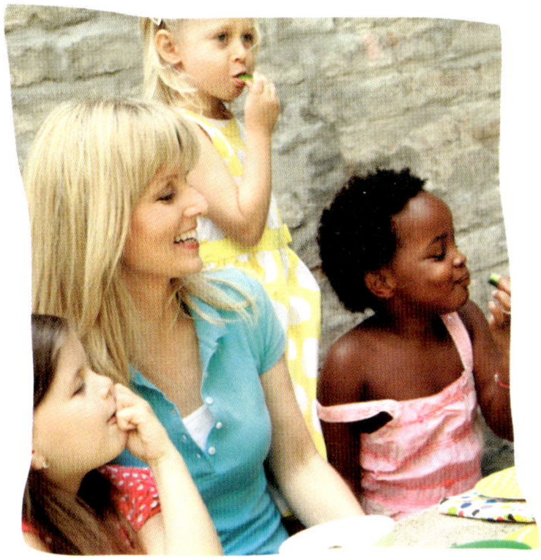

Das bedeutet für Ihr Kind, dass Sie ihm niemals die Portion, die es essen möchte, beschränken sollten, dass Sie aber gleichzeitig helfen müssen, dass sein Hunger- und Sättigungssignal wieder ins Gleichgewicht gerät.

Was können Sie tun?

Zusätzlich zu den allgemeinen Ernährungsregeln der Walleczek-Methode können Sie Folgendes versuchen:

1 Sorgen Sie dafür, dass nur solche Lebensmittel in Reichweite sind, von denen es ziemlich egal ist, wenn Ihr Kind anfangs zu viel davon isst. Alle naturbelassenen, frischen Lebensmittel wie Obst, Gemüse, Vollkornprodukte, magere Milchprodukte und mageres Fleisch, aber auch Nüsse und Kerne gehören in diese Gruppe. Verbannen Sie Süßigkeiten, süße Säfte, koffeinhaltige Erfrischungsgetränke und zuckerhaltige Softdrinks aus Ihrem Haushalt, dann müssen Sie Ihrem Kind bestimmte Lebensmittel erst gar nicht verbieten.

2 Wenn Ihr Kind, nachdem es eine Mahlzeit nach der Faustregel gegessen hat, noch hungrig ist, dann lassen Sie es zuerst mehr Gemüse, dann mehr Eiweiß und erst zum Schluss mehr Kohlenhydrate essen.

Viele Kinder bekommen Gier auf stärkehaltige Kohlenhydrate wie Nudeln und Kartoffeln, die im Körper sehr schnell zu Zucker umgewandelt werden und dann schnell neuerlich Heißhunger auslösen können. Am Beginn der Ernährungsumstellung empfiehlt es sich daher Gerichte zuzubereiten, die von vornherein die richtigen Verhältnisse der Bestandteile haben (siehe z. B. Eintöpfe und Wokgerichte, im Rezeptteil ab Seite 136) oder abgezählte Eiweiß- und Kohlenhydratquellen, z. B. für jeden ein Stück Fleisch und ein oder zwei kleinere Kartoffeln vorzubereiten und dazu unbegrenzte Mengen an Gemüse zu servieren. Wer gewohnt ist, sehr große Portionen zu essen, kann seinen Magen dann mit Salat- und Gemüsemengen nach Herzenslust füllen, ohne den Körper zu sehr zu belasten. Mahlzeiten, die aus belegten Broten mit Wurst oder Schinken bestehen, sind in dieser Situation denkbar ungeeignet.

3 Heißhunger kann ein Auslöser von »Überessen« sein. Strategien gegen Heißhunger finden Sie auf Seite 103.

4 Überprüfen Sie, ob Ihr Kind eine Nahrungsmittelallergie oder -intoleranz hat (siehe nächste Seite). Obwohl es dazu leider keine wissenschaftlichen Untersuchungen gibt, findet man in der Praxis oft ein fast suchthaftes Verhalten im Zusammenhang mit Lebensmitteln, auf die der Körper allergisch reagiert. Milchprodukte (Käse, Joghurt), Weizen und Hefe sind häufige Auslöser davon. Werden die entsprechenden Lebensmittel weggelassen, reduziert sich oft die allgemeine Portionsgröße.

5 Überlegen Sie sich, ob Sie Ihrem Kind zumindest eine Zeit lang Nahrungsergänzungsmittel geben. Wenn es stimmt, dass wir ein natürliches Signal haben, das uns so lange essen lässt, bis wir alles haben, was wir brauchen (was ja leider noch nicht wissenschaftlich erforscht ist), könnte der Hunger Ihres Kindes ein Signal dafür sein, dass ihm der eine oder andere Mikronährstoff fehlt. Lassen Sie sich bei der Wahl der Präparate unbedingt von einem Ernährungsberater, Diätologen, Arzt oder Apotheker beraten, da die Qualitätsunterschiede bei diesen Produkten sehr groß sind.

6 Lassen Sie Ihr Kind nie nebenbei und unbewusst essen, sondern nur in Ruhe an einem Tisch. Bringen Sie ihm auch bei, langsam zu essen und auf seinen Körper zu hören.

7 Bringen Sie Ihrem Kind bei, verschiedene Hungersignale unterscheiden zu können, ob es nur »Lust« oder »Hunger« ist und ob es schon satt oder sogar »voll« ist. Man sollte nach einer Mahlzeit satt, aber nicht voll sein. Lassen Sie sich von Ihrem Kind erzählen, wie es sich fühlt, das gibt ihm Gelegenheit, sich darüber klar zu werden, wie viel Hunger es hat, denn große Portionen und das Völlegefühl nach einer Mahlzeit können auch einfach Gewohnheit sein. Viele Menschen können übrigens kaum zwischen Durst und Hunger unterscheiden und essen oft etwas, obwohl der Körper eigentlich Flüssigkeit gebraucht hätte. Lassen Sie Kinder, die dazu neigen, zu viel zu essen, kurz vor oder zu Beginn einer Mahlzeit ein großes Glas Wasser trinken.

8 Futterneid (z. B. auf Geschwister) und andere emotionale Probleme können natürlich auch hinter dem Problem der viel zu großen Portionen stecken. Wenn Sie alles andere probiert haben und das Gefühl haben, da könnte mehr dahinterstecken, sollten Sie die Hilfe eines erfahrenen Therapeuten in Anspruch nehmen.

Kann es sein, dass mein Kind allergisch ist?

Allergien sind Reaktionen des Immunsystems auf einen Stoff, der eigentlich harmlos für uns wäre, den unser Körper aber irrtümlicherweise als gefährlich erkennt. Unser Immunsystem kann mit einer akuten, sehr schnellen und oft sogar lebensbedrohlichen Reaktion antworten. Es gibt aber auch eine Reaktion des Immunsystems, die wesentlich langsamer, bis zu 48 Stunden später, auftreten kann. Hierbei reagiert ein anderer Teil des Immunsystems, weshalb dieser Zustand von manchen Ärzten nicht als Allergie, sondern als Nahrungsmittelunverträglichkeit bezeichnet wird.

Erstere Allergien, oft als »klassische Allergien« bezeichnet, sind relativ einfach zu diagnostizieren, weil die Reaktion meist relativ stark und innerhalb von kurzer Zeit auftritt. Ihr Arzt wird Ihnen empfehlen, diese Allergien in einem entsprechenden Labor testen zu lassen.

»Verzögerte Allergien« sind schwieriger zu testen, weil die Reaktionen viel später eintreten. Es gibt meines Wissens nach keine Studie zu verzögerten Allergien bei Kindern, aber Erfahrungen haben gezeigt, dass sie sehr ähnlich ablaufen könnten wie bei Erwachsenen. Typische Symptome bei verzögerten Allergien sind alle möglichen Verdauungsprobleme (Durchfall, Verstopfung oder beides abwechselnd, aufgeblähter Bauch, Blähungen, Krämpfe etc.), Kopfweh und Migräne, auch Hautprobleme (einschließlich Neurodermitis). Viele Ärzte anerkennen diese Reaktionen des Immunsystems nicht als Allergie, obwohl es inzwischen einige wissenschaftliche Arbeiten zu diesem Thema gibt. Die einzige Krankheit, die auf diesem Gebiet gut erforscht und auch von Allergologen anerkannt ist, ist die Zöliakie, bei der der Körper auf ein Eiweißmolekül in Getreide, das Gluten, reagiert. Für die Immunreaktionen darauf, eben die Zöliakie, wurde gezeigt, dass sie nicht nur Einfluss auf die Verdauung, sondern auch auf das Gehirn haben kann, weil die Immunstoffe auch mit Zellen des Gehirns und des Nervensystem interagieren können und es damit zu Nervenstörungen kommen kann. Es wird vermutet, dass andere Störungen, z. B. Reaktionen auf Milch oder bestimmte Fleischsorten, ähnliche Auswirkungen auf den Körper haben. So hat es Fälle gegeben, in denen sich die schulischen Leistungen von Kindern nach ein paar Wochen ohne die Nahrungsmittel, auf die sie laut Tests reagieren, dramatisch verbessert haben, was so weit ging, dass sich nicht nur die Konzentrationsfähigkeit, sondern auch das Schriftbild stark zum Positiven geändert hat.

Daneben gibt es auch echte Nahrungsmittelunverträglichkeiten, wie z. B. die Laktoseintoleranz, bei denen das Immunsystem nicht involviert ist, aber z. B. ein Enzym fehlt, um ein Lebensmittel verdauen zu können. Auch für diese Intoleranzen gibt es spezifische Tests.

Wann könnte eine Nahrungsmittelallergie oder -intoleranz dahinterstecken?

Wenn eines oder mehrere der folgenden Dinge zutreffen, dann sollten Sie eventuell einen auf

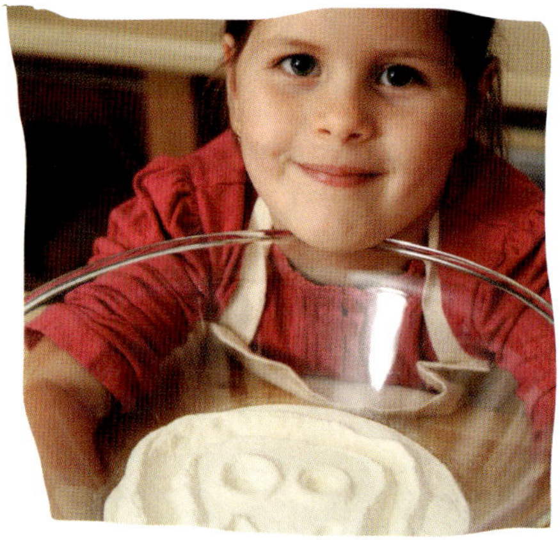

diesem Gebiet erfahrenen Arzt, Diätologen oder Ernährungsberater zu Rate ziehen:

- **Wenn Ihr Kind unerklärte oder für sein Alter sehr untypische Symptome hat (z. B. eine 7-Jährige, die regelmäßig unter Migräneanfällen leidet).**
- **Wenn Ihr Kind nach einer Mahlzeit manchmal sehr müde ist.**
- **Wenn Ihr Kind Verdauungsprobleme hat, z. B. starke Blähungen, Krämpfe, Durchfall, Verstopfung oder beides abwechselnd.**
- **Wenn Ihr Kind andere, nicht erklärbare Symptome hat.**

Wie gehe ich mit Allergien/ Unverträglichkeiten um?

Wenn man einige Lebensmittel oder womöglich ganze Lebensmittelgruppen aufgrund von Allergien oder Unverträglichkeiten ausschließt, dann kann die Ernährung schnell einseitig werden. Lassen Sie die Allergie/Unverträglichkeit von erfahrenen Ärzten oder Therapeuten diagnostizieren und lassen Sie sich unbedingt beraten, wie Sie die Ernährung Ihres Kindes umstellen können, ohne dass Mängel auftreten. Ich würde auf jeden Fall davon abraten, nur auf einen Verdacht hin ohne echte Diagnose bestimmte Nahrungsmittel aus der Ernährung zu streichen.

Ein erfahrener Ernährungsberater oder -mediziner kann Ihnen Tests vorschlagen, die für Ihr Kind angemessen sind und sicherstellen, dass nach der Umstellung die Ernährung Ihres Kindes keine Mängel aufweist.

Schulische Probleme: Wie kann Ernährung helfen?

Unser Körper und unser Geist bilden eine Einheit, auch wenn wir sie als völlig getrennte Systeme sehen. Oder haben Sie sich schon mal darüber nachgedacht, dass Ihr Kind, wenn es Probleme beim Lesen hat, vielleicht einfach mangelhaft ernährt sein könnte und seinem Gehirn Nährstoffe fehlen? Unser Gehirn besteht zu mehr als der Hälfte aus Fett, aber wir brauchen auch ausreichend Vitamine und Mineralien sowie gutes Eiweiß, damit unser Gehirn funktionieren kann. Unterschätzen Sie auch nicht, wie viel die Ernährung Ihres Kindes mit seiner Stimmung, Konzentration und geistigen Leistungsfähigkeit zu tun hat. Die allgemeinen Regeln der Walleczek-Methode sorgen dafür, dass die Grundlagen für eine optimale Versorgung des Gehirns Ihres Kindes gegeben sind. Die folgenden Punkte sind besonders wichtig für unser Gehirn:

Blutzuckermanagement. Unser Gehirn lebt von Zucker, reagiert daher auf Blutzuckerschwankungen sehr empfindlich. Besser sind Nahrungsmittel, die den Blutzucker langsamer ansteigen lassen. Wichtig:

- Mehrere kleinere Mahlzeiten über den Tag verteilt
- Ein wenig Eiweiß zu jeder Mahlzeit
- Halten Sie sich an die Faustregel

Essenzielle Fette und die Vermeidung von Transfetten. Studien haben gezeigt, dass die Gehirnfunktion von Kindern deutlich davon profitiert, wenn die Nahrung ausreichend essenzielle Fette enthält. Diese Studien wurden allerdings immer mit Nahrungsergänzungsmitteln (Fischöle in Form von Kapseln oder Pulvern) durchgeführt. Aber man kann davon ausgehen, dass auch essenzielle Fette in der Ernährung einen ähnlich positiven Einfluss haben. Achten Sie vor allem darauf, dass Ihr Kind mehrmals pro Woche fetten Fisch (aber Thunfisch nicht öfter als 1-mal pro Woche) isst und mindestens 5-mal pro Woche eine kleine Handvoll Nüsse oder Kerne dabei sind. Vermeiden Sie alles Frittierte und halten Sie Ihr Kind von (teilweise) gehärteten Fetten fern, wie Sie in kommerziellen Backwaren und Margarinen vorkommen können. Ein für Kinder geeignetes Nahrungsergänzungsmittel, das DHA und EPA (enthalten in Fischölen) beinhaltet, könnte hier auch helfen.

Eiweiß und Phospholipide. Unsere Gehirnbotenstoffe, die »Neurotransmitter«, werden aus Eiweiß und »Phospholipiden« gebaut. Über Eiweiß haben wir schon im Detail gesprochen (siehe Seite 30). Phospholipide sind in Eiern und Innereien enthalten. Die Qualität der Eier wird durch das Futter bestimmt, das das Huhn bekommen hat. Achten Sie daher darauf, dass Sie möglichst hochwertige Eier aus kontrolliert biologischer Aufzucht kaufen. Es gibt inzwischen auch Eier, die besonders viel essenzielle Fette enthalten, weil das Huhn entsprechend gefüttert wurde. Diese Eier sind mit einem entsprechenden Vermerk versehen, aber leider noch kaum erhältlich.

Vitamine und Mineralien. Um aus einem Stück Fleisch Neurotransmitter zu produzieren, braucht der Körper einiges an Enzymen, Vitaminen und Mineralien. Daher gilt hier wie sonst auch immer: Je besser die Nährstoffversorgung mit frischem Obst und Gemüse und naturbelassenen, also unverarbeiteten Nahrungsmitteln ist, umso effektiver kann unser Hirn funktionieren. Man weiß heute, dass bei 8-Jährigen die Menge an Homocystein (eine Aminosäure, die anzeigen kann, ob Ihr Kind ausreichend B-Vitamine zu sich nimmt) im Blut in direktem Zusammenhang mit den Schulnoten stehen kann. Wenn bei Teenagern die Einnahme von Zink doppelt so hoch ist wie die durchschnittlich empfohlene Menge, so kann das Konzentrationsfähigkeit und Aufmerksamkeit dramatisch verbessern (in welchen Lebensmitteln Zink enthalten ist, finden Sie auf Seite 76). Zusätzlich zu einer möglichst vitamin- und mineralienreichen, naturbelassenen und vollwertigen Ernährung könnten Sie sich auch überlegen, ob Sie das Gehirn Ihres Kindes mit einem Nahrungsergänzungsmittel für Kinder (möglichst einem, das auch essenzielle Fette enthält) unterstützen.

Verhaltensauffälligkeiten: Wie kann Ernährung helfen?

Auch bei Verhaltensauffälligkeiten, wie ADHS (Aufmerksamkeitsdefizit-/Hyperaktivitätssyndrom) kann Ernährung eine Rolle spielen und eine optimierte Ernährung helfen, die Symptome zu verbessern. Es würde den Rahmen dieses Buches sprengen, im Detail darauf einzugehen – bei einer Krankheit sollte außerdem immer der Rat eines Arztes eingeholt werden. Aber die Grundregeln der Walleczek-Methode können auch hier nützlich sein. Achten Sie zusätzlich zu den Tipps für bessere schulische Leistungsfähigkeit (siehe Seite 108) bei diesen Kindern vor allem auch auf die Vermeidung von Nahrungsmittelzusätzen wie Farbstoffe, künstliche Aromen etc., da einige davon bei empfindlichen Kindern die Hyperaktivität verschlimmern können. Beobachten Sie, ob Sie an Ihrem Kind Veränderungen bemerken, wenn Sie die Ernährung auf die Walleczek-Methode umstellen. Besprechen Sie alle Veränderungen mit Ihrem behandelnden Arzt und nehmen Sie eventuell die Hilfe eines auf diesem Gebiet erfahrenen Ernährungsberater oder Diätologen in Anspruch, um herauszufinden, was Sie noch tun könnten, um mit der Ernährung Ihres Kindes unterstützend einzugreifen.

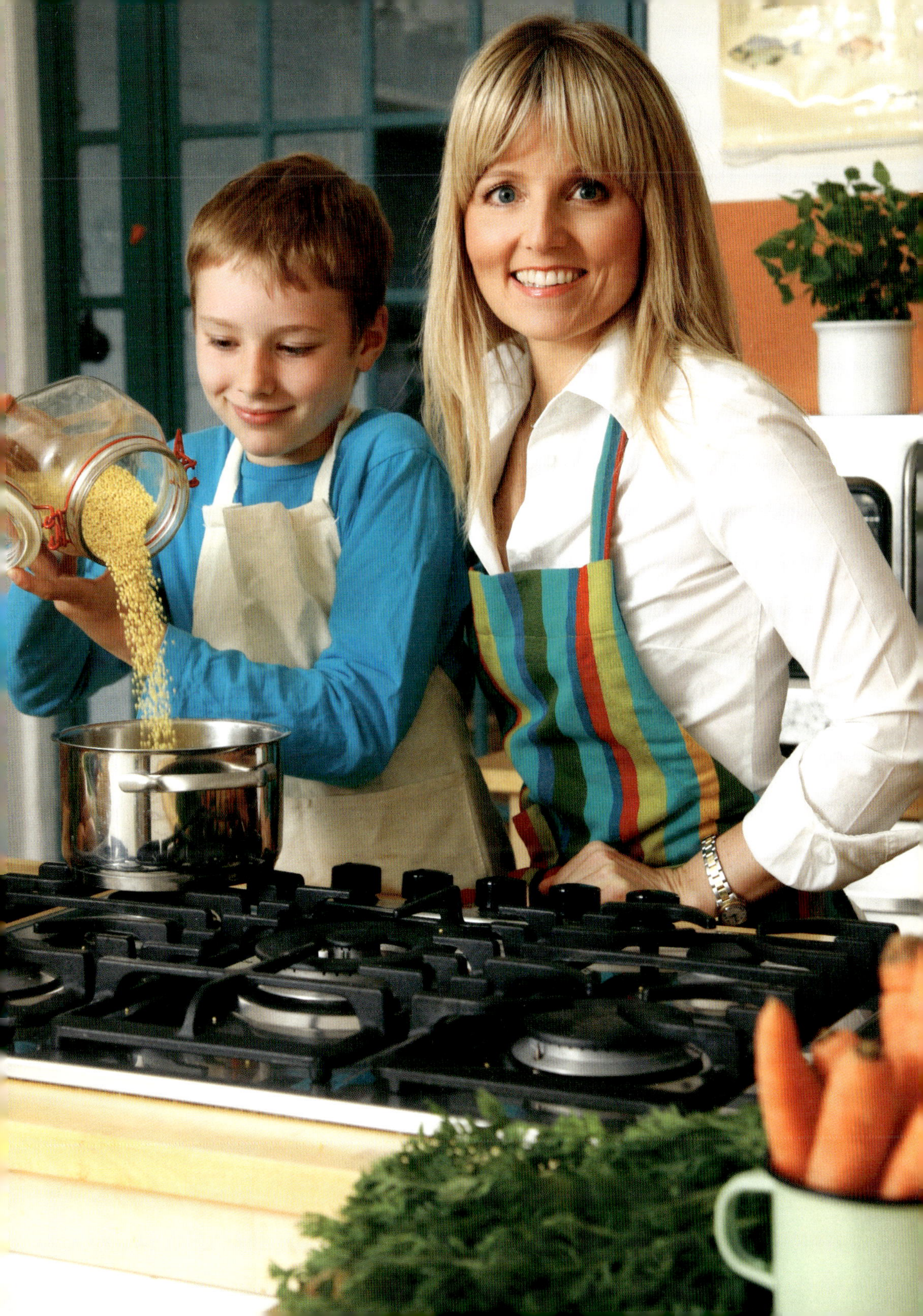

So könnte eine Woche bei Ihnen aussehen

Die folgenden zwei Wochenpläne sind nur Vorschläge und sind nicht der »ideale« Wochenplan – der ist nämlich abhängig davon, was Ihnen und Ihren Kindern schmeckt und was in Ihr Leben passt.

Vorschlag 1 – für Ambitionierte, die viel Abwechslung mögen

	Montag	Dienstag	Mittwoch	Donnerstag	Freitag	Samstag	Sonntag
Frühstück	Schneller Frühstücksshake, WM 3, S. 126	Exotisches Müsli WM 3, S. 116	Joghurt mit frischen Heidelbeeren und Früchten WM 3, S. 118	Klassisches Müsli WM 3, S. 120	Vollkorntoast mit Nussmus WM 3, S. 176	Porridge WM 3, S. 122	Rührei mit Zwiebel und Tomaten WM 3, S. 124
Zwischenmahlzeit	Vollkornbrot mit Karottenaufstrich und ein Stück saisonales Obst mit einer kleinen Handvoll Nüssen WM 3, S. 186	Käsebrot mit Radieschen- und Gurkenscheiben und ein Stück saisonales Obst mit einer kleinen Handvoll Nüssen	Schinkenbrot mit Paprikastreifen und ein Stück saisonales Obst mit einer kleinen Handvoll Nüssen	Avocado-Ei-Sandwich und ein Stück saisonales Obst mit einer kleinen Handvoll Nüssen WM 3, S. 178	Käsebrot mit Radieschen- und Gurkenscheiben und ein Stück saisonales Obst mit einer kleinen Handvoll Nüssen	Hummus mit Karottenstiften und Vollkornstangen WM 3, S. 168	Apfelspalten mit Haselnüssen
Mittagessen	Toskanischer Bohnensalat mit einer Scheibe Vollkornbrot WM 1, S.137	Mediterraner Nudelsalat WM 3, S. 160	Ofenkartoffel mit Lachsaufstrich und grünem Salat WM 1, S. 120	Quinoasalat mit einer Scheibe Vollkornbrot WM 1, S. 134	Käferbohnensalat mit einer Scheibe Roggenbrot WM 1, S. 131	Arabischer Bohneneintopf mit einer Scheibe Vollkornbrot WM 1, S. 124	Champignonstrudel WM 3, S. 134
Zwischenmahlzeit	Selleriestangen und Dinkelstangen mit Nussmus	Heidelbeeren mit einer kleinen Handvoll Walnüssen	Apfelspalten mit einer kleinen Handvoll Cashewnüssen	Birne mit einer kleinen Handvoll Paranüssen	Fruchtspieße mit einem halben Naturjoghurt	Zwetschken mit einer kleinen Handvoll Haselnüssen	Himbeeren mit einer kleinen Handvoll Cashewnüssen
Abendessen	Hühner-Mais-Eintopf WM 3, S. 146	Gemüserisotto mit weißem Fisch WM 3, S. 144	Chicken Nuggets mit Kartoffeln und Gurkensalat WM 3, S. 136	Karotten-Zucchini-Puffer mit Tsatsiki WM 3, S. 152	Fischlaibchen mit Kartoffeln und grünem Salat WM 1, S. 138	Gefüllte Paprika WM 3, S. 140	Ofenkartoffel mit Liptauer und grünem Salat WM 1, S. 120

WM 1: Die Walleczek Methode, Ohne Diät zum Wunschgewicht
WM 2: Die Walleczek Methode, Das Kochbuch
WM 3: Die Walleczek Methode für Ihr Kind, Richtig essen leicht gemacht

Vorschlag 2 – weniger aufwendig und mit ein paar Tricks, um Zeit zu sparen

Beginnt absichtlich mit Sonntag – damit Sie ein paar Dinge für die Woche vorbereiten können.

	Sonntag	Montag	Dienstag	Mittwoch	Donnerstag	Freitag	Samstag
Frühstück	Porridge WM 3, S. 122	Klassisches Müsli, doppelte Menge zubereiten WM 3, S. 120	Klassisches Müsli vom Vortag WM 3, S. 120	Topfenbrot WM 3, S. 128	Exotisches Müsli WM 3, S. 116	Schneller Frühstücks-shake WM 3, S. 126	Topfenbrot WM 3, S. 128
Zwischenmahlzeit	1 Stück Obst der Saison mit einer kleinen Handvoll Nüssen	Vollkornbrot mit Tofuaufstrich und Gurkenscheiben und ein Stück saisonales Obst mit Nüssen WM 1, S. 120	Vollkornbrot mit Liptauer und Paprikastreifen und ein Stück saisonales Obst mit Nüssen WM 1, S. 121	Vollkornbrot mit Tofuaufstrich und Gurkenscheiben und ein Stück saisonales Obst mit Nüssen WM 1, S. 120	Vollkornbrot mit Liptauer und Paprikastreifen und ein Stück Obst mit Nüssen WM 1, S. 121	Schinkenbrot mit Paprikastreifen und ein Stück saisonales Obst mit einer kleinen Handvoll Nüssen	Karotten-Gurken-Sticks mit schnellem Joghurtdip WM 3, S. 184
Mittagessen	Karotten-Zucchini-Puffer mit Kräutertopfen WM 3, S. 152	Chicken Nuggets vom Vortag aufs Brot mit grünem Salat WM 3, S. 136	Arabischer Bohneneintopf vom Vortag WM 1, S. 124	Quinoasalat mit Avocado vom Vortag und ein Stück Brot WM 1, S. 134	Mediterraner Nudelsalat WM 3, S. 160	Schnelle Linsen-Tomaten-Creme-suppe mit Brot WM 2, S. 182	Reisfleisch mit mediterranem Gemüse WM 3, S. 162
Zwischenmahlzeit	1 Stück Obst der Saison mit einer kleinen Handvoll Nüssen	1 Stück Obst der Saison mit einem halben kleinen Naturjoghurt	Selleriestangen mit Nussmus	1 Stück Obst der Saison mit einer kleinen Handvoll Nüssen	Karotten-Gurken-Sticks mit schnellem Joghurtdip WM 3, S. 184	1 Stück Obst der Saison mit einer kleinen Handvoll Nüssen	1 Stück Obst der Saison mit einer kleinen Handvoll Nüssen
Abendessen	Chicken Nuggets mit Kartoffeln und grünem Salat WM 3, S. 136	Arabischer Bohneneintopf WM 1, S. 124	Kichererbsen-curry mit Quinoa WM 2, S. 178	Kräuter-Brot-Frittata WM 3, S. 154	Kartoffel-Spinat-Gratin WM 2, S. 46	Thunfischauflauf WM 2, S. 114	Fischlaibchen mit Ofengemüse WM 1, S. 138
Vorbereitungen	Tofuaufstrich zubereiten, mehr Chicken Nuggets für MO Mittag	Liptauer zubereiten WM 1, S. 121	Quinoa für Mittag vorkochen	Nudelsalat vorbereiten, WM 3, S. 160, exotisches Müsli ansetzen WM 3, S. 116			

WM 1: Die Walleczek Methode, Ohne Diät zum Wunschgewicht

WM 2: Die Walleczek Methode, Das Kochbuch

WM 3: Die Walleczek Methode für Ihr Kind, Richtig essen leicht gemacht

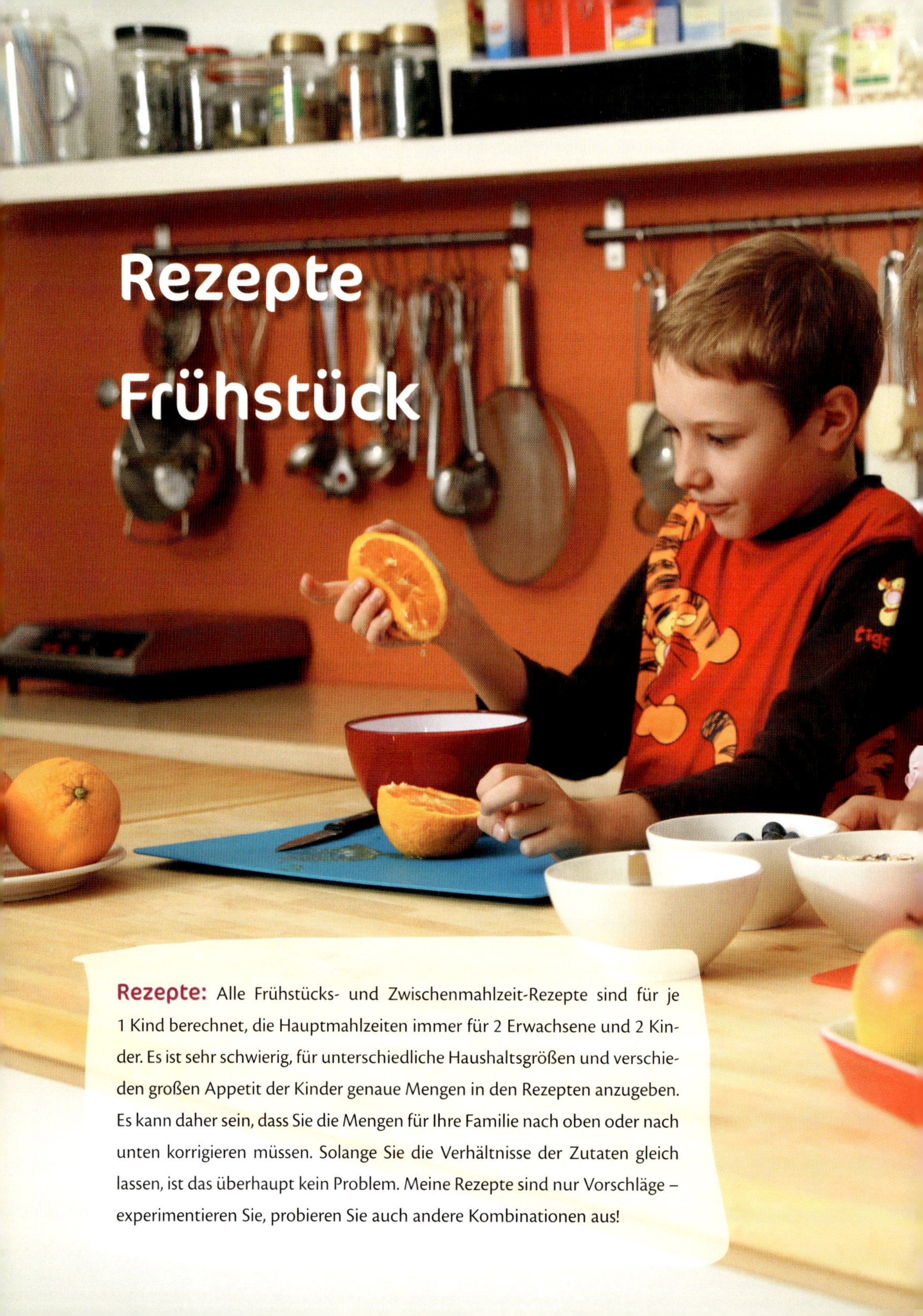

Rezepte Frühstück

Rezepte: Alle Frühstücks- und Zwischenmahlzeit-Rezepte sind für je 1 Kind berechnet, die Hauptmahlzeiten immer für 2 Erwachsene und 2 Kinder. Es ist sehr schwierig, für unterschiedliche Haushaltsgrößen und verschieden großen Appetit der Kinder genaue Mengen in den Rezepten anzugeben. Es kann daher sein, dass Sie die Mengen für Ihre Familie nach oben oder nach unten korrigieren müssen. Solange Sie die Verhältnisse der Zutaten gleich lassen, ist das überhaupt kein Problem. Meine Rezepte sind nur Vorschläge – experimentieren Sie, probieren Sie auch andere Kombinationen aus!

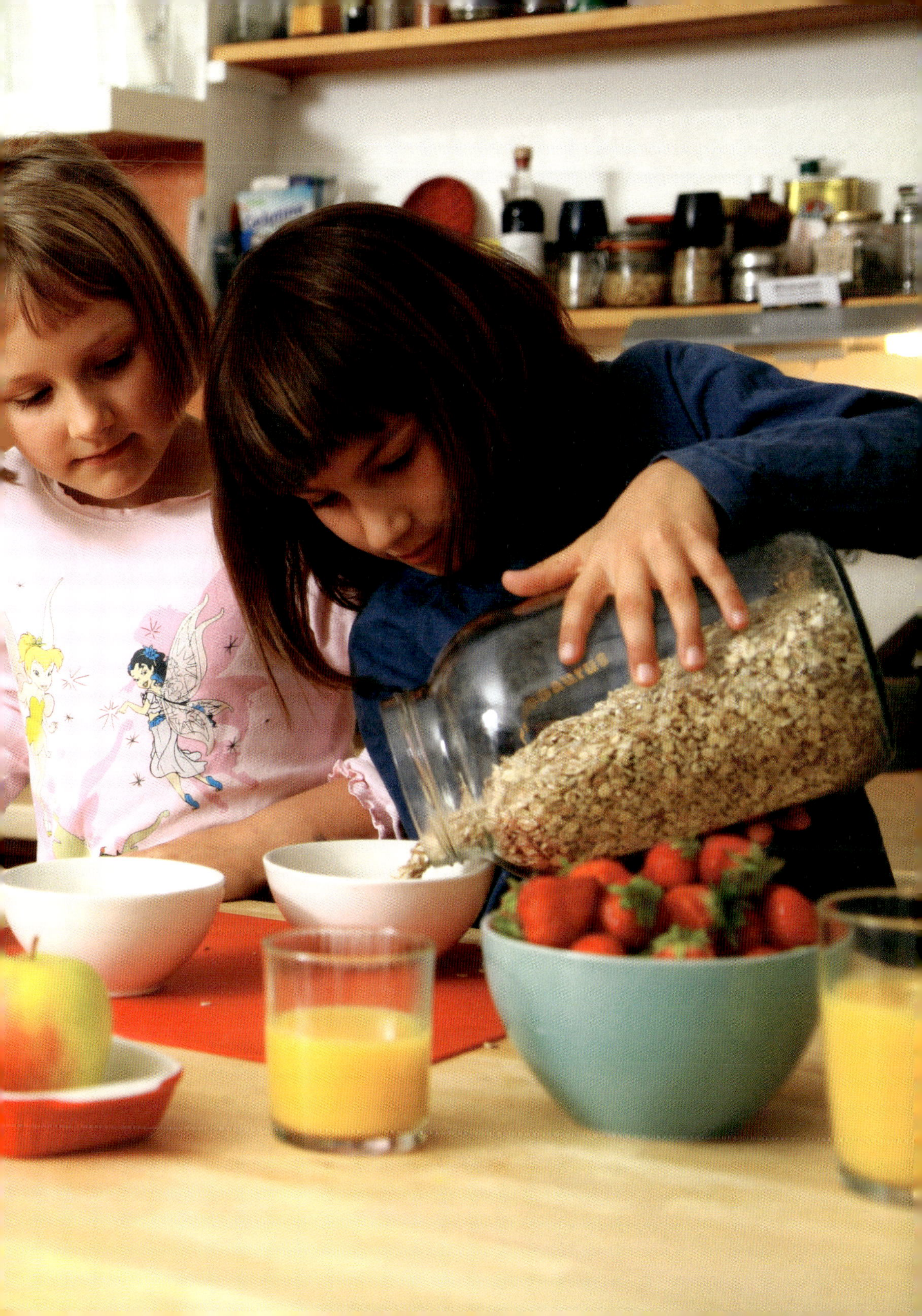

Exotisches Müsli mit Orangen

Zubereitung ca. 10 Minuten, Haferflocken über Nacht einweichen

Zutaten:

1 Orange

2 EL Haferflocken, Kleinblatt

1 EL Kokosflocken

1 EL geriebene Pistazien oder

»Perfekte Kernmischung«

(siehe Seite 33)

Geräte:

Zitruspresse

Brett, Messer

Schüssel

Zubereitung:

1 Orange halbieren, eine Hälfte auspressen. Haferflocken über Nacht im Orangensaft einweichen.

2 Zweite Orangenhälfte schälen, Fruchtfleisch in kleine Stücke schneiden. Kokosflocken, Nüsse und Orangenstücke unter die Haferflocken mischen.

Tipp:

Am besten gleich ein bisschen mehr von der Kernmischung machen und in einem dicht schließenden Glas im Kühlschrank aufbewahren (ca. 2 Monate).

Faustregel:

Für ein Frühstück ist von allem genug enthalten. Für ein Mittag- oder Abendessen fehlen noch eine knappe Faust Obst und ein wenig Eiweiß, z. B. 1–2 EL Nüsse.

Meine Wertung:

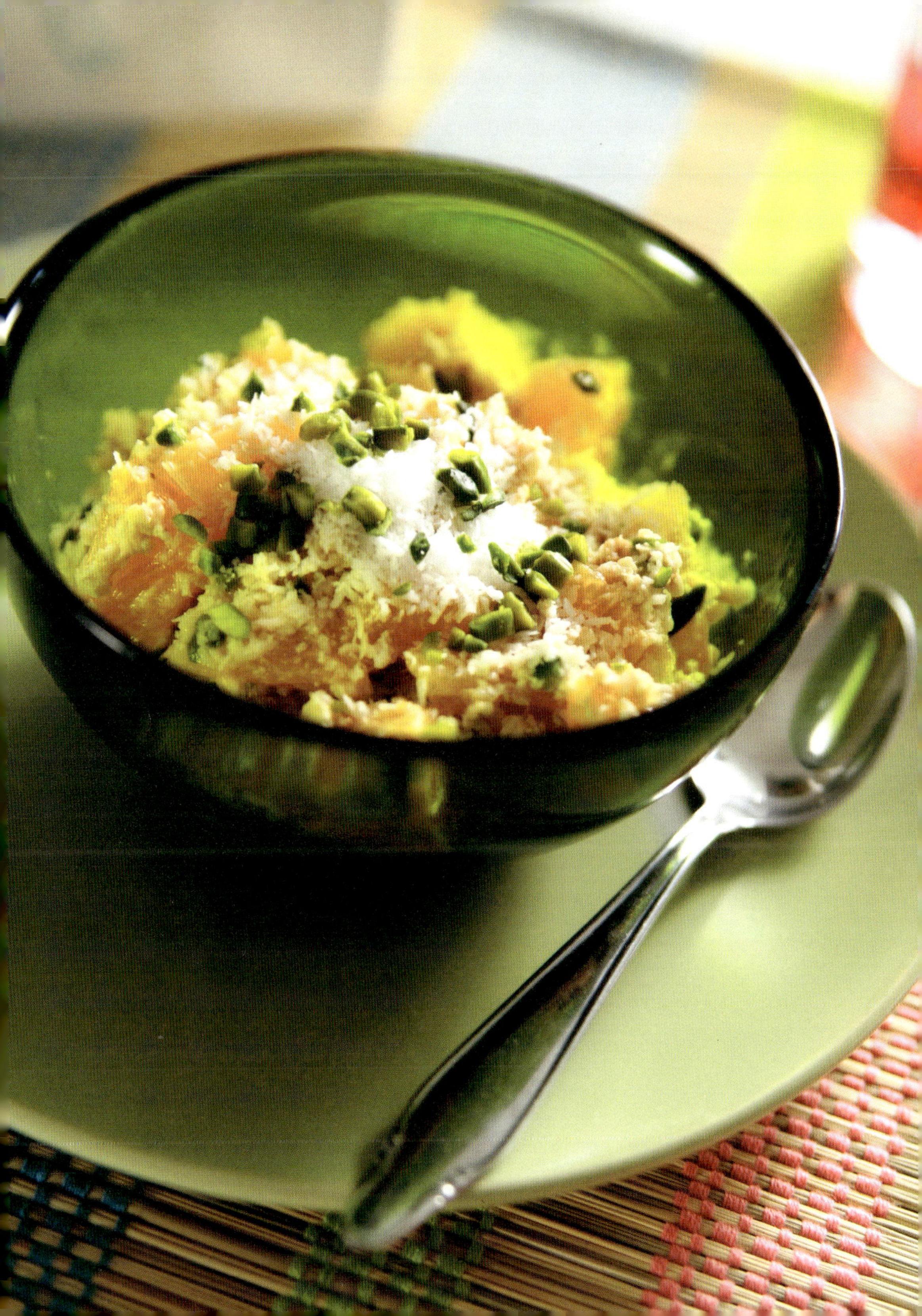

1 Kind

Beeren-Joghurt mit Nüssen

Zubereitung ca. 5 Minuten

Zutaten:

1 kleiner Becher Naturjoghurt

1 kleine Handvoll Beeren, frisch oder aufgetaut; z. B. Heidelbeeren oder Himbeeren

2 EL Walnusskerne, in grobe Stücke gebrochen

Geräte:

Brett, Messer

Schüssel

Zubereitung:

Joghurt und Beeren vorsichtig vermischen. Beeren-Joghurt anrichten und mit Nüssen bestreuen.

Faustregel:

Für ein Frühstück ist genug Obst enthalten, für ein Mittag- oder Abendessen fehlen noch 1 ½ Fäuste Obst.

Meine Wertung:

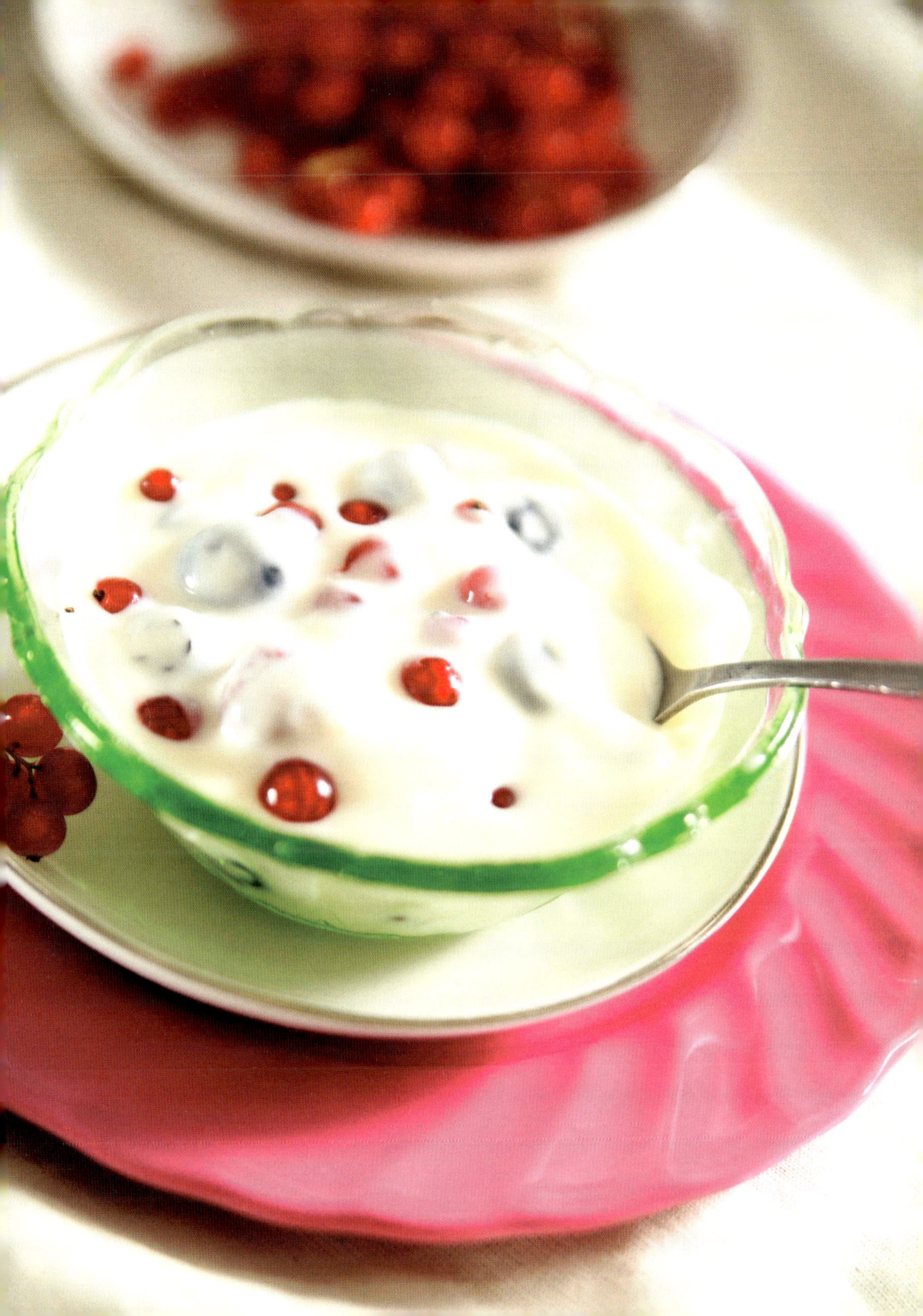

1 Kind

Klassisches Müsli

Zubereitung ca. 10 Minuten, Haferflocken evtl. über Nacht einweichen

Zutaten:

3 EL Haferflocken, Kleinblatt

½ Karotte, geschält, gerieben

½ Apfel, entkernt, gerieben

4 EL Joghurt

2 EL Haselnüsse, gerieben oder

»Perfekte Kernmischung«

(siehe Seite 33)

Geräte:

Brett, Messer

Schüssel

Zubereitung:

1 Haferflocken mit kaltem Wasser bedecken und evtl. über Nacht quellen lassen.

2 Karotte, Apfel, Joghurt und Nüsse oder »perfekte Kernmischung« unter die Haferflocken rühren.

Faustregel:

Das Müsli enthält für ein Frühstück ausreichend Obst; für ein Mittag- oder Abendessen fehlt ½ Faustgröße Obst.

Mama meint:

»Lässt sich auch gut auf Vorrat vorbereiten. Einfach eine größere Menge davon in den Kühlschrank – es wird von Tag zu Tag besser!«

Meine Wertung:

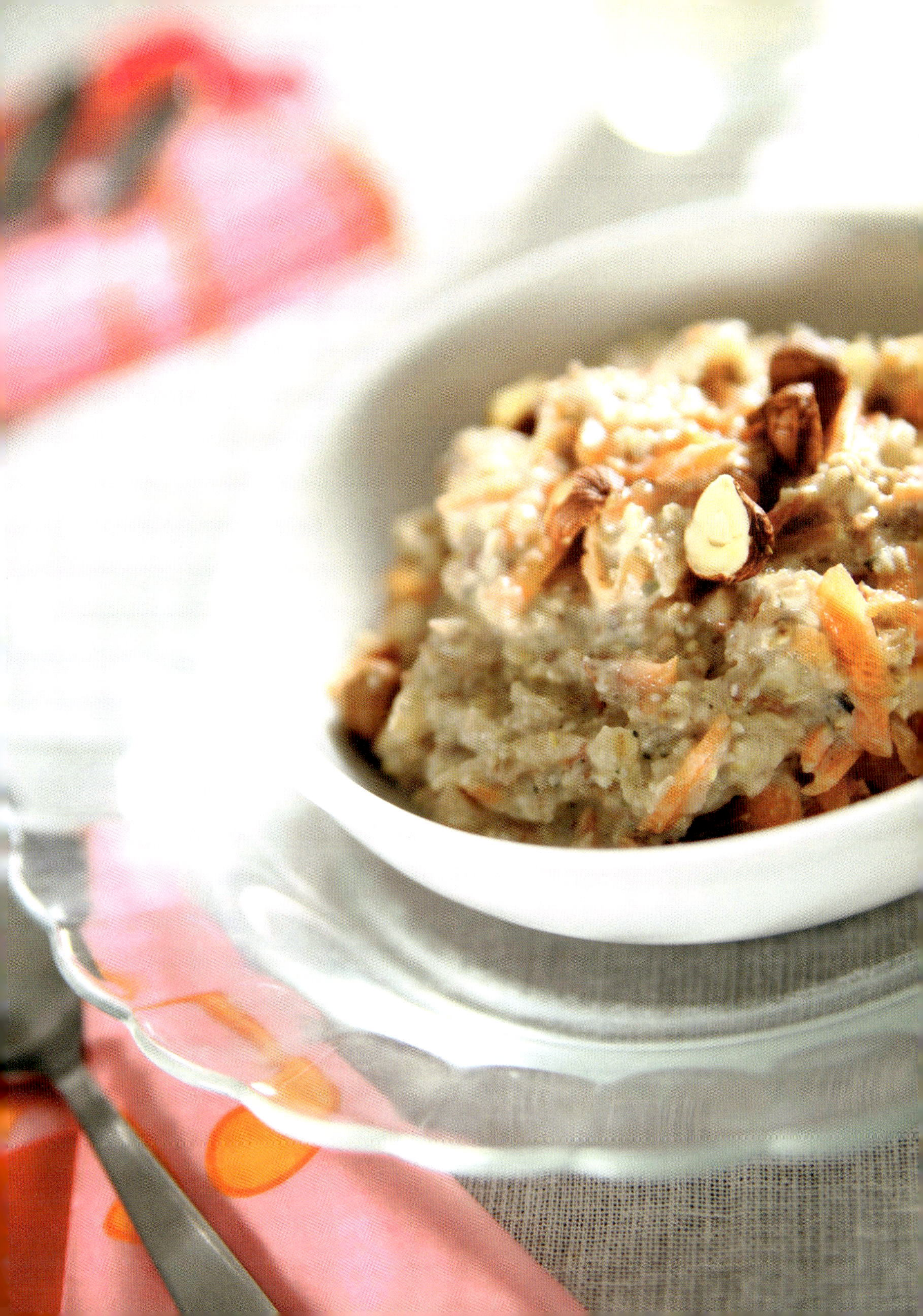

Porridge mit Rosinen und Haselnüssen

Zubereitung ca. 15 Minuten, Zutaten evtl. über Nacht einweichen

Zutaten:

3–4 EL Haferflocken, Großblatt oder Kleinblatt

1 gehäufter TL Rosinen

1 kleines Glas Milch

2 TL Haselnüsse, grob gehackt

Geräte:

Brett, Messer

Schüssel

kleiner Topf

Zubereitung:

1 Haferflocken und Rosinen evtl. über Nacht in einem kleinen Glas Wasser einweichen.

2 Haferflocken und Rosinen mit Milch verrühren und bei ganz schwacher Hitze weich kochen (5–10 Minuten). Wer mag, kann mit 1 Prise Zimt würzen. Porridge mit Nüssen bestreuen.

Tipp:

Zimt enthält Cumarin, das in großen Mengen genossen giftig wirkt. Vor allem für Kinder sollte man Zimt vorsichtig dosieren. Am besten verwendet man Zimt aus Ceylon, diese Sorte enthält weniger Cumarin und ist trotzdem aromatisch.

Faustregel:

Bei Trockenfrüchten geht man bei der Bemessung der Faust von den ungetrockneten Früchten aus. Für ein Frühstück enthält der Porridge ausreichend Obst. Für ein Mittag- oder Abendessen fehlen noch 1 ½ Fäuste Obst.

Meine Wertung:

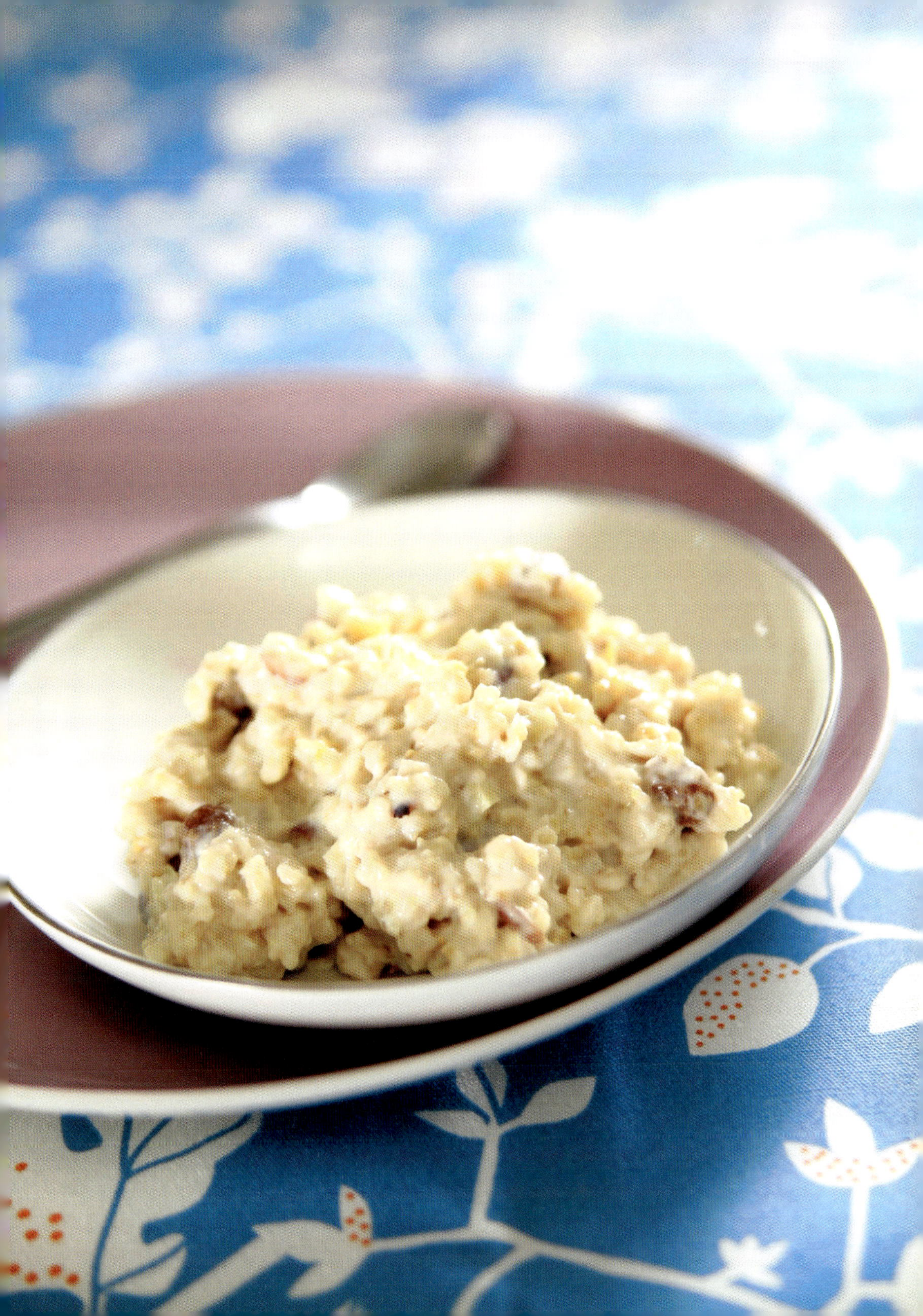

Rührei mit Tomaten und Zwiebel

Zubereitung ca. 15 Minuten

Zutaten:

½ Zwiebel, fein gehackt

ein paar Cherry-Tomaten, geviertelt, oder eine knappe ½ Dose Tomatenstücke

evtl. ein wenig Thymian, gehackt

1 Ei

1 Scheibe Vollkornbrot

Geräte:

Brett, Messer

Schüssel

kleiner Topf

Zubereitung:

1 Zwiebel in wenig Olivenöl (»einmal um die Pfanne«) hell anschwitzen.

2 Nach ein paar Minuten Tomaten unterrühren und köcheln, bis die Flüssigkeit fast verkocht ist. Evtl. Thymian mitköcheln.

3 Ei mit einer Gabel verquirlen, salzen, pfeffern und unterrühren. Vorsichtig rühren, bis das Ei gestockt ist.

4 Rührei anrichten und mit einer Scheibe Vollkornbrot servieren.

Faustregel:

Für ein Frühstück ist genug Gemüse enthalten, bei einem Mittag- oder Abendessen fehlt noch 1 Faustgröße Gemüse, z. B. ein kleiner Salat.

Meine Wertung:

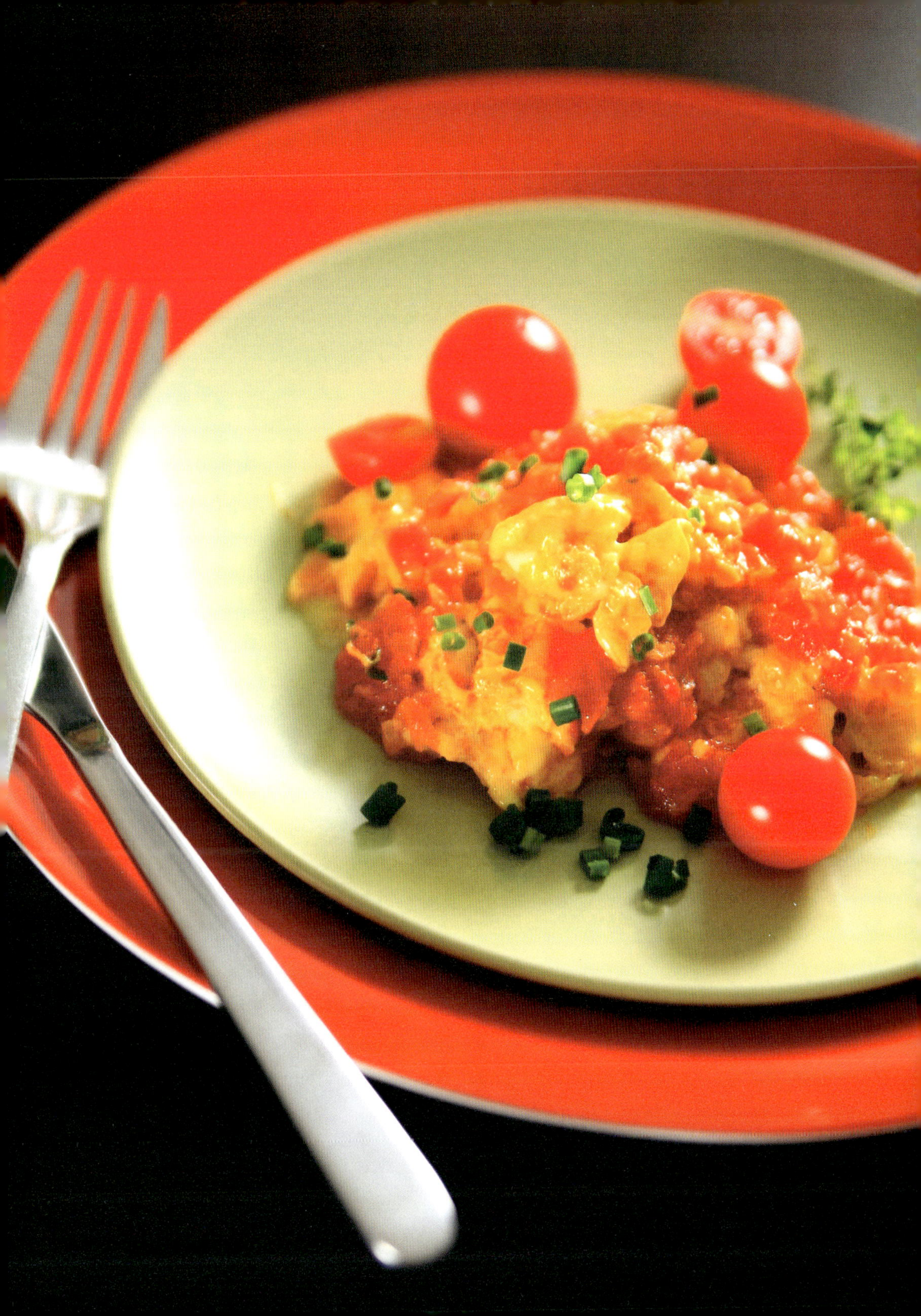

1 Kind

Schneller Frühstücks-Shake

Für Frühstücksmuffel und gestresste Eltern. Die Kinder können jeden Tag aussuchen, was sie im Shake haben wollen – das bringt Abwechslung in die Sache.

Zubereitung ca. 10 Minuten

Zutaten:

ca. 1 Tasse Milch, Sojamilch oder Sojajoghurt

2 TL »Perfekte Kernmischung« (siehe Seite 33) oder **andere Nüsse oder Kerne,** am besten vorher geschrotet (liefern auch die wichtigen essenziellen Fette – gut für die Konzentration)

½ Banane, evtl. in Stücke geschnitten und gefroren (siehe Tipp) – für die Cremigkeit

1 kleine Handvoll anderes Obst, in Stücke geschnitten. Besonders köstlich sind z. B. Beeren (frisch oder gefroren), Mango, im Sommer Pfirsich

1 Prise Zimt oder echte Vanille

1 Schuss Kokosnussmilch für den Geschmack, nach Lust, Laune und Verfügbarkeit

Zubereitung:

Alle Zutaten mit dem Stabmixer oder im Standmixer pürieren.

Wer mag, kann den Shake mit Zimt oder Vanille bestreuen. Wenn der Shake zu dickflüssig ist, ein bisschen Wasser zugeben.

Mama meint:

»Endlich hab ich für Felix das Richtige gefunden!«

Tipp:

Wenn es draußen warm ist …

Gefrorene Bananenscheiben machen den Shake cremiger: Geschälte Bananen in Scheiben schneiden, auf einem kleinen Tablett oder Teller auflegen und einfrieren. Gefroren in den Mixer geben, fertig.

Faustregel:

Für ein Frühstück passen die Verhältnisse, für ein Mittag- oder Abendessen fehlt eine knappe Faustgröße Obst.

Meine Wertung:

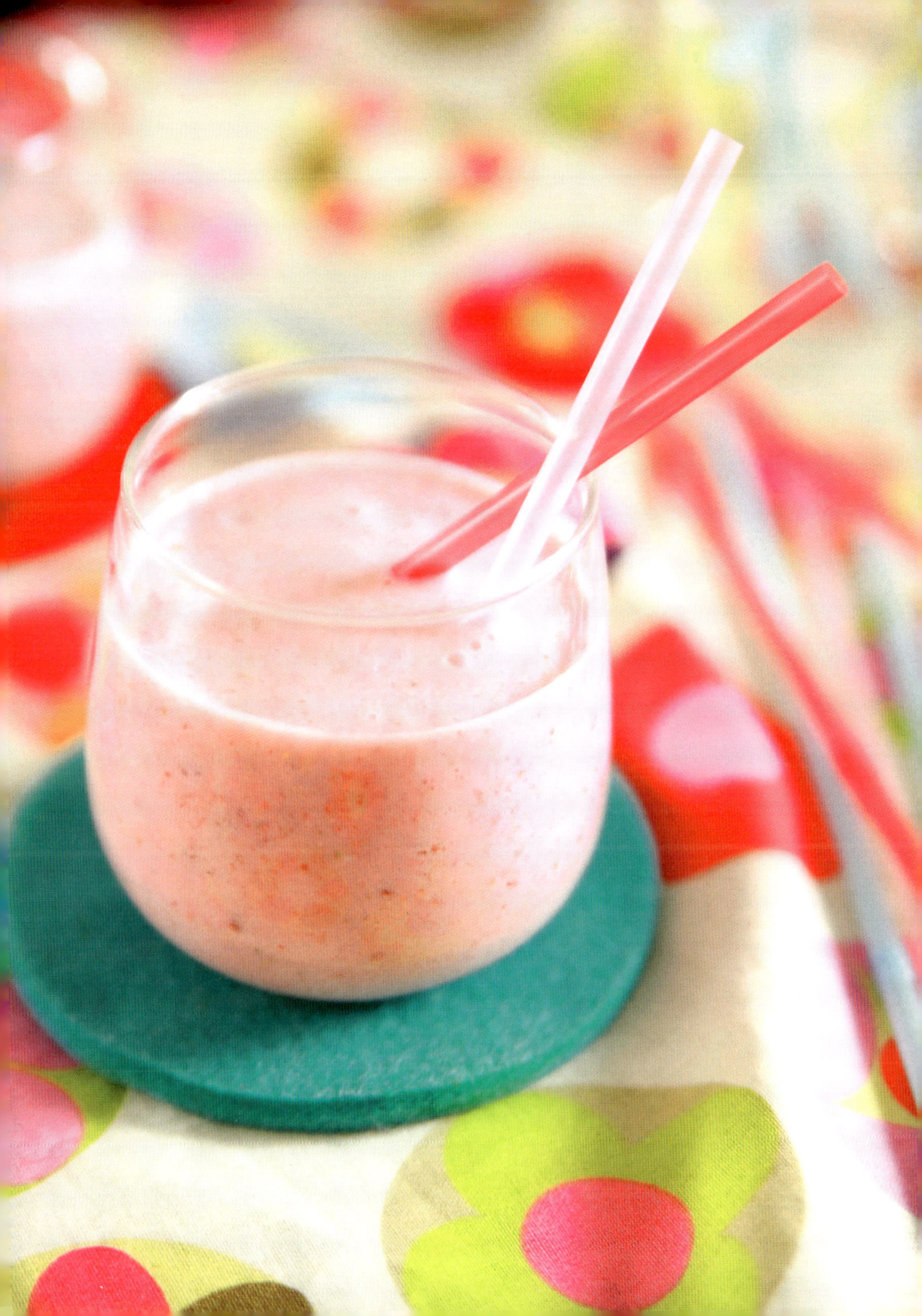

1 Kind

Topfenbrot

Zubereitung weniger als 5 Minuten

Zutaten:

1 Scheibe Vollkornbrot

¼ Pkg. Magertopfen (ca. 60 g)

1 EL Fruchtmus (siehe Seite 40), Fruchtaufstrich oder Apfelkraut (dick eingekochtes Apfelmus)

Geräte:

Teller, Messer

Zubereitung:

Topfen mit ein wenig Wasser oder Milch glatt rühren. Topfen auf das Brot streichen. Fruchtmus oder -aufstrich darauf verteilen.

Faustregel:

Diese Mahlzeit enthält kaum Obst – für ein Mittag- oder Abendessen fehlen hier also noch zwei Fäuste Gemüse, Himbeeren oder Erdbeeren (bei anderem Obst wird es sonst zu viel Zucker).

Meine Wertung:

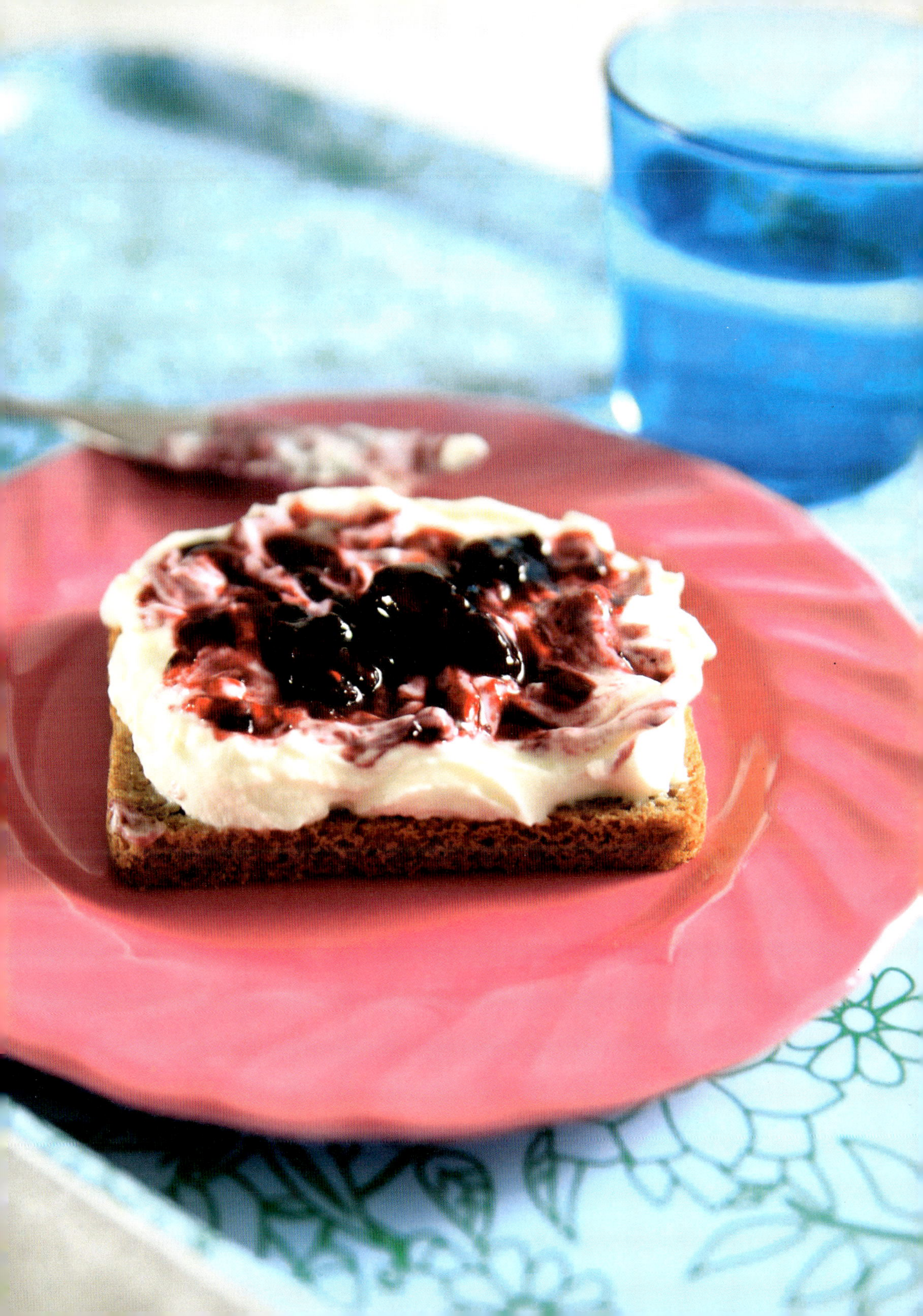

Mittag & Abend

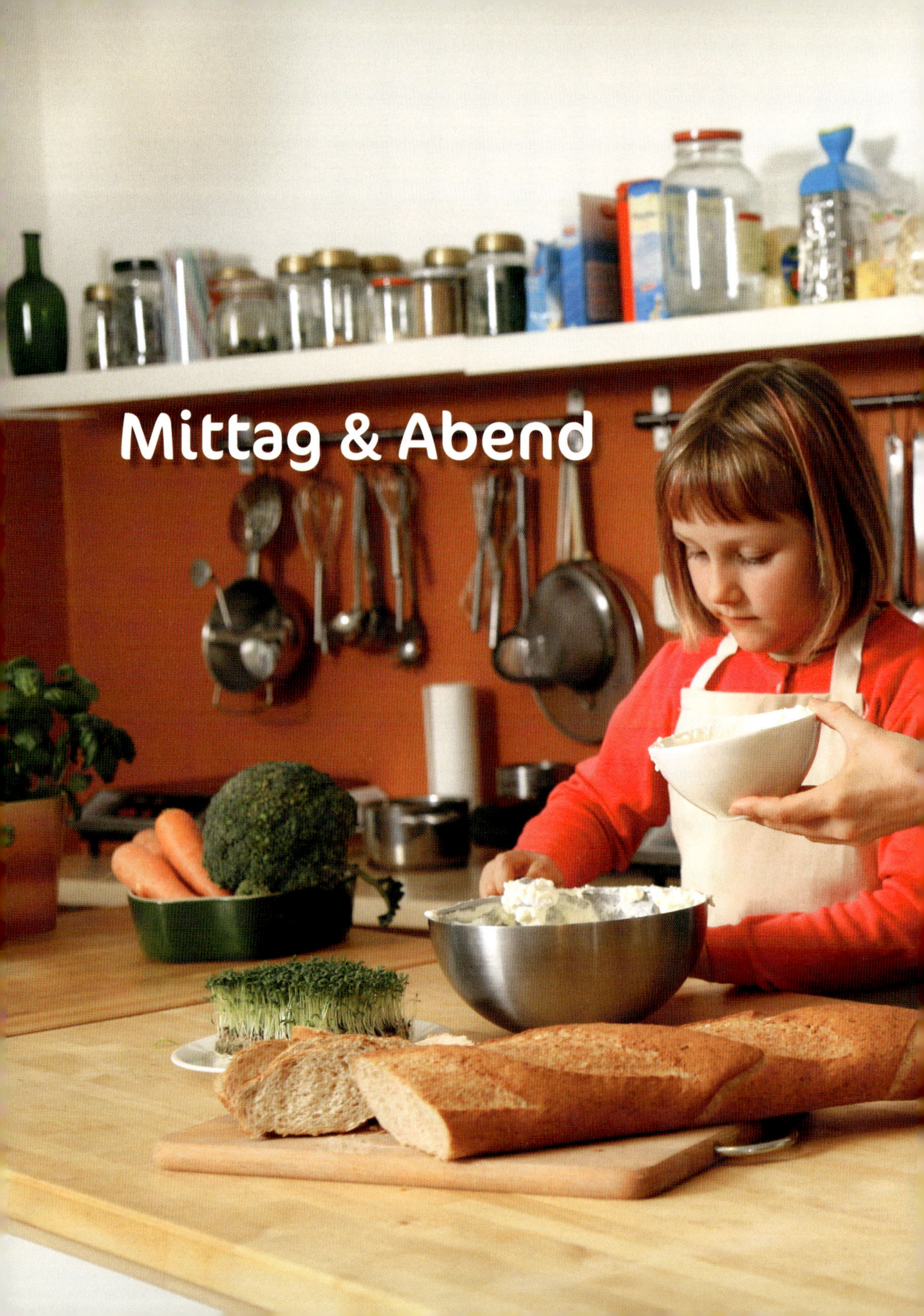

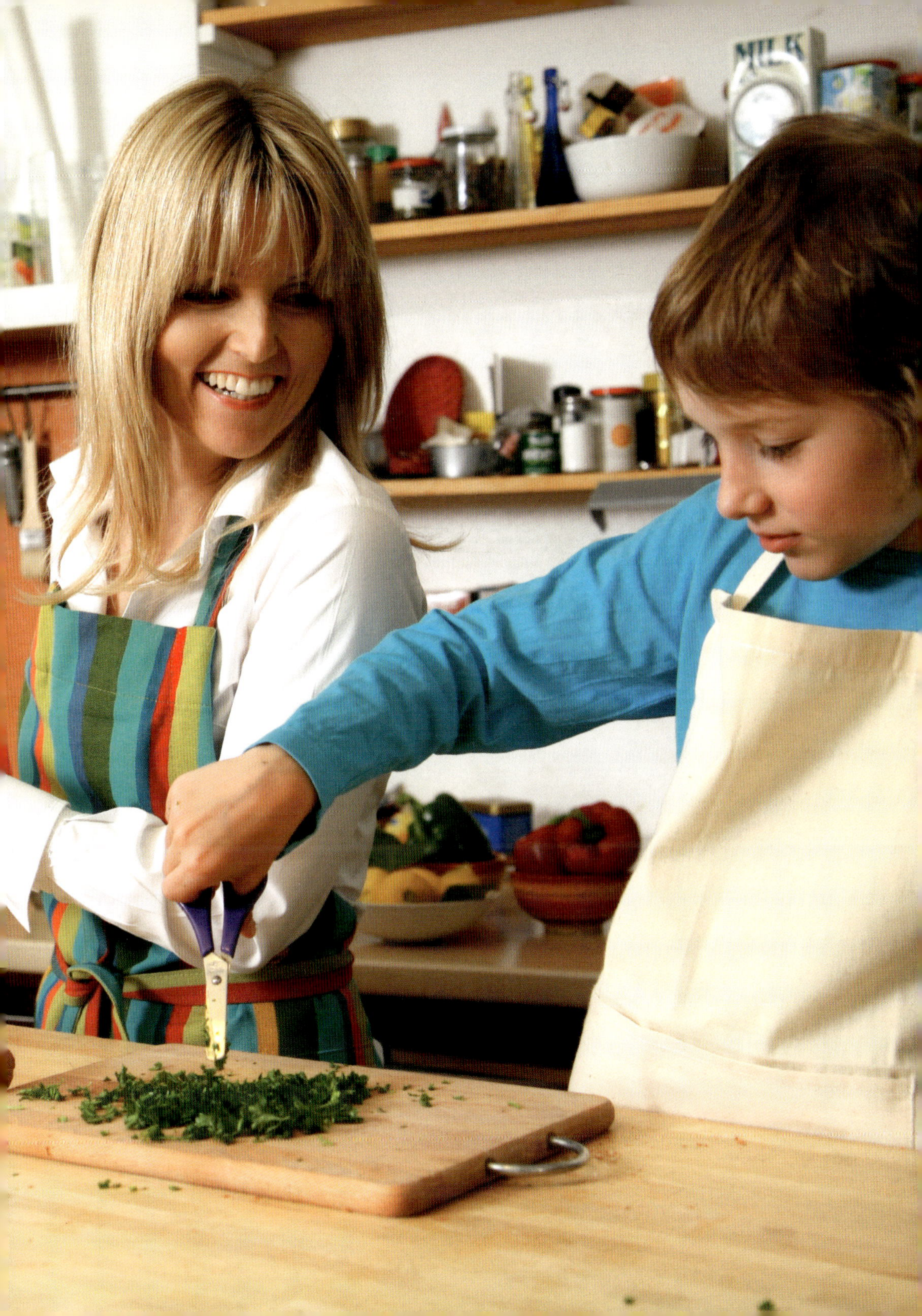
MILK

Bohnenlaibchen

Vorbereitung ca. 15 Minuten, Backzeit ca. 20 Minuten

Zuaten:

300 g gekochte Kidneybohnen, evtl. aus 1½ Dosen

1 Zwiebel, sehr fein gehackt

1 grüner Paprika, geputzt, in kleine Würfel geschnitten

1 Stange Sellerie, grob geraspelt

2 Karotten, geschält, grob geraspelt

2 TL Pizzakräuter oder andere gemischte Kräuter

2 Eier

2 EL geriebener Käse

2 EL Tomatenmark

3 EL Vollkornsemmelbrösel

Geräte:

Brett, Messer

Pfanne, Schüssel

Backblech mit Backpapier

Zubereitung:

1 Zwiebel in ein wenig Olivenöl (»einmal um die Pfanne«) bei geringer Hitze hell anschwitzen.

2 Kräuter zufügen, umrühren. Karotten, Sellerie und Paprika zugeben und weich dünsten (ca. 5 Minuten). Salzen und pfeffern.

3 Bohnen mit einer Gabel oder einem Kartoffelstampfer gut zerdrücken. Ei, Käse, Tomatenmark und Semmelbrösel unterrühren.

4 Gemüse unterrühren, gut vermengen und mit nassen Händen flache Laibchen formen. Laibchen auf ein mit Backpapier belegtes Blech legen. Im vorgeheizten Rohr bei 200 °C ca. 20 Minuten goldbraun backen. Evtl. nach 10 Minuten wenden.

Faustregel:

Pro Person noch 1 Faustgröße Gemüse, z. B. einen kleinen Salat, dazu essen. Außerdem passen ein paar kleine Kartoffelstücke oder ein Stück Brot dazu.

Tipp:

In den Laibchen kann man sehr gut Gemüse verstecken. Sie passen gut zu Ofenkartoffeln oder Kartoffelpüree und einem Salat; kalt schmecken sie auch gut auf Brot oder zu einem Picknick.

Meine Wertung:

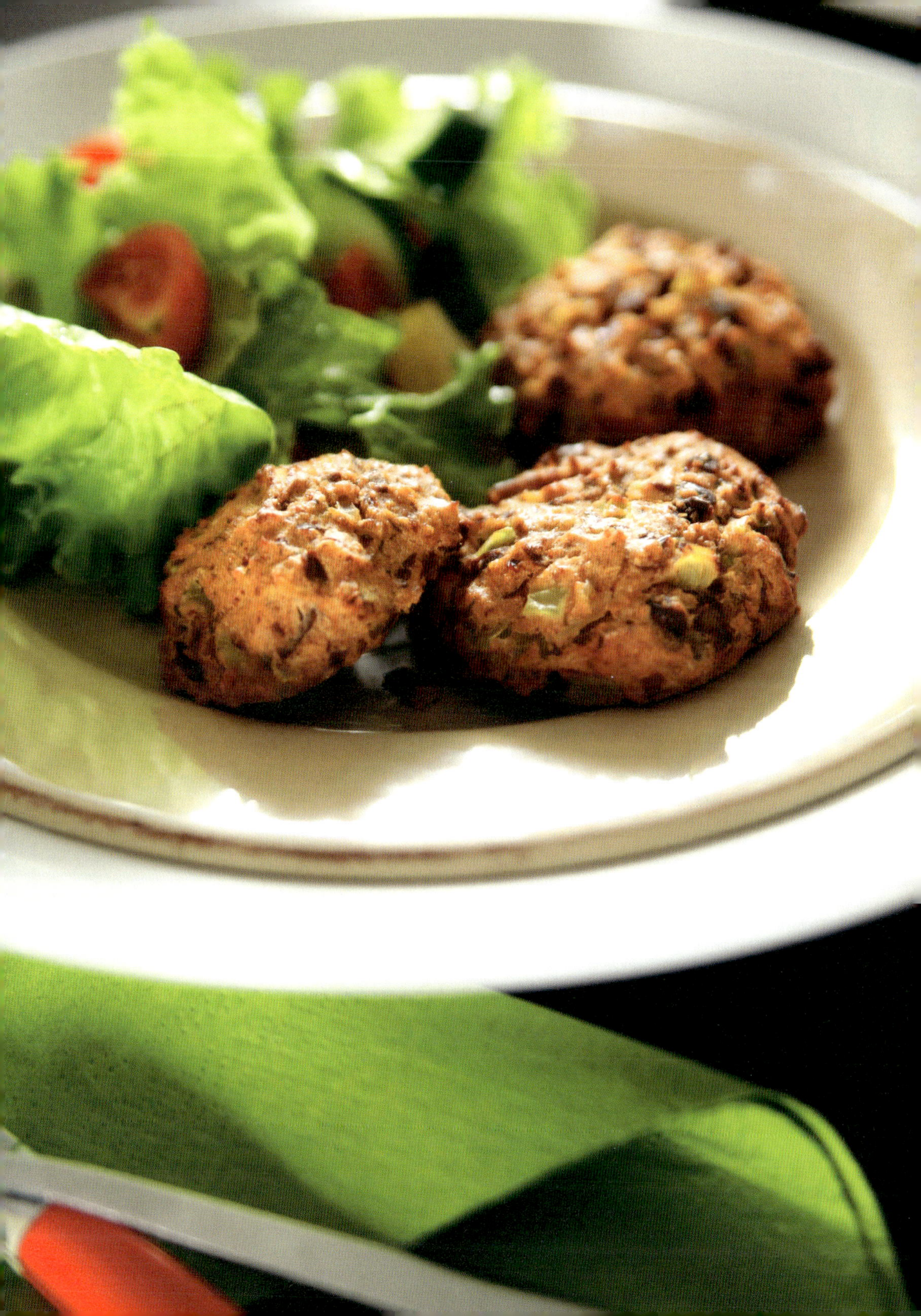

Champignon-Strudel

Vorbereitung ca. 15 Minuten, Backzeit 30–35 Minuten

Mama meint:
»Julian mag keine Champignons, aber er war begeistert und hat sogar noch ein zweites Stück gegessen!«

Zutaten:

(Vollkorn-)Strudelteig, fertig gekauft
2 Jungzwiebeln mit Grün, klein geschnitten
300 g Champignons, in Scheiben geschnitten
2 mittelgr. Tomaten, evtl. enthäutet, entkernt, in kleine Würfel geschnitten
6–7 Scheiben magerer Schinken, klein geschnitten
2 Eier
½ Tasse geriebener Käse, würzig, mager, z. B. Magrom

Geräte:

Brett, Messer
Pfanne oder Topf
Backblech mit Backpapier

Dip:

6 EL Joghurt und 2 EL Sauerrahm verrühren. Je ½ Bund Petersilie und Schnittlauch klein schneiden und zugeben. Dip salzen, pfeffern und mit einem Schuss Zitronensaft und evtl. Paprikapulver abschmecken.

Zubereitung:

1 Jungzwiebeln in wenig Öl anschwitzen, Champignons zugeben und ein paar Minuten unter Rühren anbraten. Dünsten, bis die Flüssigkeit verdampft ist. Tomatenwürfel zugeben, 1 Minute weitergaren, dann Schinkenwürfel unterrühren. Pfanne vom Herd ziehen. Gemüsemischung salzen, pfeffern und abkühlen lassen.

2 Ca. ½ Ei zum Bestreichen des Strudels zur Seite stellen. Übrige Eier mit Käse verquirlen. Mit Salz, Pfeffer und Muskat würzen. Ei-Mischung mit dem Gemüse verrühren.

3 Fülle auf dem Strudelteig verteilen. Strudel einrollen und mit dem restlichen Ei bestreichen. Strudel ins Rohr schieben (mittlere Schiene) und bei 170 °C Umluft 30–35 Minuten backen. Strudel mit dem Dip servieren.

Faustregel

Dieses Rezept entspricht der Faustregel.

Meine Wertung:

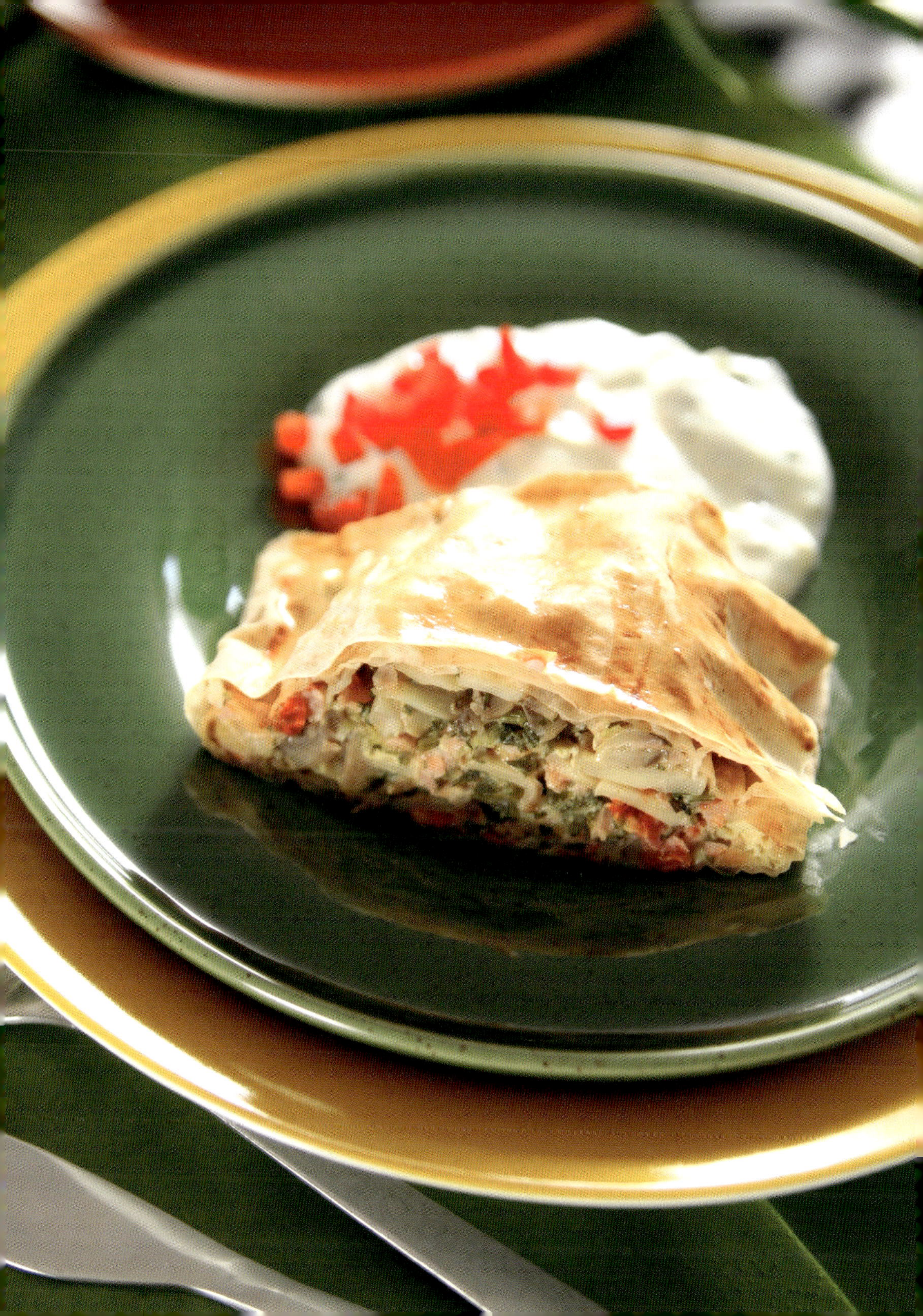

2 Kinder, 2 Erwachsene

Chicken Nuggets

Zubereitung ca. 30 Minuten

Zutaten:

1 große Hühnerbrust, ca. 300 g, ohne Haut und Knochen, in Stücke geschnitten

3–4 Jungzwiebeln, in Stücke geschnitten

1 mittelgr. Bund Petersilie, abgezupft

Vollkornsemmelbrösel

Geräte:

Küchenmaschine

Brett, Messer

Pfanne

Zubereitung:

1 Jungzwiebeln und Petersilie in der Küchenmaschine hacken. Hühnerbrust zugeben und zerkleinern, bis die Masse ziemlich »faschiert« ist. Masse salzen, pfeffern und mit wenig Muskat würzen.

2 Je 1 kleinen EL der Masse mit nassen Händen zu 5 cm großen Laibchen formen (insgesamt 10 bis 12 Stück).

3 Laibchen in Bröseln wenden und bei mittlerer Hitze in wenig Olivenöl goldbraun braten.

Papa meint:

»Waren superlecker! Haben wir schon 2x gemacht!«

Faustregel:

Pro Person noch 2 Faustgrößen Gemüse, z. B. Ofengemüse, grünen Salat oder Gurken-Tomaten-Salat, und 1 Faustgröße stärkehaltige Kohlenhydrate, z. B. Salzkartoffeln, dazu essen.

Tipps:

Die Laibchen schmecken am nächsten Tag kalt oder z. B. mit der Gabel zerdrückt als Brotbelag für die Jause.

Wer »Ketchup« mag, kann auch mal Folgendes probieren: Tomatenmark mit ein bisschen Wasser verrühren, bis es cremiger wird. Evtl. ein bisschen Sauerrahm dazugeben.

Meine Wertung:

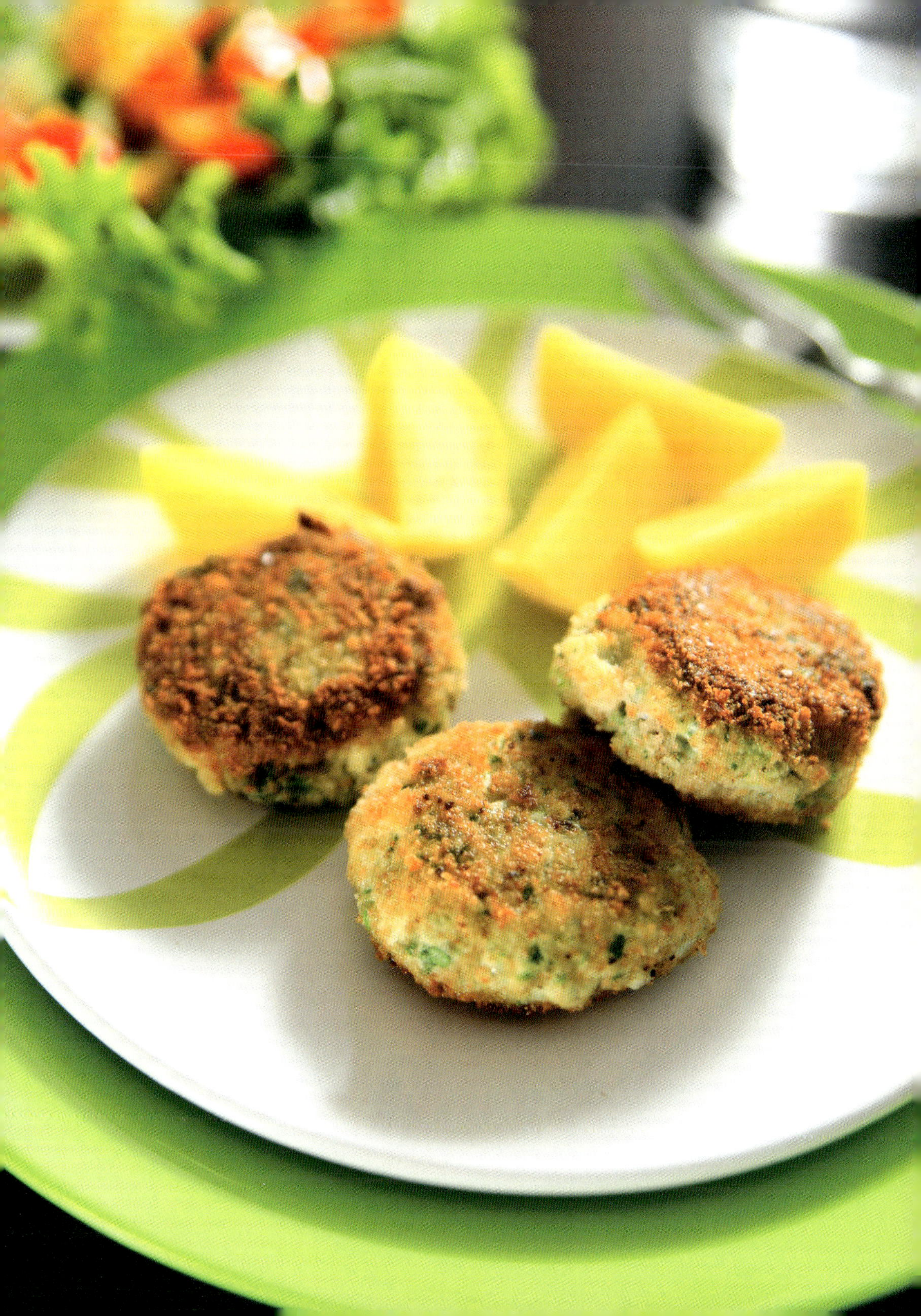

Fischsuppe mit Garnelen

Zubereitung ca. 45 Minuten

Zutaten:

2 große Zwiebeln, fein gehackt

1 Stange Lauch, in feine Scheiben geschnitten

2 Knoblauchzehen, fein gehackt

4 mittlere Kartoffeln, geschält, in Stücke geschnitten

1 Dose Tomatenstücke (ca. 200 g) im eigenen Saft

1 großes Glas Fischfond (ca. 125–150 ml) oder Gemüsebrühe aus Brühwürfel, bio, ohne Geschmacksverstärker

3 Scheiben Putenschinken, gewürfelt

ca. 120 g weißer Fisch, z. B. Schollenfilet, ohne Haut, in mundgerechte Stücke geschnitten

1 Handvoll Garnelen, essfertig

1 Handvoll Petersilblätter, gehackt

1 Prise getrockneter Rosmarin

½ TL getrockneter Thymian

1 Lorbeerblatt, Cayennepfeffer

Geräte:

Messer, Brett

großer Kochtopf

Suppenlöffel

Zubereitung:

1 Zwiebeln, Lauch und Knoblauch in wenig Olivenöl (»einmal um die Pfanne«) bei geringer Hitze ohne Farbe weich dünsten.

2 Kartoffeln zugeben und 3–4 Minuten weiterrühren.

3 Tomatenstücke mit Saft, Fond, Schinken, Lorbeer und die Hälfte der Petersilie zugeben. Suppe aufkochen, mit Salz, Pfeffer und Cayennepfeffer abschmecken. Temperatur reduzieren, Suppe ca. 10 Minuten köcheln.

4 Restliche Kräuter (außer Petersilie) und Fisch zugeben, Suppe bei ganz geringer Hitze köcheln, bis der Fisch nicht mehr glasig ist (ca. 5 Minuten). Die Suppe soll dabei kaum sichtbar kochen.

5 Garnelen zugeben und ca. 3 Minuten in der Suppe ziehen lassen, bis sie warm sind. Suppe mit restlicher Petersilie anrichten.

Faustregel:

Dieses Rezept entspricht der Faustregel.

Meine Wertung:

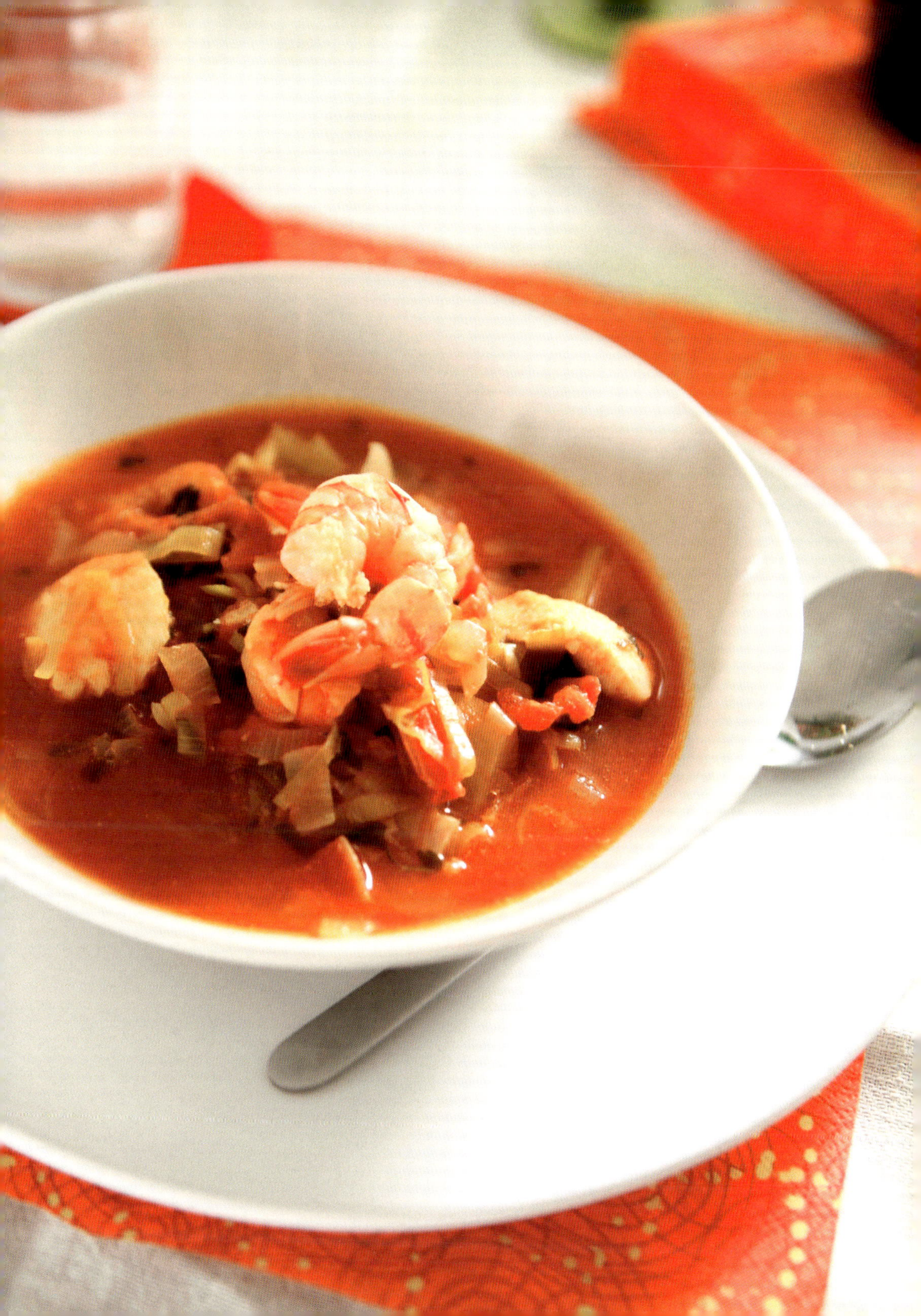

Gefüllte Paprika vegetarisch

Zubereitung ca. 55 Minuten

Zutaten:

3 EL Reis

3 EL rote Linsen

2 mittelgroße Zwiebeln, fein gehackt

1 Knoblauchzehe, fein gehackt

4 grüne Paprika

1 kleiner Zucchini, klein gewürfelt

1 TL Majoran

3 EL Tomatenmark

2 EL Parmesan, gerieben

1 EL glattes Mehl

1 Dose Tomatenstücke

Geräte:

Brett, Messer

Pfanne

Topf mit Deckel

Zubereitung:

1 Reis mit gut viermal so viel Wasser aufkochen (Achtung: nicht salzen!) und 10 Minuten bei mittlerer Hitze kochen.

2 Linsen zugeben und weitere 10 Minuten köcheln, bis die Linsen fast weich und der Reis fast bissfest ist.

3 Die Hälfte der Zwiebeln und Knoblauch in ein wenig Olivenöl (»einmal um die Pfanne«) andünsten. Zucchini zugeben und ein paar Minuten weiterdünsten. Majoran, Linsen-Reis-Mischung, 1 EL vom Tomatenmark und Parmesan zugeben, umrühren und Masse mit Salz und Pfeffer abschmecken.

4 In einem Topf restliche Zwiebeln in wenig Olivenöl (»einmal um den Topf«) hell anschwitzen. Mehl einstreuen und 1–2 Minuten weiterrühren. Restliches Tomatenmark unterrühren und noch 1 Minute rühren. Tomatenstücke mit Saft zugießen. Falls die Sauce zu dick ist, ein wenig Wasser zugießen.

5 Paprikaschoten waschen, Deckel abschneiden, Kerne entfernen. Linsen-Reis-Mischung einfüllen, die Deckel aufsetzen. Paprika in die Tomatensauce legen. Bei schwacher Hitze ca. 20 Minuten zugedeckt köcheln.

Faustregel:

Dieses Rezept entspricht der Faustregel.

Meine Wertung:

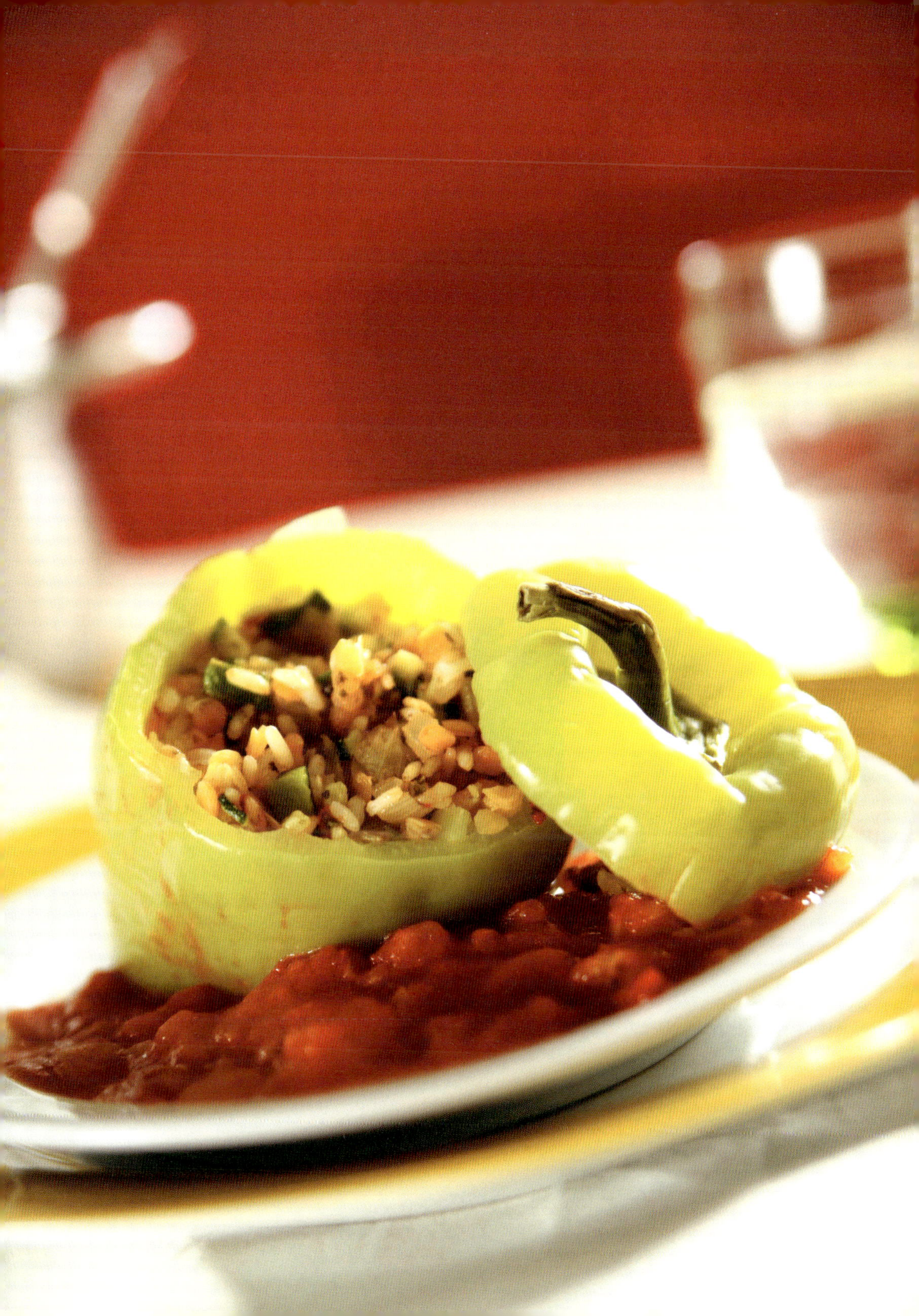

Gemüse-Nudel-Topf mit Lachsbällchen

Zubereitung ca. 45 Minuten

Zutaten:

ca. 300 g Frischlachs, ohne Haut und Gräten, in grobe Stücke geschnitten
2 mittelgroße Zwiebeln, fein gehackt
2 TL glattes Mehl
wenig Zitronensaft
2 Knoblauchzehen
4 Handvoll Pilze, z. B. Champignons
evtl. 1 TL Majoran, frisch gehackt
4 Handvoll Cocktailtomaten oder
300 g Tomaten, evtl. enthäutet, entkernt und gewürfelt
3 Handvoll kleine (Vollkorn-)Nudeln, z. B. Hörnchen oder Orecchiette
3 EL Basilikum, frisch gehackt
evtl. etwas Parmesan, gerieben

Geräte:

Brett, Messer
Zitruspresse
Küchenmaschine
Pfanne, 2 Töpfe
Sieb

Mama meint:
»Unser absolutes Lieblingsrezept!«

Zubereitung:

1 Die Hälfte der Zwiebeln in wenig Olivenöl (»einmal um die Pfanne«) glasig dünsten.

2 Mehl, Lachs, Zwiebeln und Zitronensaft in einer Küchenmaschine zerkleinern. Aus der Masse mit feuchten Händen walnussgroße Bällchen formen.

3 Restliche Zwiebeln und Knoblauch in einem großen Topf in wenig Olivenöl (»einmal um die Pfanne«) glasig dünsten. Pilze und Majoran zugeben und noch ein paar Minuten weiterdünsten.

4 Tomaten zugeben und ein paar Minuten weiterköcheln. Bällchen vorsichtig einlegen und bei geringer Hitze ca. 10 Minuten fertig garen – der Eintopf darf kaum sichtbar kochen. Evtl. etwas Wasser zugeben.

5 Inzwischen Nudeln al dente kochen, abgießen, abtropfen lassen und unter den Eintopf mischen. Eintopf mit Basilikum und evtl. Parmesan bestreut servieren.

Faustregel:

Dieses Rezept entspricht der Faustregel.

Meine Wertung:

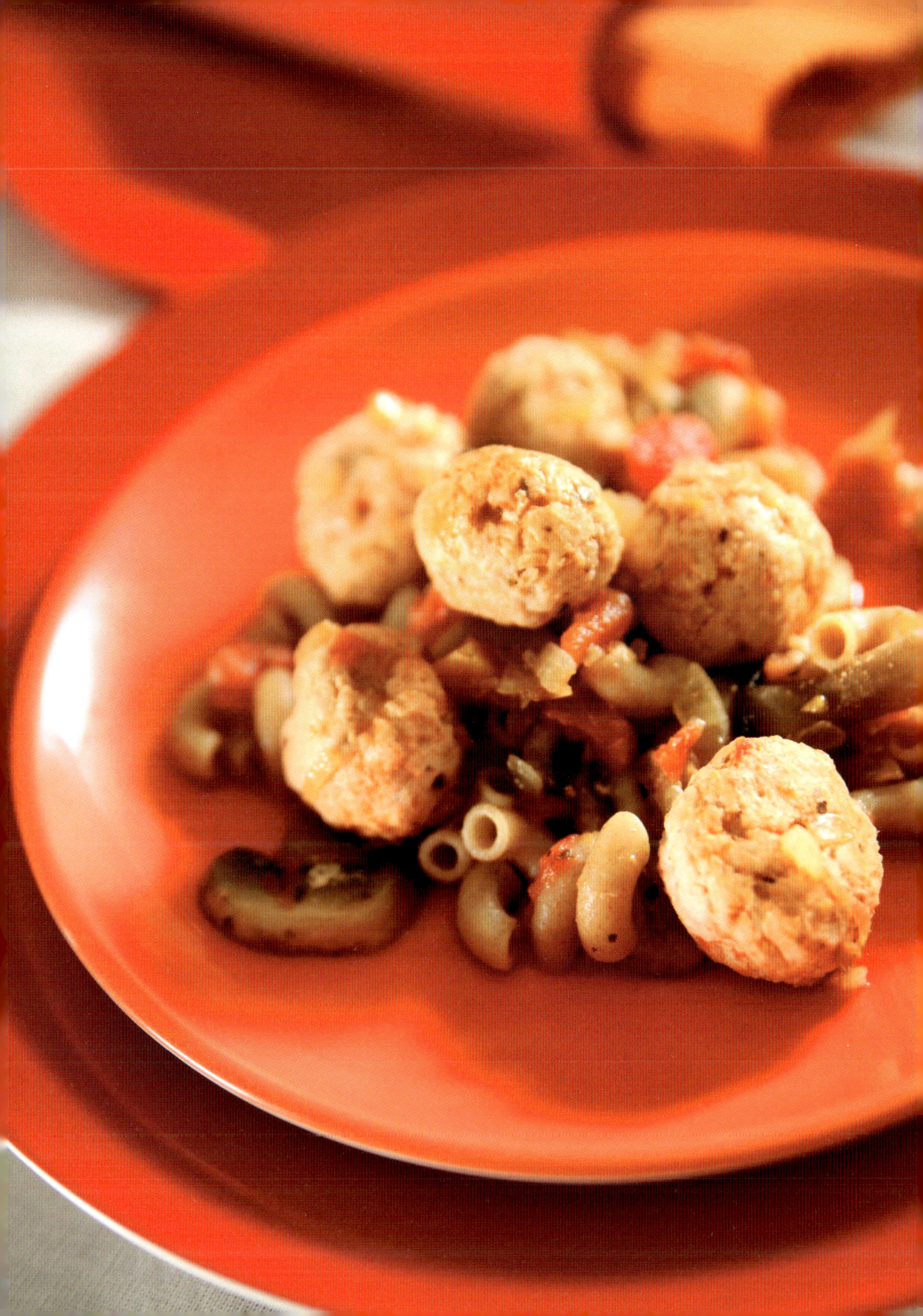

Gemüserisotto mit weißem Fisch

Nach einem Rezept von »Testmutter« Daniela Müller.

Zubereitung ca. 45 Minuten

Zutaten:

2 Zwiebeln, fein gehackt

2 Knoblauchzehen, fein gehackt

¾ Tasse Reis

2 mittlere Zucchini, grob geraspelt

5 mittelgroße Tomaten, klein gewürfelt

1 EL Tomatenmark

150 g weißes Fischfilet, tiefgekühlt, z. B. Seelachs, Scholle

1 Brühwürfel, vegetarisch, bio, ohne Geschmacksverstärker

evtl. 1 TL Thymian

Geräte:

Brett, Messer

grobe Raspel oder Küchenmaschine

Topf oder tiefe Pfanne

Zubereitung:

1 Zwiebeln und Knoblauch in wenig Olivenöl (»einmal um die Pfanne«) hell anschwitzen.

2 Reis zugeben und 1–2 Minuten unter Rühren anbraten.

3 Zucchini und Tomaten zugeben und gut verrühren. Tomatenmark, Thymian, Salz und Pfeffer einrühren.

4 Brühwürfel zerbröseln, unterrühren, 1 Tasse Wasser zugießen, umrühren. Fischfilets auf den Reis legen. Risotto zudecken und noch ca. 15 Minuten leise köcheln.

5 Fisch mit der Gabel zerpflücken, unter das Risotto mischen und noch 5 Minuten mitdünsten.

Papa meint:

»War ganz super, hat uns allen geschmeckt! Kommt sicher öfter auf den Tisch, auch weil man es toll abwandeln kann!«

Faustregel:

Dieses Rezept entspricht der Faustregel.

Meine Wertung:

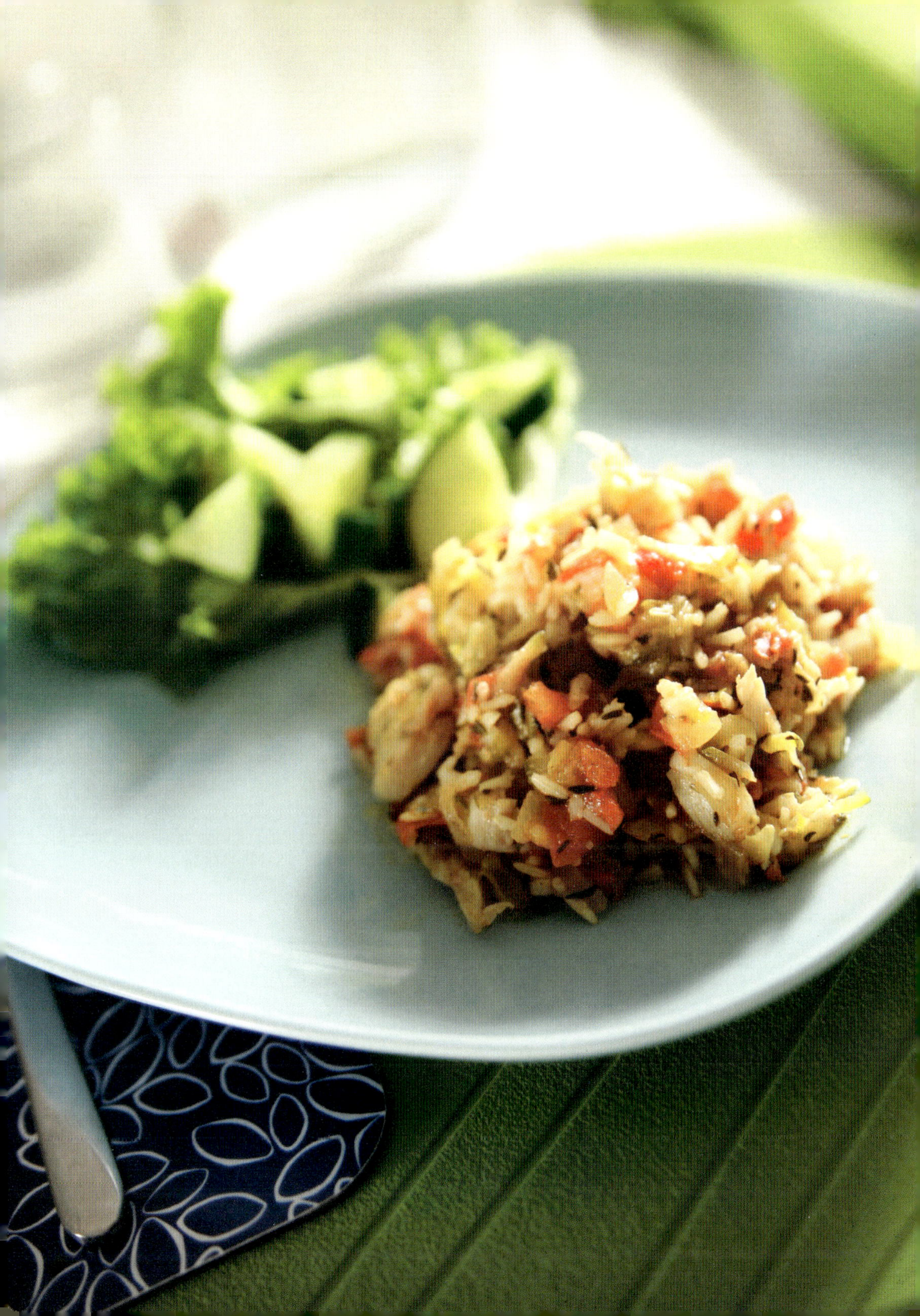

Hühner-Mais-Eintopf

Lässt sich auch sehr gut einfrieren!

Zubereitung ca. 35 Minuten

Zutaten:

200 g Hühnerbrust oder -schnitzel, in ganz feine Streifen oder kleine Stücke geschnitten

1 mittlere Zwiebel, gehackt

1 Stange Lauch, in feine Ringe geschnitten

1–2 Knoblauchzehen, gehackt

1 Zucchini, klein gewürfelt oder geraspelt

1 Dose Tomatenstücke

1 Pkg. TK-Mais (ca. 250 g) oder 2 gekochte Maiskolben

Geräte:

Brett, Messer

Topf

evtl. Dosenöffner

Zubereitung:

1 Zwiebeln, Lauch und Knoblauch in einer tiefen Pfanne oder einem Topf in wenig Olivenöl (»einmal um die Pfanne«) sanft anbraten, bis sie glasig sind.

2 Fleisch, dann Zucchini zugeben und ein paar Minuten unter Rühren weiterdünsten.

3 Tomatenstücke mit dem Saft zugeben, evtl. noch ein wenig Wasser zugießen, Hitze reduzieren und Eintopf bei geringer Hitze so lange köcheln, bis Gemüse und Fleisch gar sind (10–15 Minuten).

4 Gefrorenen Mais (oder die vom Kolben geschnittenen Maiskörner) in den Eintopf rühren. Zum Auftauen und Aufwärmen noch ein paar Minuten mitköcheln. Eintopf mit Salz und Pfeffer abschmecken.

Faustregel:

Dieses Rezept entspricht der Faustregel.

Tipp:

Lässt sich sehr gut einfrieren und schmeckt auch aufgewärmt gut!

Meine Wertung:

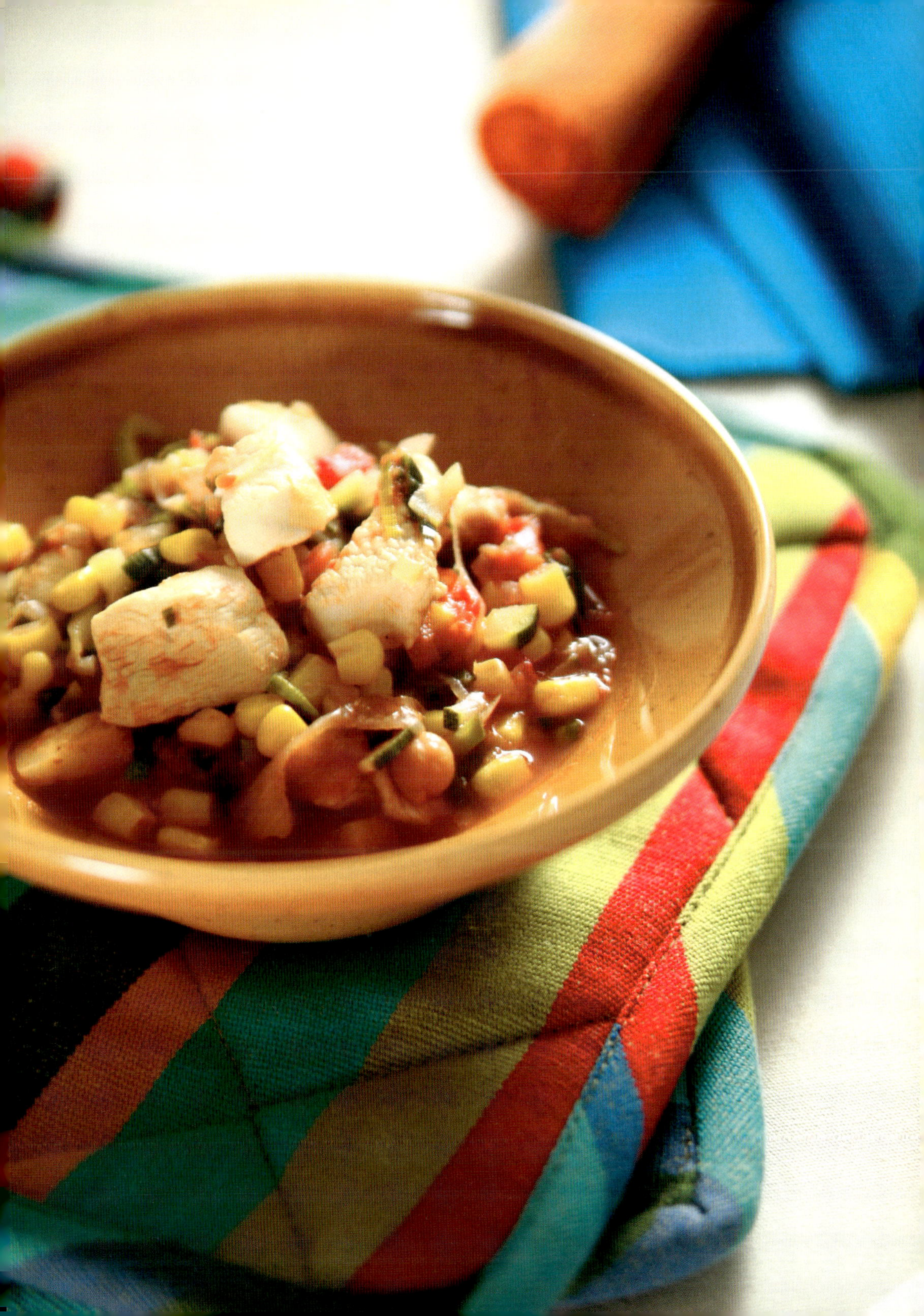

2 Kinder, 2 Erwachsene

Italienische Hochzeitssuppe

Zubereitung ca. 40 Minuten

Zutaten:

ca. 300 g mageres Faschiertes von der Pute bzw. vom Rind oder Kalb

2 Knoblauchzehen, klein gehackt

3 EL Vollkornsemmelbrösel

1 kleines Ei, verquirlt

ca. 3 EL Parmesan, gerieben

2 große Zwiebeln, fein gehackt

1 kleines Glas Gemüsebrühe oder 1 Brühwürfel, bio, ohne Geschmacksverstärker

1 Dose Tomatenstücke

3 Faustgrößen Weißkraut oder Wirsing (Kohl), fein geschnitten

Geräte:

Brett, Messer, Schüssel, Topf

Zubereitung:

1 Zwiebeln in wenig Olivenöl (»einmal um die Pfanne«) anschwitzen, Gemüsebrühe und Tomatenstücke mit dem Saft zugeben, einige Minuten köcheln.

2 Kraut unterrühren und weiterköcheln, bis es fast weich ist (ca. 5 Minuten).

3 Faschiertes, Knoblauch, Brösel, Ei, 2 EL vom Parmesan, Salz und Pfeffer vermischen. Mithilfe eines Teelöffels walnussgroße Bällchen aus der Masse formen.

4 Bällchen in die Suppe legen und – ohne umrühren – ca. 5 Minuten weiterköcheln.

5 Suppe evtl. mit etwas Wasser verdünnen, mit Salz und Pfeffer abschmecken und beim Servieren mit restlichem Parmesan bestreuen.

Faustregel:

Dieses Rezept entspricht der Faustregel.

Mama meint:

»War ein totaler Erfolg – bei allen Kindern! Halleluja!«

Meine Wertung:

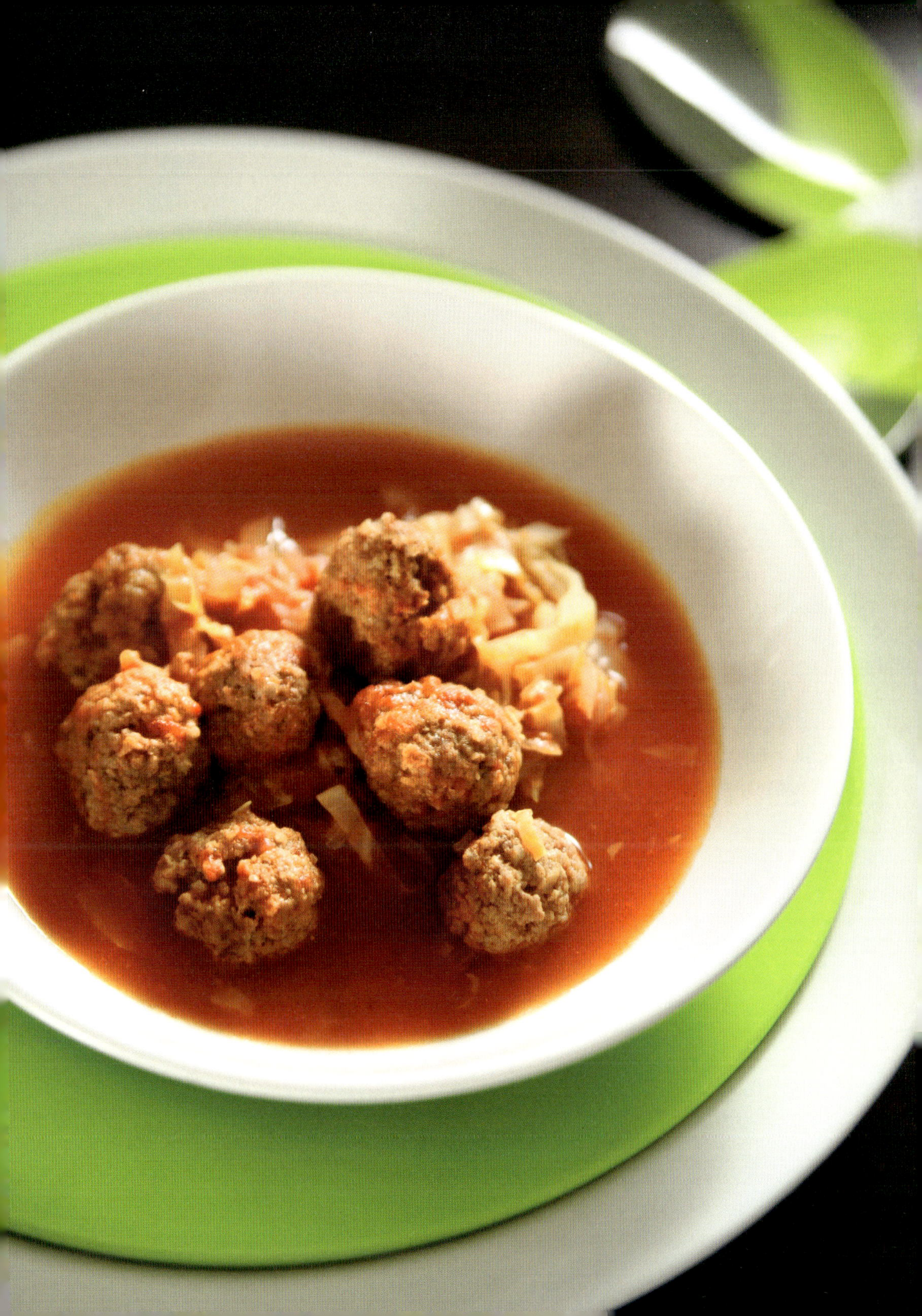

Karotten-Orangen-Salat mit Nüssen

Vorspeise, Beilage oder Zwischenmahlzeit.

Zubereitung ca. 20 Minuten

Zutaten:

1 große Orange

5 Karotten, geputzt, geraspelt

Zitronensaft

ein paar Nüsse, ungesalzen, gehackt, z.B. Walnüsse, Haselnüsse, Pistazien

Geräte:

Brett, Messer

Raspel

Zitruspresse

Zubereitung:

1 Orange halbieren, eine Hälfte auspressen. Orangensaft mit Öl, etwas Zitronensaft, Salz und Pfeffer zu einem Dressing rühren.

2 Zweite Orangenhälfte schälen (am besten mit einem Messer). Fruchtfleisch in Stückchen schneiden und unter die Karotten mischen. Dressing darüberleeren und durchmischen. Falls der Salat zu trocken ist, noch etwas Orangensaft untermischen.

3 Salat anrichten und mit Nüssen bestreuen.

Mama meint:

»Ein toller Süßigkeitenersatz! Eignet sich hervorragend als Zwischenmahlzeit, gerade nach dem Mittagessen.«

Meine Wertung:

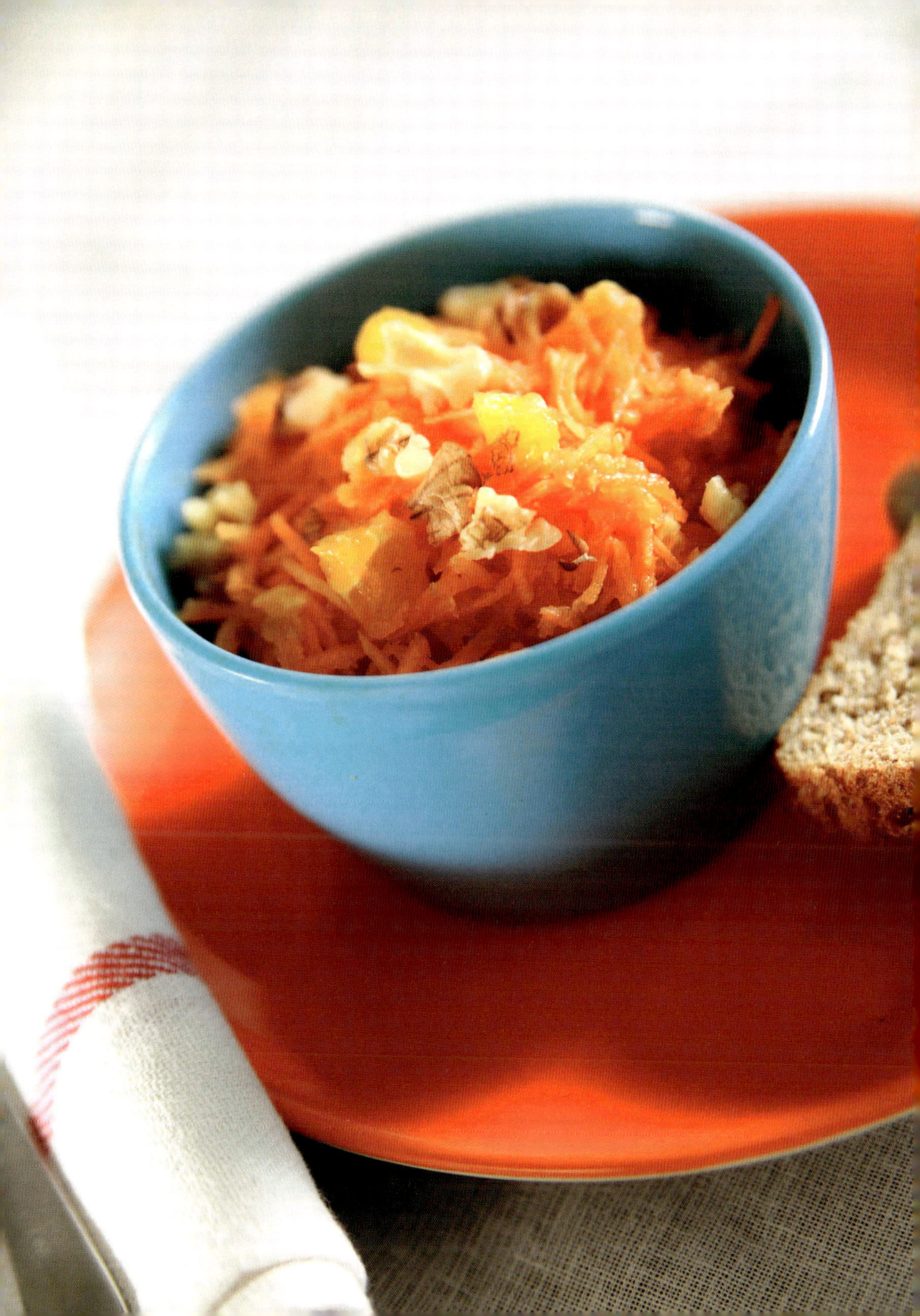

2 Kinder, 2 Erwachsene

Karotten-Zucchini-Puffer mit Kräutertopfen

Zubereitung ca. 45 Minuten

Zutaten:

7 große Karotten (ca. 500 g), gewaschen, grob geraspelt

2 kleine Zucchini (ca. 240 g), gewaschen, grob geraspelt

2 Eier

3 EL glattes Mehl

je ½ TL Oregano und Rosmarin, getrocknet

Muskatnuss

4 EL Olivenöl

Papa meint:
»Kamen bei der ganzen Familie gut an!«

Geräte:

Küchenmaschine oder Raspel

Brett, Messer

Pfanne, 2 Schüsseln

Kräutertopfen

250 g Magertopfen, etwas Zitronensaft, beliebige Kräuter, evtl. Kümmel und evtl. etwas Mineralwasser verrühren.

Variation Tsatsiki: 250 g Magerjoghurt, ½ geraspelte Salatgurke, 2 klein gehackte Knoblauchzehen und 1–2 EL gehackte Dille verrühren.

Zubereitung:

1 Zucchini und Karotten mit Eiern, Mehl, Kräutern, Salz, Pfeffer und Muskat verrühren.

2 Wenig Olivenöl (»einmal um die Pfanne«) in eine heiße Pfanne geben und mit Küchenrolle auswischen.

3 Mit einem Esslöffel kleine Häufchen Gemüsemasse in die Pfanne setzen und flach drücken. Laibchen auf beiden Seiten goldbraun braten (je 3–4 Minuten). Aus der übrigen Masse weitere Laibchen formen und braten, Pfanne dazwischen immer wieder mit dem fetten Papier auswischen.

Faustregel:

Dieses Rezept entspricht der Faustregel.

Tipp:

Da hier das meiste Eiweiß nicht in den Puffern, sondern im Kräutertopfen oder im Tsatsiki vorkommt, ist es wichtig, dass jeder reichlich davon dazuisst.

Meine Wertung:

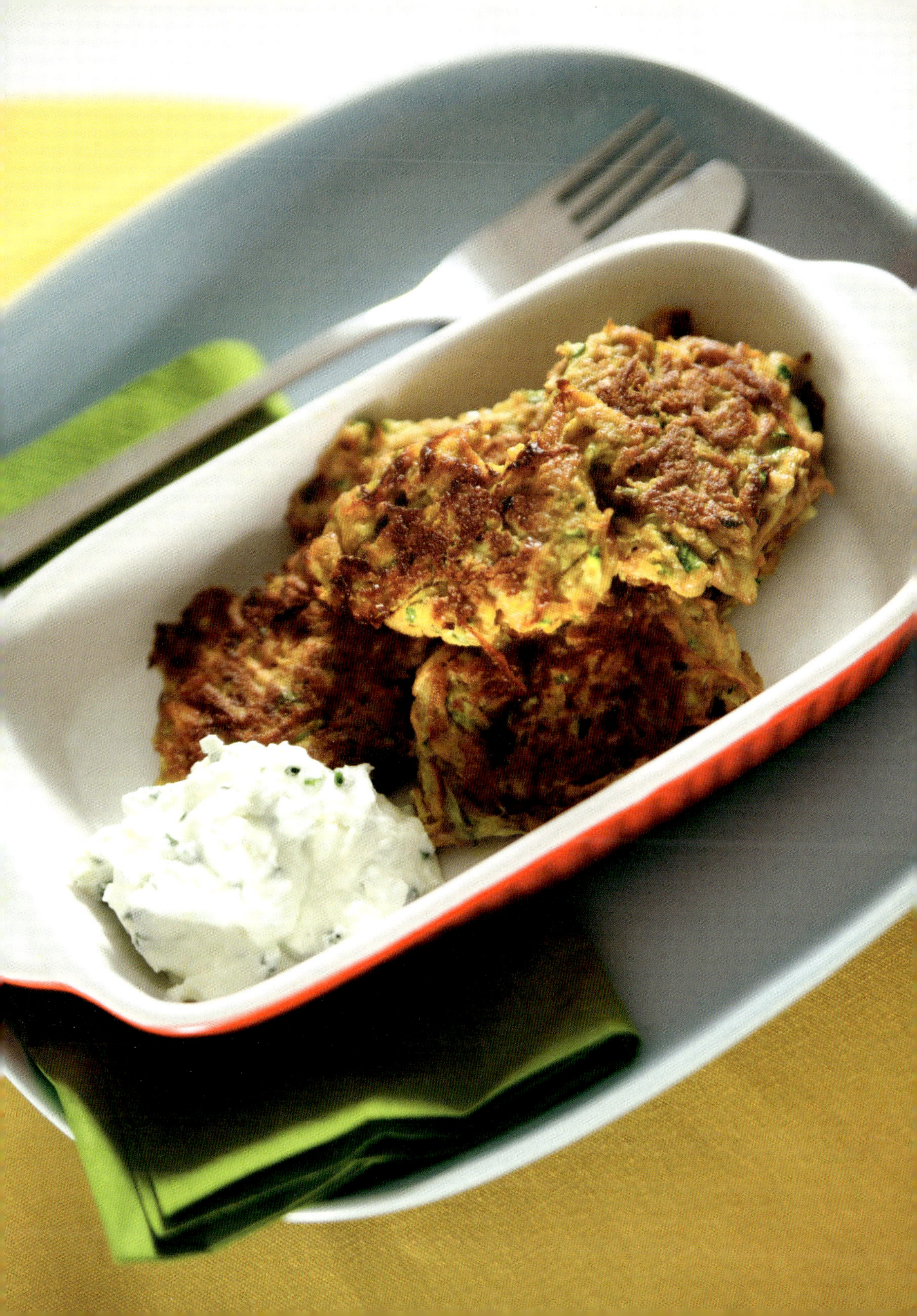

Kräuter-Brot-Frittata

Zubereitung ca. 35 Minuten

Zutaten:

1 mittelgroße Zwiebel, fein gehackt

2 Knoblauchzehen, klein gehackt

2 kleine Scheiben (Vollkorn-)Brot, gewürfelt

4 Eier

evtl. 1 Schuss Mineralwasser

2 Handvoll Cherrytomaten, halbiert

1 große Handvoll frisches Basilikum, gehackt

3 Handvoll Rucola, gehackt

5–6 Oliven, halbiert

1 Pkg. Mozzarella light (125 g), klein gewürfelt

Geräte:

Brett, Messer

Pfanne mit Deckel

Mama meint:

»Hat allen geschmeckt!«

Zubereitung:

1 Zwiebel und Knoblauch in ein wenig Olivenöl (»einmal um die Pfanne«) sanft anbraten, dabei nicht braun werden lassen. Brotwürfel zugeben und unter Rühren anrösten.

2 Eier mit Mineralwasser verrühren, mit Salz, Pfeffer und Kräutern würzen.

3 Ei-Kräuter-Masse über die Brotwürfel gießen. Tomatenhälften mit der Schnittfläche nach unten hineindrücken, Mozzarella zugeben, Herd auf die kleinste Stufe drehen.

4 Pfanne zudecken, Frittata ca. 10 Minuten ziehen lassen. Oder: Pfanne für 10 Minuten in den auf 180 °C vorgeheizten Ofen stellen (Griff muss hitzebeständig sein!).

Faustregel:

Für eine ausgewogene Bilanz 1 Faustgröße Gemüse, z. B. einen kleinen Blattsalat, zur Frittata essen.

Meine Wertung:

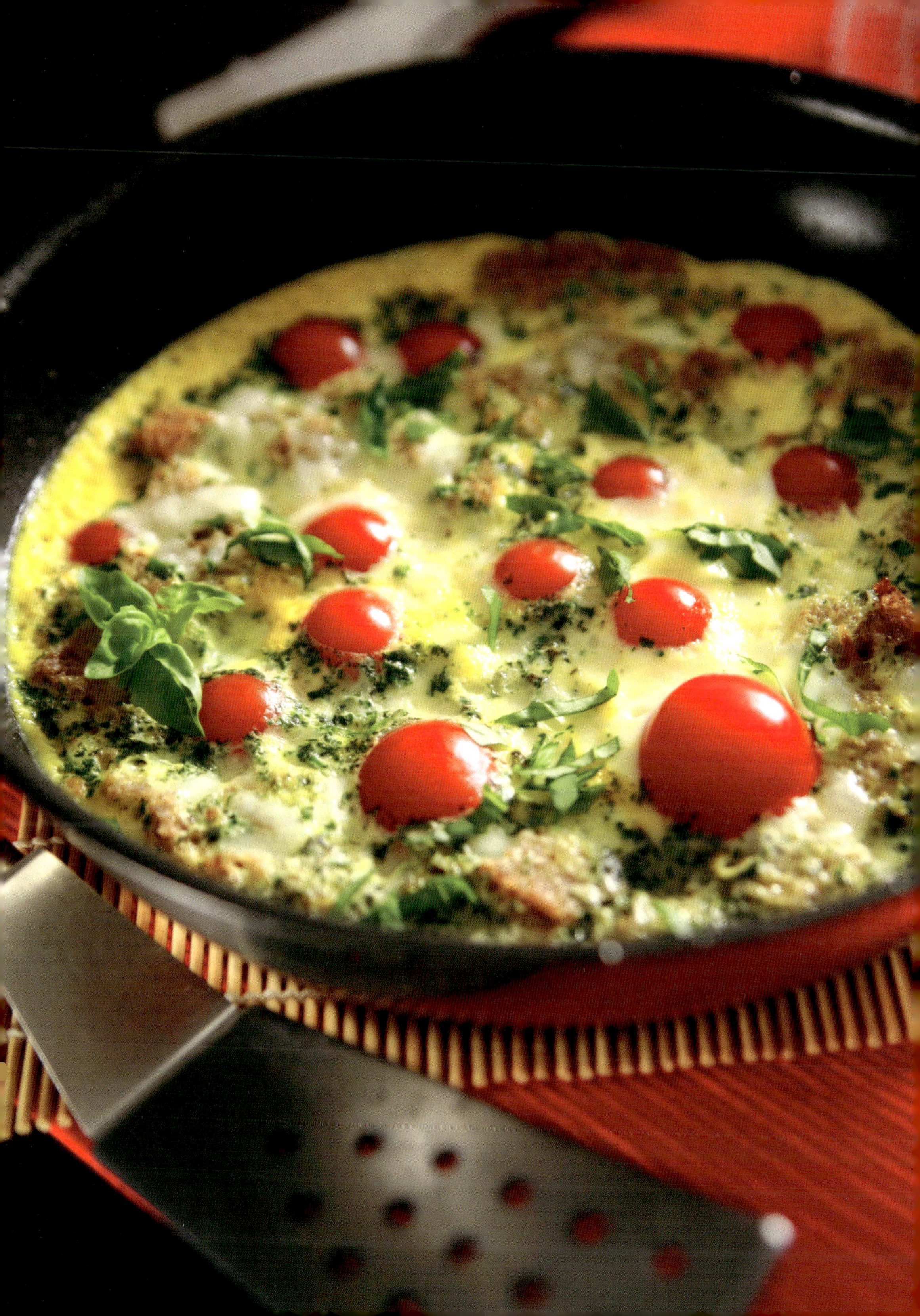

Lenas Karibischer Fischauflauf

Dieses Rezept stammt von der Mutter unseres Testkindes Lena.

Vorbereitung ca. 20 Minuten, Backzeit ca. 30 Minuten

Zutaten:

300 g Fischfilets, z. B. Scholle

3 mittelgroße Zwiebeln, in Scheiben geschnitten

4 mittelgroße Kartoffeln, gekocht, geschält, in dünne Scheiben geschnitten

5 mittelgroße Tomaten, in Scheiben geschnitten

3 Ei-Dotter

2 EL Sherry oder Worcestersauce

Geräte:

Brett, Messer

Auflaufform

Pfanne

Schneebesen oder Stabmixer

Zubereitung:

1 Fischfilets in wenig Butter kurz anbraten. Die Hälfte davon in eine gefettete Auflaufform legen.

2 Zwiebelringe in ein wenig Olivenöl (»einmal um die Pfanne«) andünsten.

3 Zuerst die Hälfte der Kartoffelscheiben, dann Tomaten, dann Zwiebeln auf den Fisch legen. Die zweite Hälfte der Fischfilets darauflegen, mit den restlichen Kartoffelscheiben schuppenartig bedecken.

4 Dotter schaumig rühren, etwas zerlassene, aber nicht heiße Butter (ca. 1 EL) und ganz wenig Öl tröpfchenweise dazurühren, mit Salz, Sherry oder Worcestershiresauce würzen. Mischung über die Kartoffeln träufeln.

5 Im vorgeheizten Rohr bei 200 °C backen, bis der Auflauf eine appetitliche Farbe hat (dauert ca. 30 Minuten).

Faustregel:

Dieses Rezept entspricht der Faustregel.

Meine Wertung:

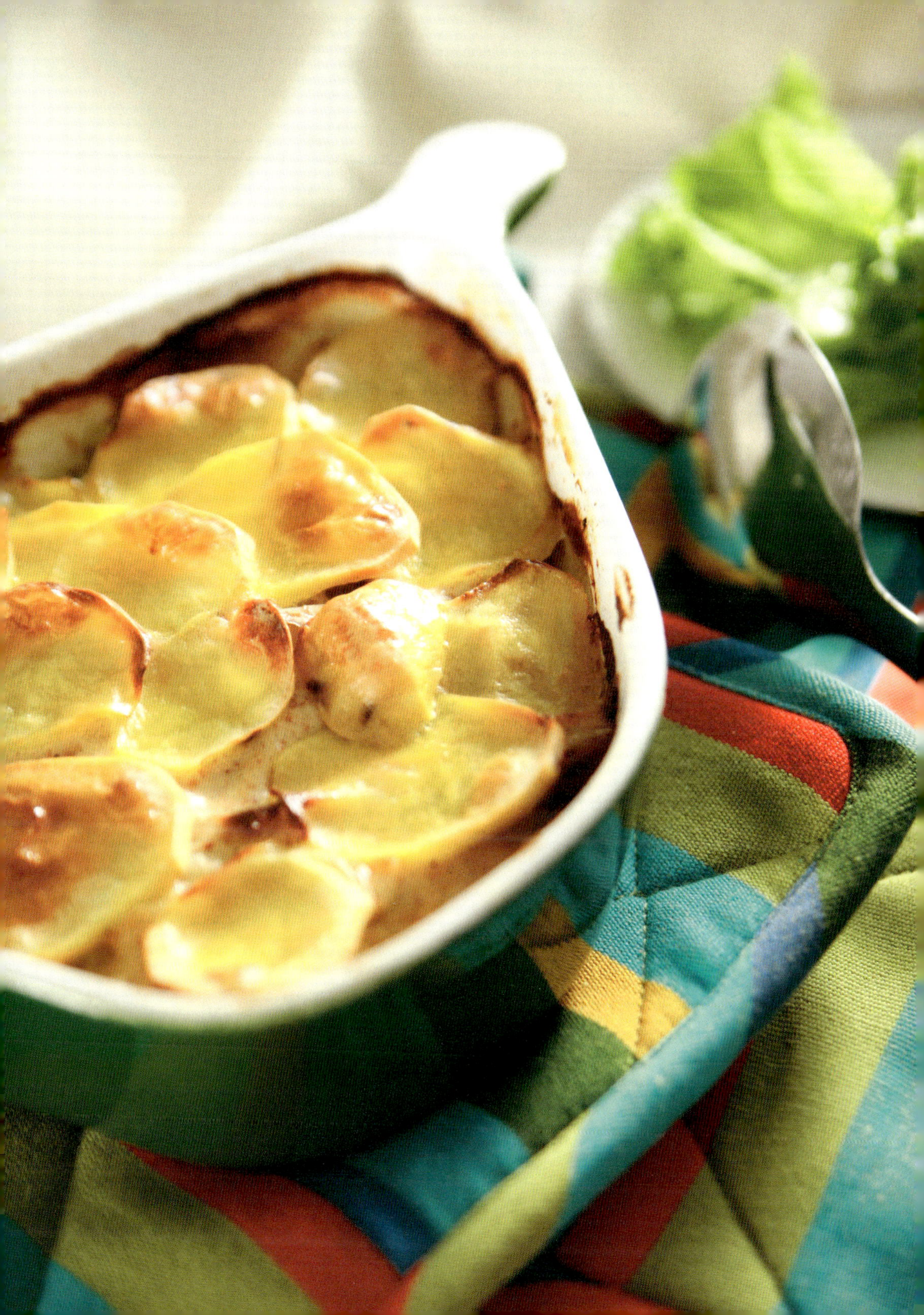

Mauretanischer Lammeintopf

Zubereitung ca. 55 Minuten

Zutaten:

200 g mageres Lammfleisch (z. B. Schale), klein gewürfelt

1 TL Kreuzkümmel, gemahlen oder zerstoßen

1 rote Zwiebel, grob gehackt oder in Ringe geschnitten

1 Knoblauchzehe, fein gehackt

3 Karotten, klein gewürfelt

1 mittelgroße Pastinake, klein gewürfelt

½ EL glattes Mehl

2 EL Tomatenmark

1 Dattel, entkernt, ganz fein gehackt

1 Stück Weißkohl (ca. 3 Faustgrößen)

1 Handvoll Kichererbsen, gekocht, evtl. aus dem Glas, abgetropft

1 Handvoll Petersilie, gehackt

evtl. 2 Blätter Minze, gehackt

Geräte:

Brett, Messer

großer Topf mit Deckel

Zubereitung:

1 Lammfleisch in ein wenig Olivenöl (»einmal um die Pfanne«) scharf anbraten. Mit Kreuzkümmel bestreuen, Zwiebel und Knoblauch zugeben und 1–2 Minuten unter Rühren weiterbraten.

2 Karotten und Pastinake zugeben und unter Rühren 1–2 Minuten braten. Mit Mehl stauben, Tomatenmark und Dattel unterrühren, Gemüse mit Wasser bedecken. Kichererbsen untermischen. Eintopf salzen, pfeffern und bei ganz geringer Hitze köcheln, bis das Fleisch weich ist (30–40 Minuten). Eintopf mit den Kräutern würzen und anrichten.

Faustregel:

Dieses Rezept entspricht der Faustregel.

Tipp:

Statt der Kichererbsen kann man auch für jeden eine kleine Kartoffel in Stücke schneiden, danach Wasser zufügen und mitkochen. Dieser Eintopf lässt sich sehr gut einfrieren und schmeckt, wie jedes Gulasch, aufgewärmt fast noch besser.

Meine Wertung:

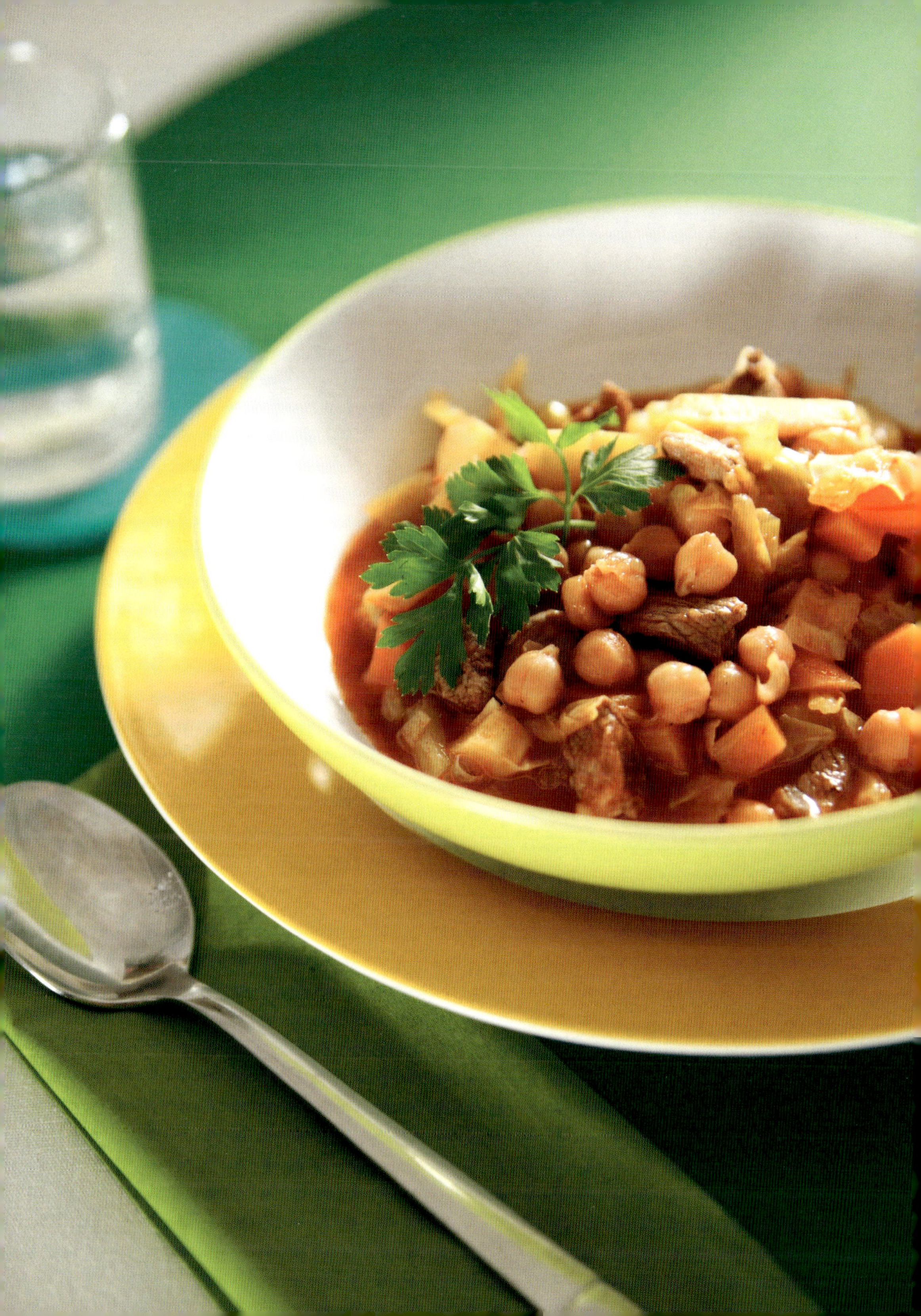

Mediterraner Nudelsalat

Zubereitung ca. 20 Minuten, evtl. zum Durchziehen für 2–3 Stunden kühl stellen

Zutaten:

3 Handvoll (Vollkorn-)Farfalle
1 kleine Knoblauchzehe, fein gehackt
1 kleiner Bund Dill oder Petersilie, fein gehackt
½ Salatgurke, in Würfel geschnitten
2 kleine Handvoll Cocktailtomaten, geviertelt
1 gelber Paprika, entkernt, in Würfel geschnitten
1 mittelgroße rote Zwiebel, ganz fein gehackt
1 Pkg. Mozzarella, ca. 125 g, gewürfelt, oder ½ Pkg. Schaf- bzw. Ziegenkäse
1 Handvoll Walnüsse, grob gehackt;
wer mag: Oliven, entkernt, in Stücke geschnitten

Geräte:

Brett, Messer
Kochtopf
Sieb
Schüssel

Papa meint:
»Hat allen geschmeckt!«

Zubereitung:

1 Leicht gesalzenes Wasser aufkochen, Farfalle darin »al dente« kochen.

2 Inzwischen Olivenöl und Essig (ca. 3 Teile Öl, 1 Teil Essig), Knoblauch, Salz und Pfeffer zu einem Salatdressing verrühren. Kräuter unterrühren.

3 Farfalle abseihen, mit kaltem Wasser abschrecken und abtropfen lassen. Farfalle, Gemüse und Mozzarella (oder Käse) in eine große Salatschüssel geben, Dressing unterrühren.

4 Vor dem Servieren Walnüsse untermischen, Salat mit Salz und Pfeffer abschmecken und anrichten.

Faustregel:

Dieses Rezept entspricht der Faustregel.

Tipp:

Der Salat schmeckt noch besser, wenn er ein paar Stunden im Kühlschrank durchziehen kann.

Meine Wertung:

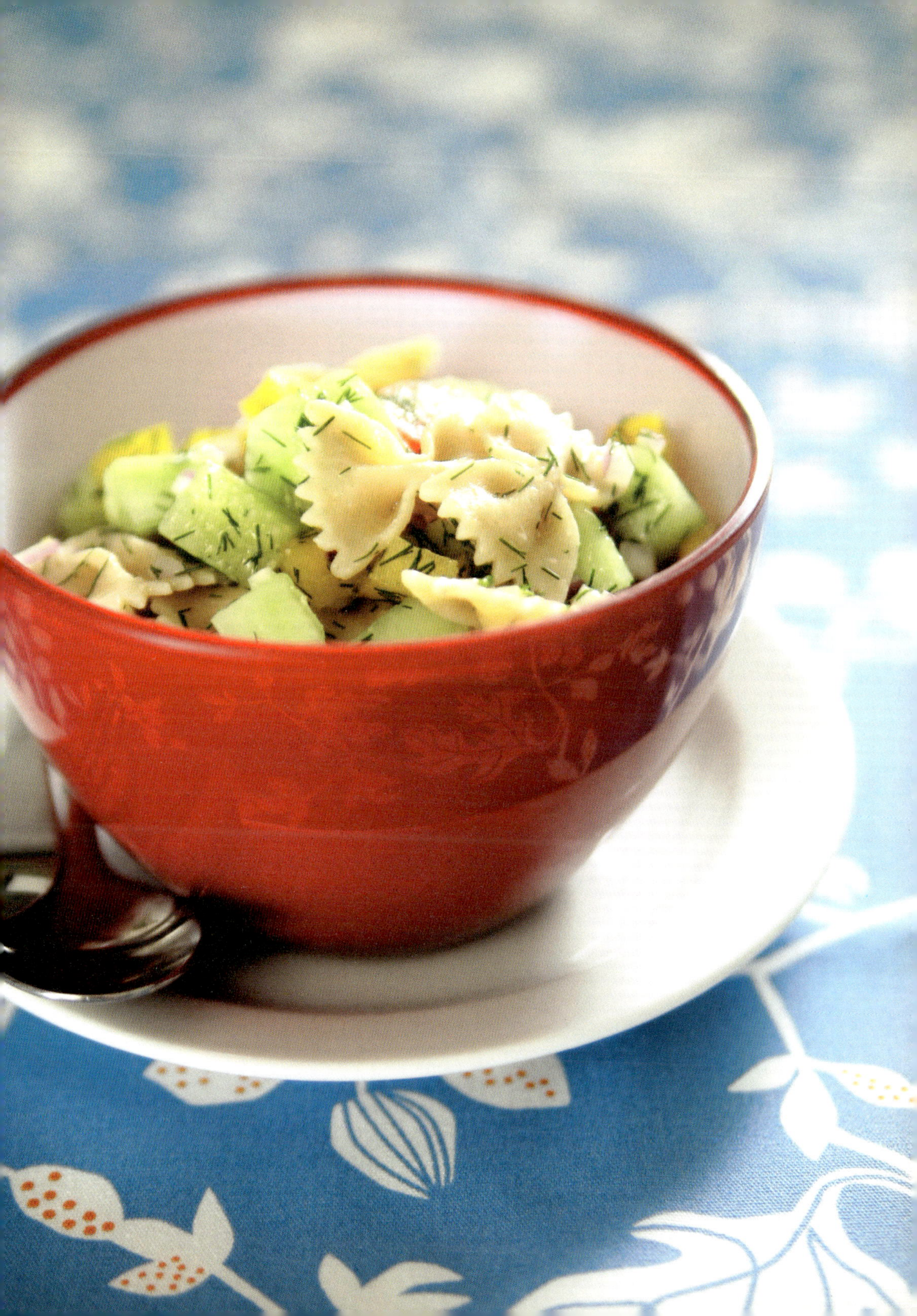

Reisfleisch mit mediterranem Gemüse

Zubereitung ca. 50 Minuten

Zutaten:

ca. 300 g Kalb- oder Putenfleisch (nach der Faustregel 2 Erwachsenen- und 2 Kinder-Handflächen), in ca. 2 cm große Würfel schneiden
2 mittelgroße Zwiebeln, klein gehackt
1 roter Paprika, klein geschnitten
5 gehäufte EL Langkornreis (ca. 75 Gramm)
Paprikapulver
1 Melanzani (Aubergine), klein geschnitten
1 kleine Zucchini, klein geschnitten
2 mittelgroße Tomaten, evtl. enthäutet, klein geschnitten
1 Knoblauchzehe, klein gehackt
1 Lorbeerblatt
1 Zweig oder 2 TL Thymian
1–2 TL Essig
evtl. Parmesan, frisch gerieben

Geräte:

Brett, Messer,
großer Topf mit Deckel

Mama meint:
»Hat allen wunderbar geschmeckt! Die Reste schmecken am nächsten Tag aufgewärmt sogar noch besser!«

Zubereitung:

1 Zwiebeln, Knoblauch und Paprika in etwas Olivenöl (»einmal um den Topf«) hell anschwitzen. Fleisch zugeben, anbraten, Reis einrühren und ca. 1 Minute unter Rühren rösten. Topf für 2–3 Minuten vom Herd nehmen, dann erst das Paprikapulver einrühren.

2 Topf auf den Herd zurückstellen, Ansatz mit Wasser bedecken. Mit Thymian, Lorbeer, Salz und Pfeffer würzen. Topf zudecken, Reisfleisch bei schwacher Hitze dünsten, dazwischen immer wieder umrühren.

3 Nach ca. 10 Minuten Melanzani zugeben, kurz garen, dann restliches Gemüse untermischen. Reisfleisch mit wenig Essig abschmecken und bei schwacher Hitze zugedeckt weiterdünsten, immer wieder umrühren. Das Reisfleisch ist fertig, wenn das Fleisch weich und die Flüssigkeit verdampft bzw. vom Reis aufgenommen ist (nach ca. 15 Minuten). Anrichten und mit Parmesan bestreuen.

Faustregel

Dieses Rezept entspricht der Faustregel.

Meine Wertung:

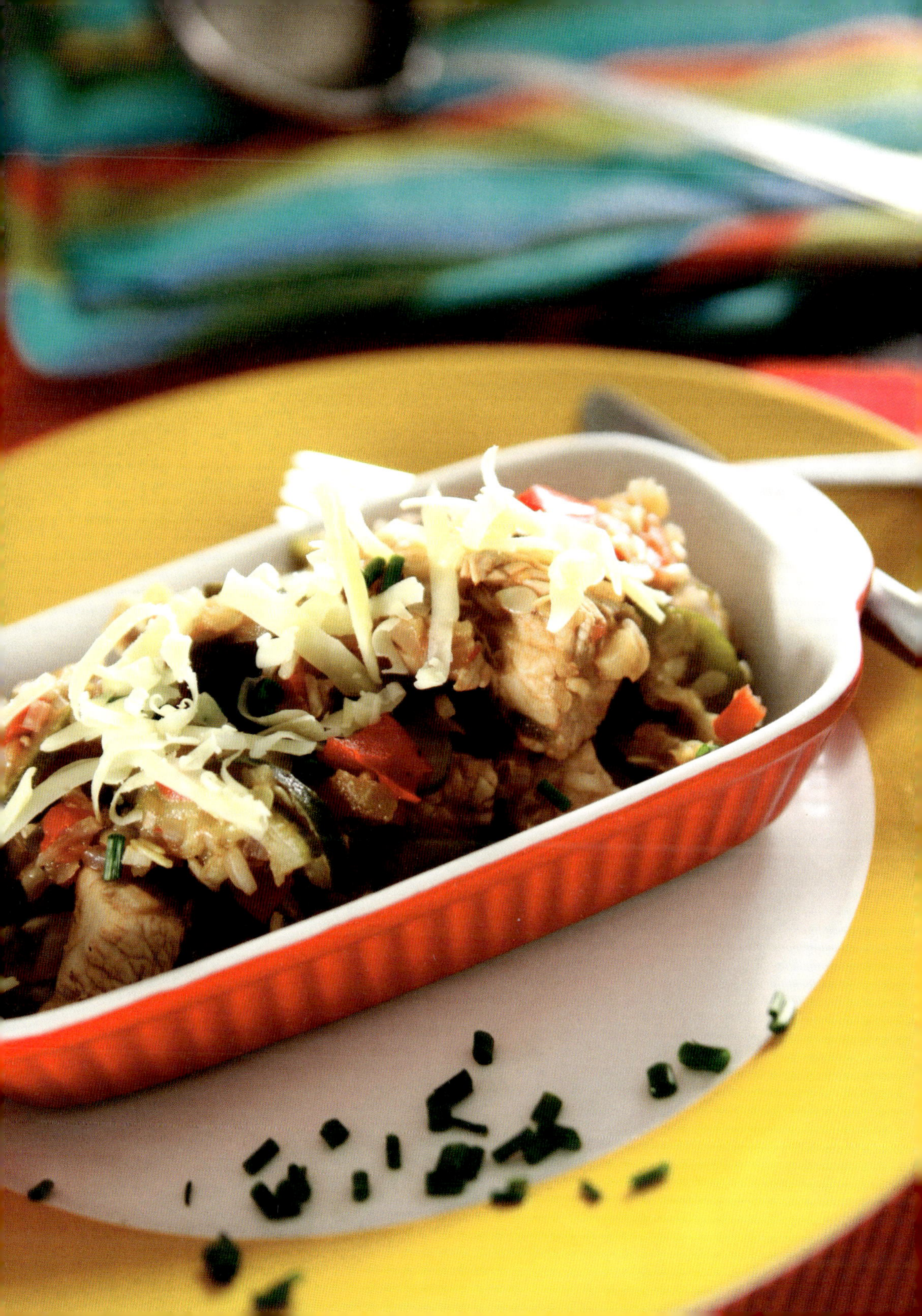

Weiße Fischlaibchen

Zubereitung ca. 50 Minuten

Zutaten:

3 mittelgroße Kartoffeln, klein gewürfelt

400 g Filet vom Kabeljau (Dorsch) oder anderem festfleischigem Fisch – ohne Haut und Gräten

1 kleines Glas Milch

2 Lorbeerblätter

evtl. 1 TL Kapern, ganz fein gehackt

2 EL Petersilie, gehackt

Schale von ½ Bio-Zitrone, abgerieben

2 TL Mayonnaise

1 TL Dijonsenf

2 Jungzwiebeln, ganz fein gehackt

griffiges Mehl

Geräte:

Brett, Messer

2 Töpfe mit Deckel

Sieb

Zubereitung:

1 Kartoffeln in Salzwasser weich kochen (ca. 10 Minuten).

2 Inzwischen Fisch in Stücke schneiden, in einen Topf geben und mit der Milch und noch einmal so viel Wasser übergießen – er soll knapp bedeckt sein. Lorbeer zugeben. Aufkochen, Hitze reduzieren, Fisch ca. 4 Minuten köcheln. Topf vom Herd nehmen und zudecken. Fisch ca. 10 Minuten ziehen lassen.

3 Kartoffeln in ein Sieb leeren, 1–2 Minuten ausdampfen lassen, in den trockenen Topf zurückgeben. Kartoffeln zerstampfen und umrühren, damit nichts anklebt.

4 Kapern, Petersilie, Zitronenschale, Mayonnaise, Senf und Jungzwiebeln unterrühren. Masse mit Salz und Pfeffer abschmecken.

5 Fisch abgießen und mit einer Gabel ein wenig zerpflücken. Vorsichtig unter die Kartoffeln mischen, der Fisch sollte nicht zu sehr zerfallen. Aus der Masse handtellergroße Laibchen formen, in Mehl wenden und in wenig Olivenöl (»einmal um die Pfanne«) auf beiden Seiten goldbraun braten.

Faustregel:

Jeder sollte noch 1 Faustgröße Gemüse, z. B. einen kleinen Blattsalat, dazuessen.

Meine Wertung:

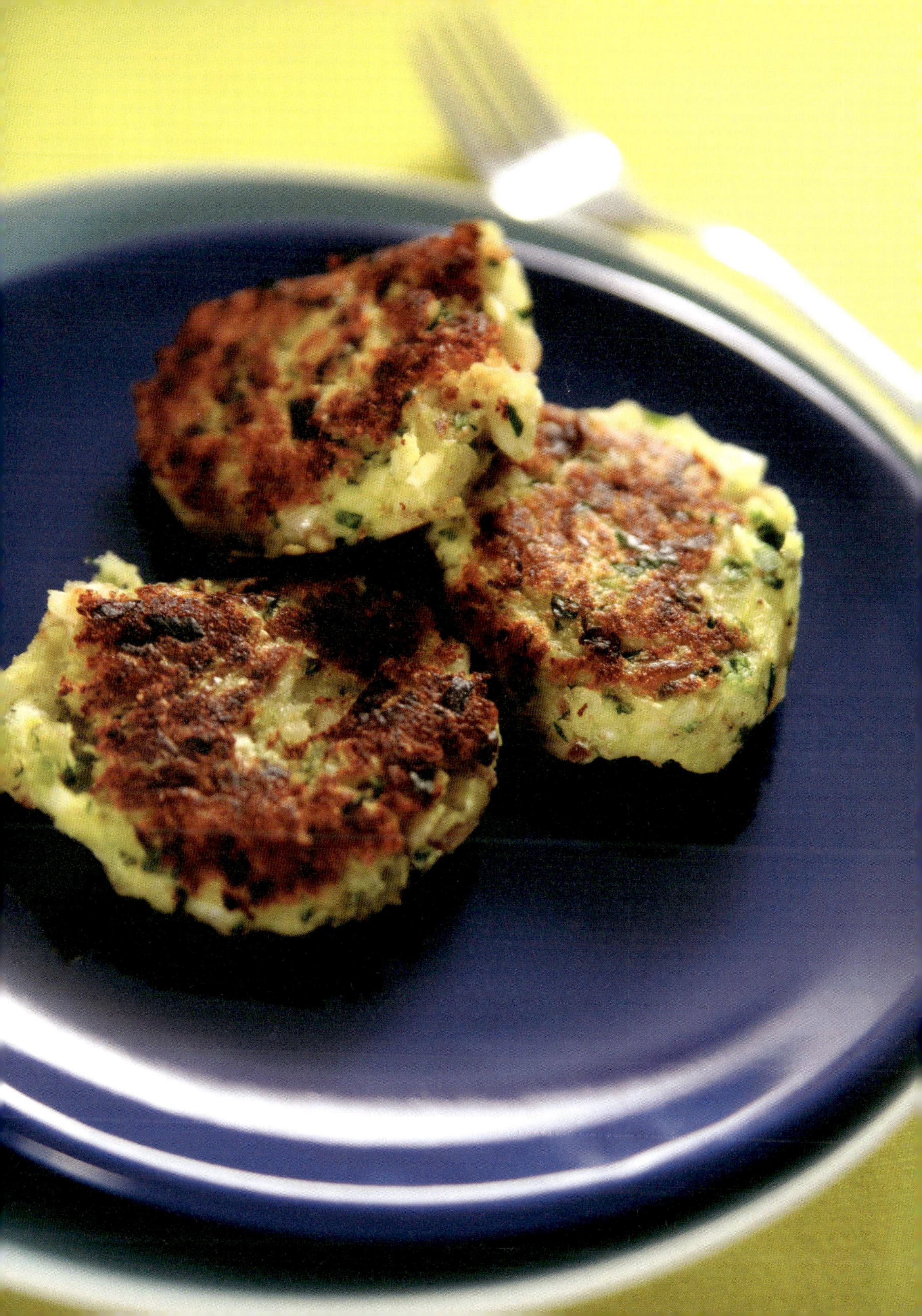

Schuljause

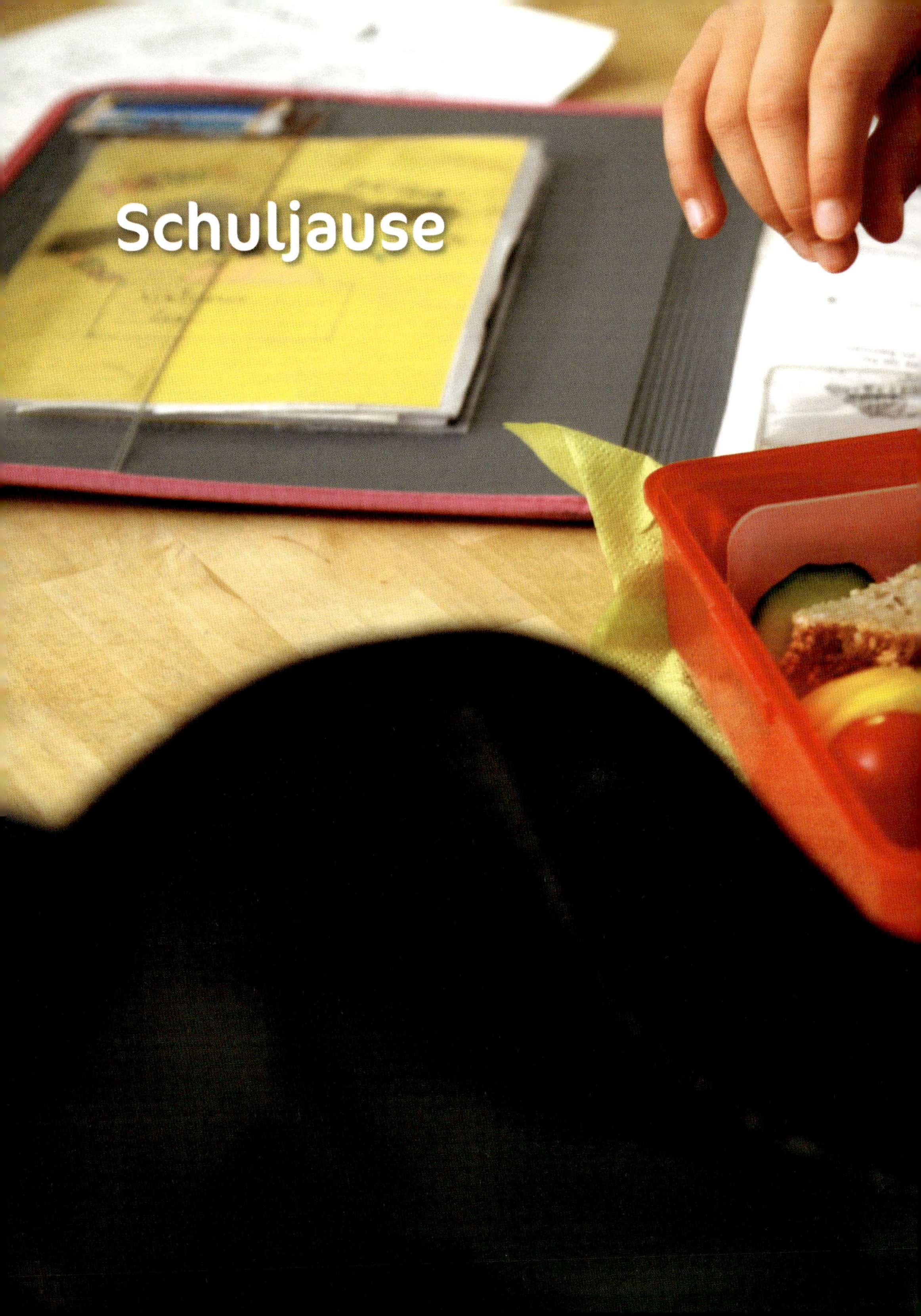

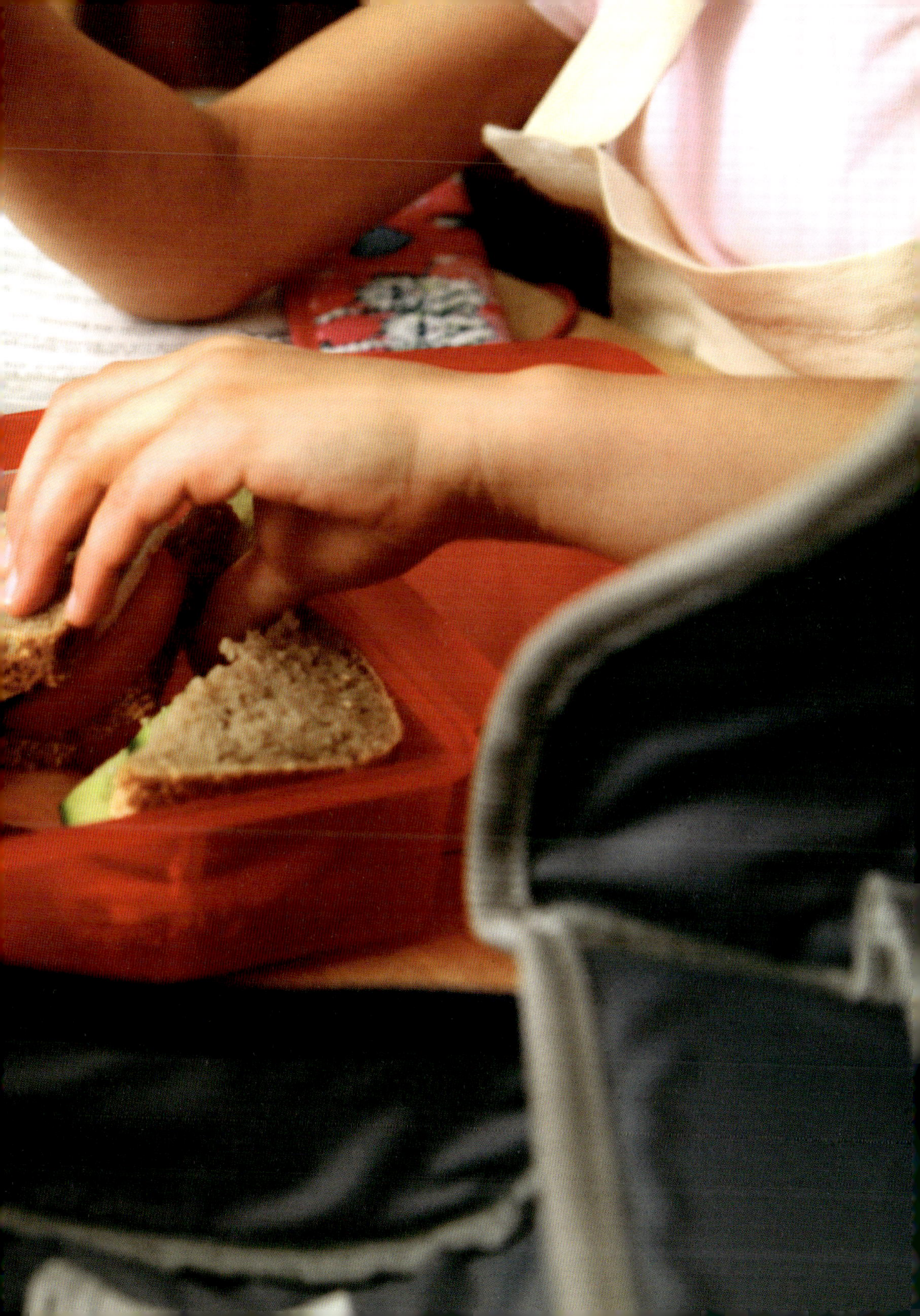

Hummus

Hummus ist ein klassischer Dip aus dem Mittleren Osten, der mit Weizenfladen gegessen wird. Er schmeckt gut aufs Brot oder als Zwischenmahlzeit, zur Jause oder als Vorspeise mit Gemüsesticks. Zubereitung ca. 10 Minuten, Kochzeit für die Kichererbsen nicht gerechnet

Zutaten:

1 Glas oder 1 große Tasse Kichererbsen, gekocht, abgetropft

Saft von 1 Zitrone

2–3 EL Tahini (Sesammus)

1–2 EL Olivenöl

Geräte:

Küchenmaschine

Zitruspresse

Zubereitung:

Kichererbsen, Olivenöl, Tahini und evtl. ein wenig Wasser in der Küchenmaschine zu einer feinen Creme verarbeiten. Mit Zitronensaft, Salz und Pfeffer abschmecken.

Meine Wertung:

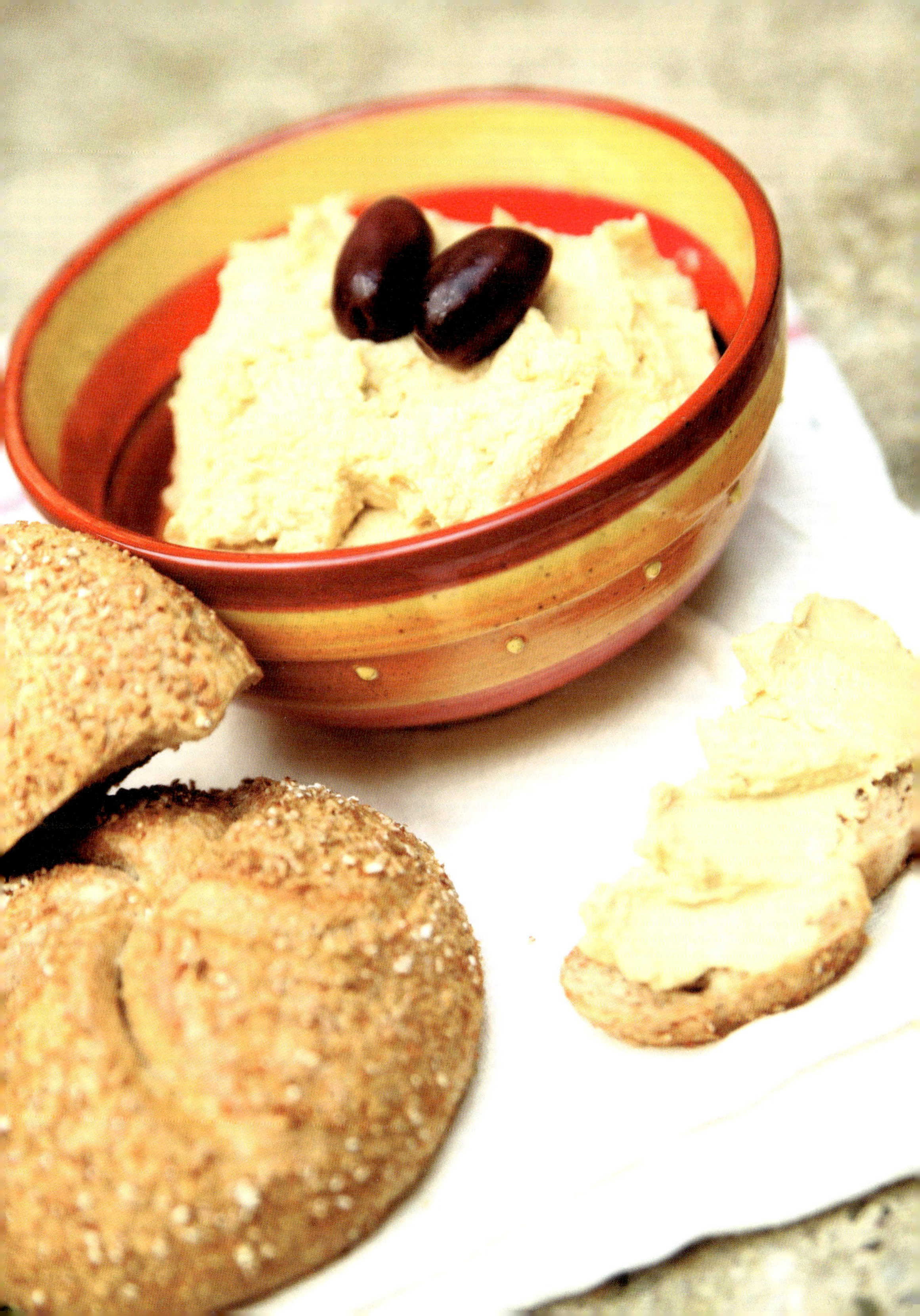

Lachsaufstrich

Zubereitung ca. 10 Minuten

Zutaten:

100 g Räucherlachs oder 1 Dose Lachs

2 EL Sauerrahm

2 TL Tomatenmark

1–2 EL gehackte Dille

Zitronensaft

Geräte:

Brett, Messer

Küchenmaschine

Schüssel

Zubereitung:

1 Lachs in der Küchenmaschine zu Mus pürieren. (Dosenlachs mit der Gabel zerdrücken.)

2 Sauerrahm, Tomatenmark und Dille mit dem Lachs verrühren, Aufstrich mit Zitronensaft, Salz und Pfeffer abschmecken.

Meine Wertung:

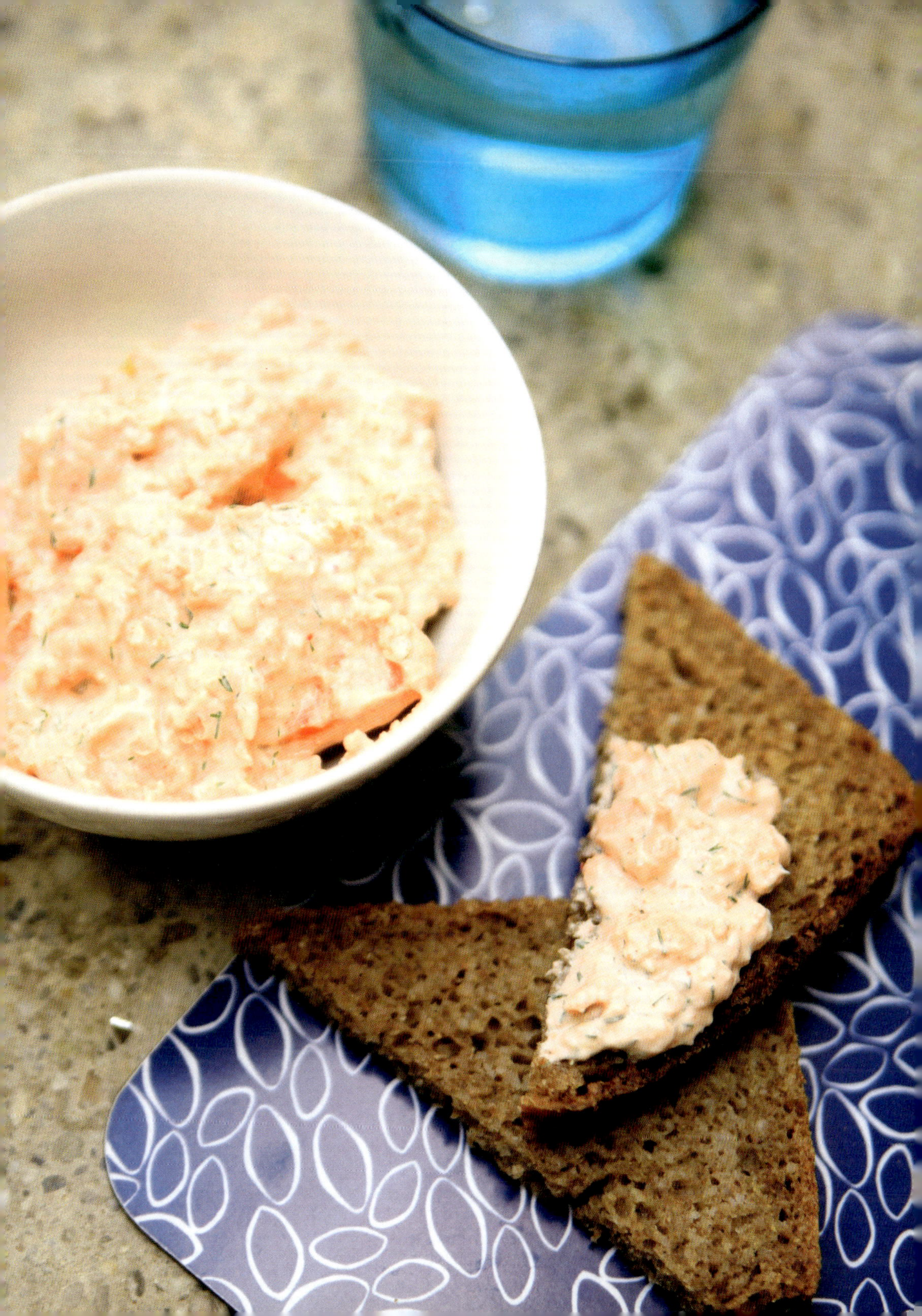

Roter Bohnenaufstrich

Zubereitung ca. 15 Minuten

Zutaten:

1 mittelgroße Zwiebel, fein gehackt

1 Dose rote Bohnen (Einwaage ca. 250 g), abgespült und abgetropft

2 TL mildes Paprikapulver

2 EL Tomatenmark

1 TL Thymian

1 roter Paprika, ganz klein gewürfelt

Saft von ½ Zitrone

Geräte:

Brett, Messer

Küchenmaschine

Pfanne

Schüssel

Zitruspresse

Zubereitung:

1 Zwiebel in wenig Olivenöl (»einmal um die Pfanne«) hell anschwitzen.

2 Bohnen mit Zwiebel, Paprikapulver, Tomatenmark und Thymian in der Küchenmaschine zu einer feinen Creme verarbeiten. Evtl. ein wenig Wasser hinzufügen, um die Creme streichfähig zu machen. Paprikawürfel unterrühren. Aufstrich mit Salz, Pfeffer und Zitronensaft abschmecken.

Tipp:

Dieser Aufstrich schmeckt gut aufs Schulbrot oder als Zwischenmahlzeit mit Gemüsesticks.

Meine Wertung:

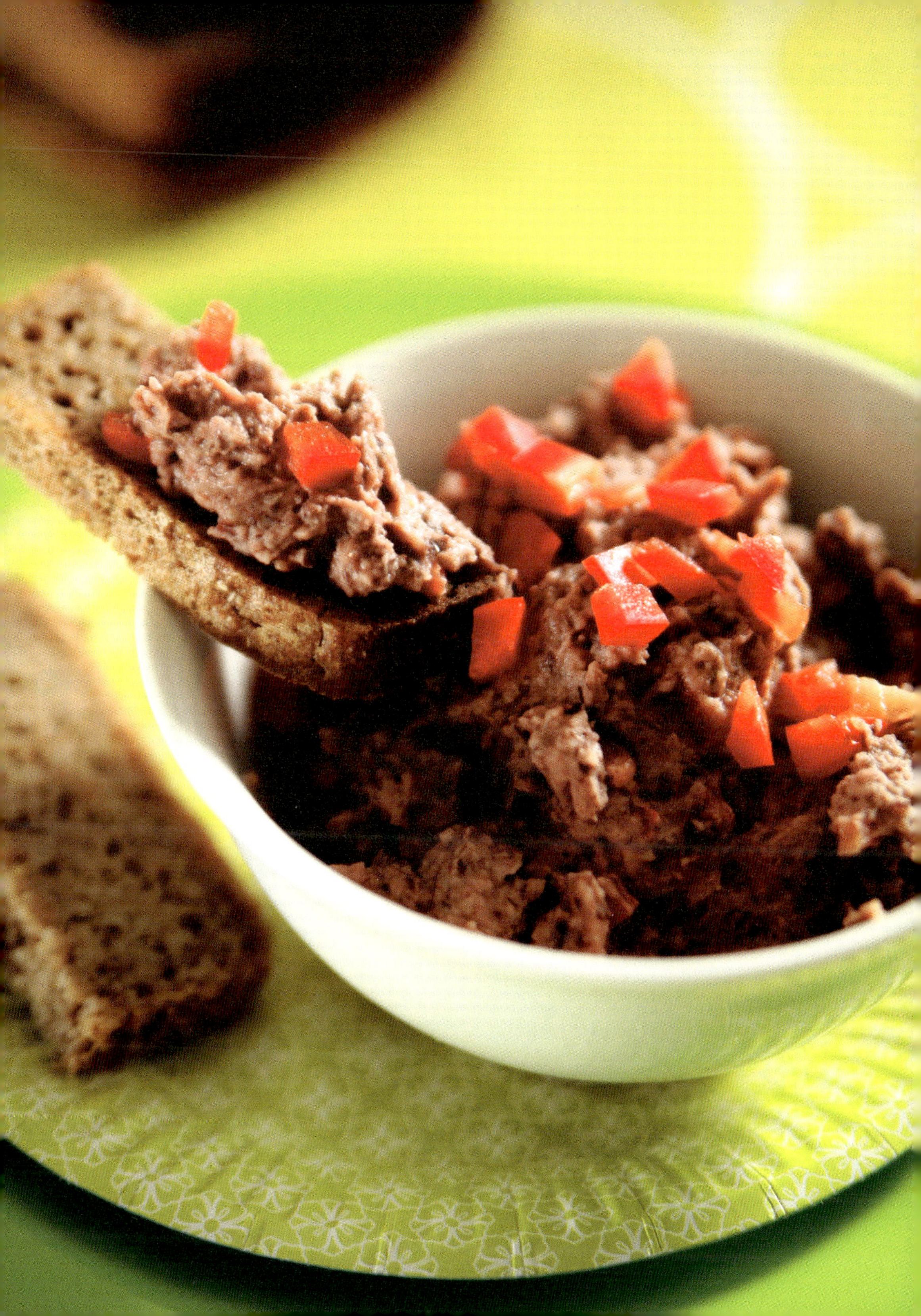

1 Kind

Thunfisch-Sandwich

Zubereitung ca. 10 Minuten

Zutaten:

½ **Dose Thunfisch,** in Wasser oder gutem Olivenöl, abgetropft

1 TL Mayonnaise

1 EL Sauerrahm

¼ **kleine rote Zwiebel,** ganz fein gehackt

1 Gewürzgurke, klein gehackt

1 TL Dille, fein gehackt

evtl. Salatblätter, in Stücke gezupft

evtl. Tomaten, in Scheiben geschnitten

2 Scheiben Vollkorntoast

Geräte:

Brett, Messer

Schüssel

Dosenöffner

Zubereitung:

1 Thunfisch mit einer Gabel fein zerdrücken. Thunfisch, Mayonnaise und Sauerrahm zu einer streichfähigen Masse verrühren. Gewürzgurke, Zwiebel und Dille untermischen. Aufstrich mit Salz und Pfeffer abschmecken.

2 Aufstrich auf eine Brotscheibe streichen, nach Belieben Tomaten und Salat darauflegen, mit einer Brotscheibe bedecken. Sandwich mit einem scharfen Messer diagonal in Dreiecke schneiden.

Faustregel:

½ Faustgröße Gemüse, z. B. 1 Handvoll Radieschen oder ein paar Stücke Gurke oder Kohlrabi, dazuessen.

Meine Wertung:

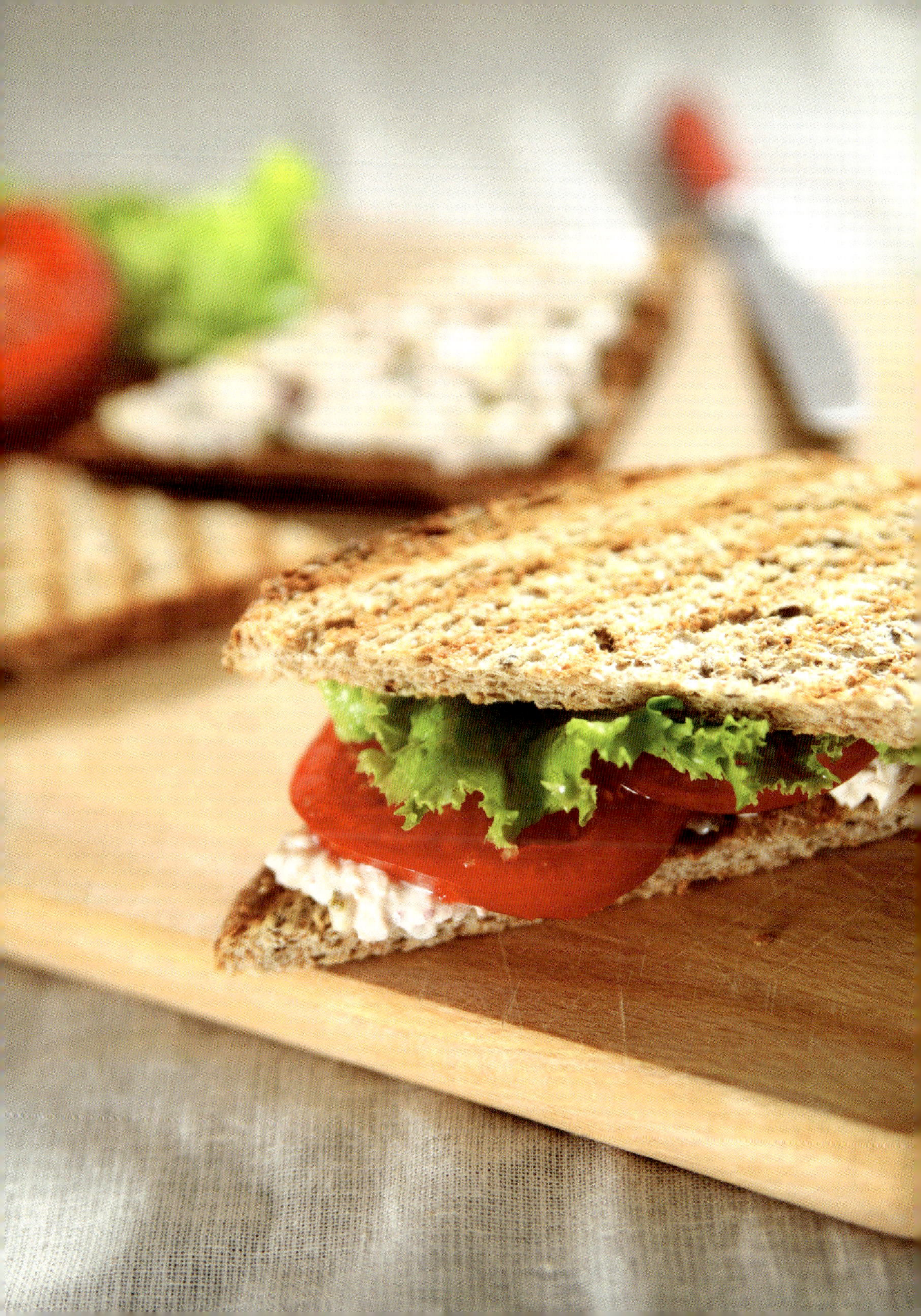

Vollkorntoast mit Nussmus

Zubereitung ca. 5 Minuten

Zutaten:

1 Scheibe Vollkorntoast

Nussmus, z. B. Cashew-, Mandel- oder Erdnussmus, gibt es u. a. in Naturkostläden zu kaufen (Achtung: Erdnüsse sind keine Nüsse, sondern Hülsenfrüchte; sie enthalten kaum essenzielle Fette)

½ Banane oder 1 Stück Salatgurke, in dünne Scheiben geschnitten

Geräte:

Brett, Messer

Zubereitung:

Brot toasten, mit Nussmus bestreichen und mit Bananen- oder Gurkenscheiben belegen.

Tipp:

Als Schuljause eine zweite Scheibe Toast mit Nussmus bestreichen, die belegte Brotscheibe damit bedecken.

Faustregel:

Der Vollkorntoast enthält für eine Schuljause genug Obst bzw. Gemüse. Für ein vollständiges Mittag- oder Abendessen benötigt man noch 1 Faustgröße Obst oder Gemüse.

Meine Wertung:

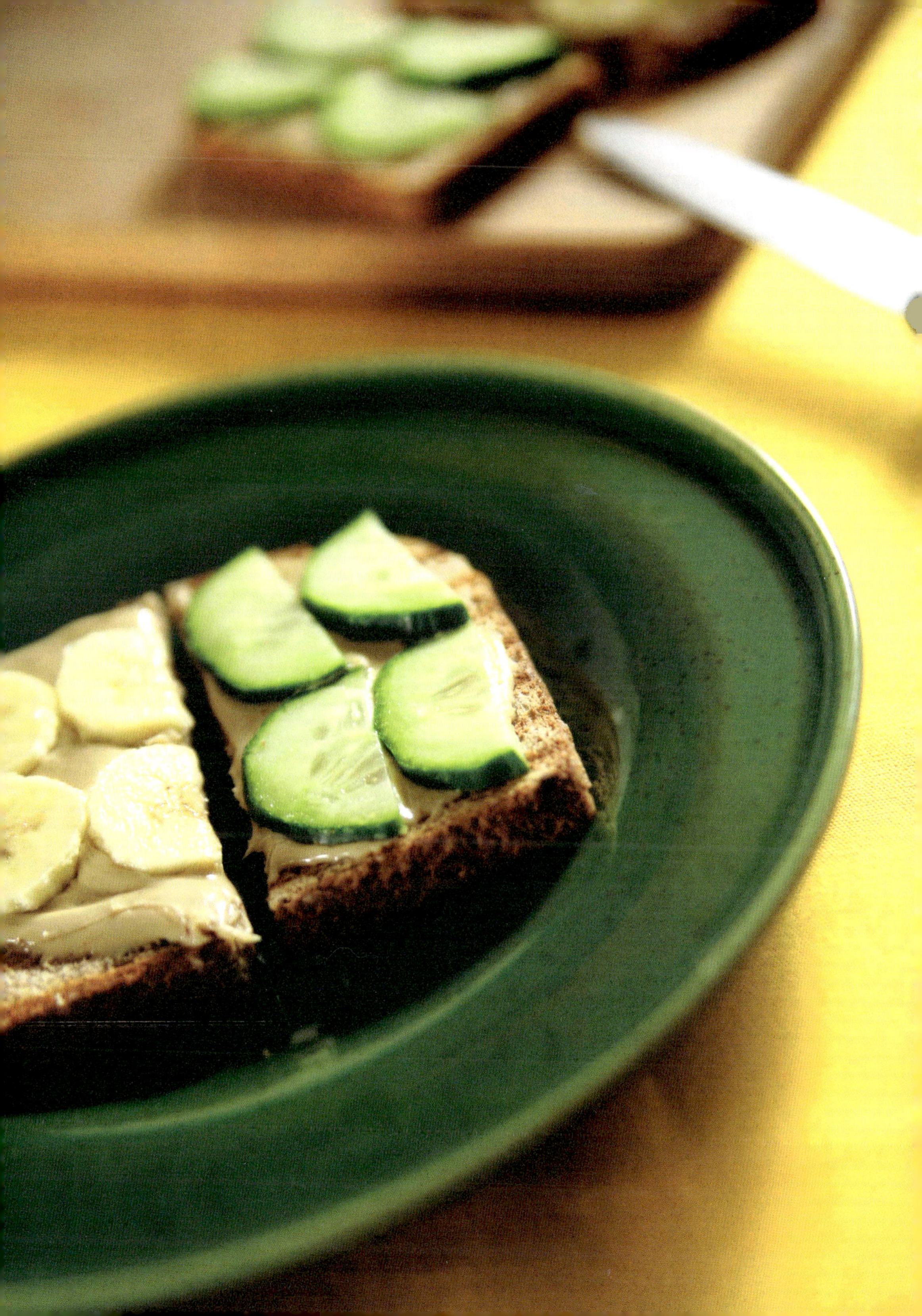

1 Kind

Avocado-Ei-Sandwich

Zubereitung ca. 10 Minuten

Zutaten:

¼ Avocado

wenig Zitronensaft

2 Scheiben Vollkornbrot oder -toast

1 Ei, hart gekocht, in Scheiben geschnitten

evtl. Salatblätter, geputzt, gewaschen, klein gezupft

evtl. Tomatenscheiben

Geräte:

Löffel, Gabel, Messer

Zitruspresse

Eierschneider

Zubereitung:

1 Avocado-Fruchtfleisch mit einem Löffel herausheben und mit einer Gabel zerdrücken. Sofort mit Zitronensaft beträufeln (damit es schön grün bleibt), mit Salz und Pfeffer würzen.

2 Brote evtl. toasten, eines mit Avocadocreme bestreichen und mit Eischeiben, Salat und Tomaten belegen. Dann die zweite Brotscheibe darauflegen.

Faustregel:

Für eine Schuljause enthält dieses Sandwich genug Gemüse. Für eine Mahlzeit nach der Faustregel (für Mittag oder Abend) fehlt noch 1 Faustgröße Gemüse, z. B. ein kleiner Salat oder ein paar Gemüsesticks.

Tipp:

Wer mag, kann das Ei fein hacken und unter die Avocadocreme rühren.

Meine Wertung:

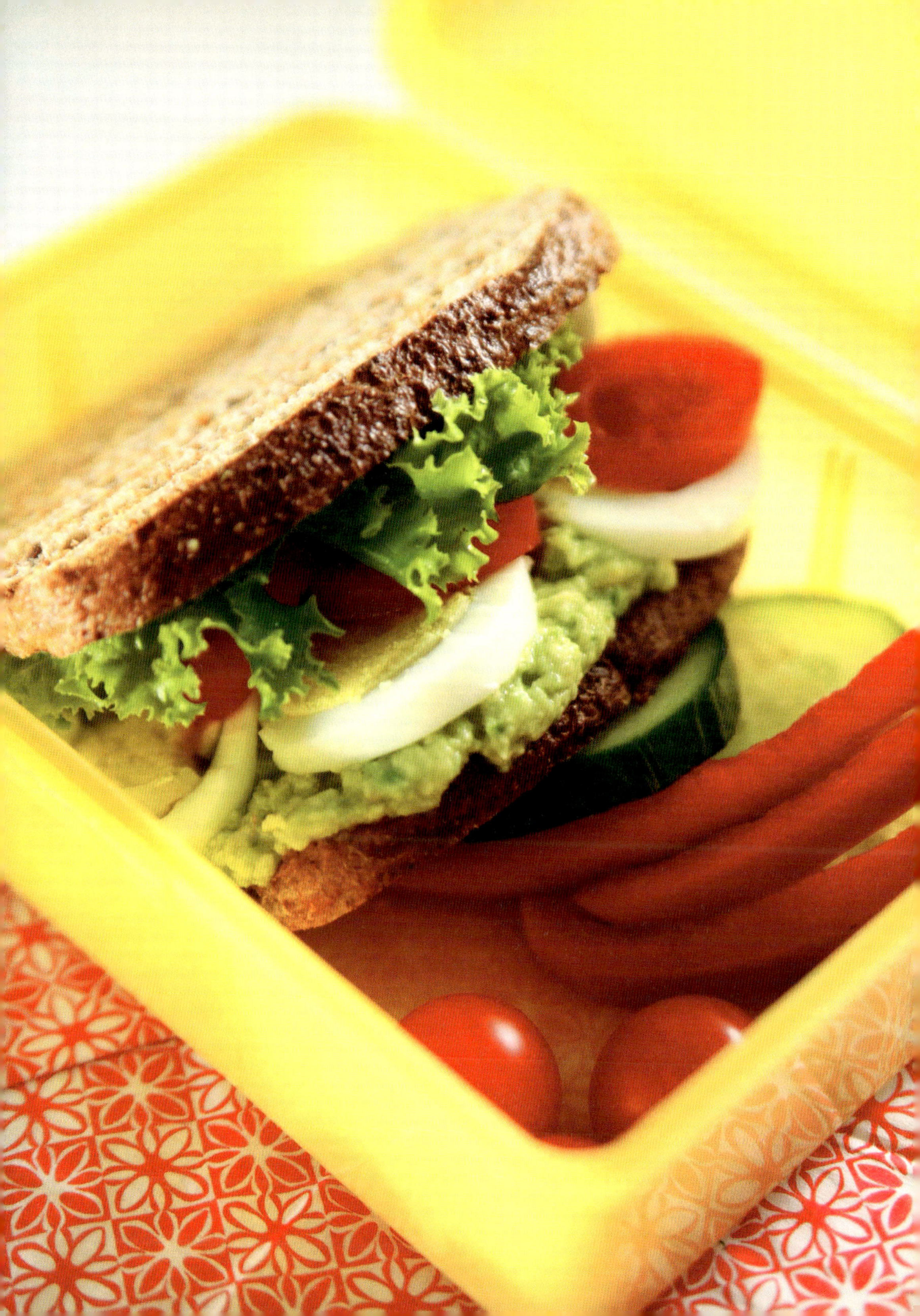

Zwischenmahlzeit

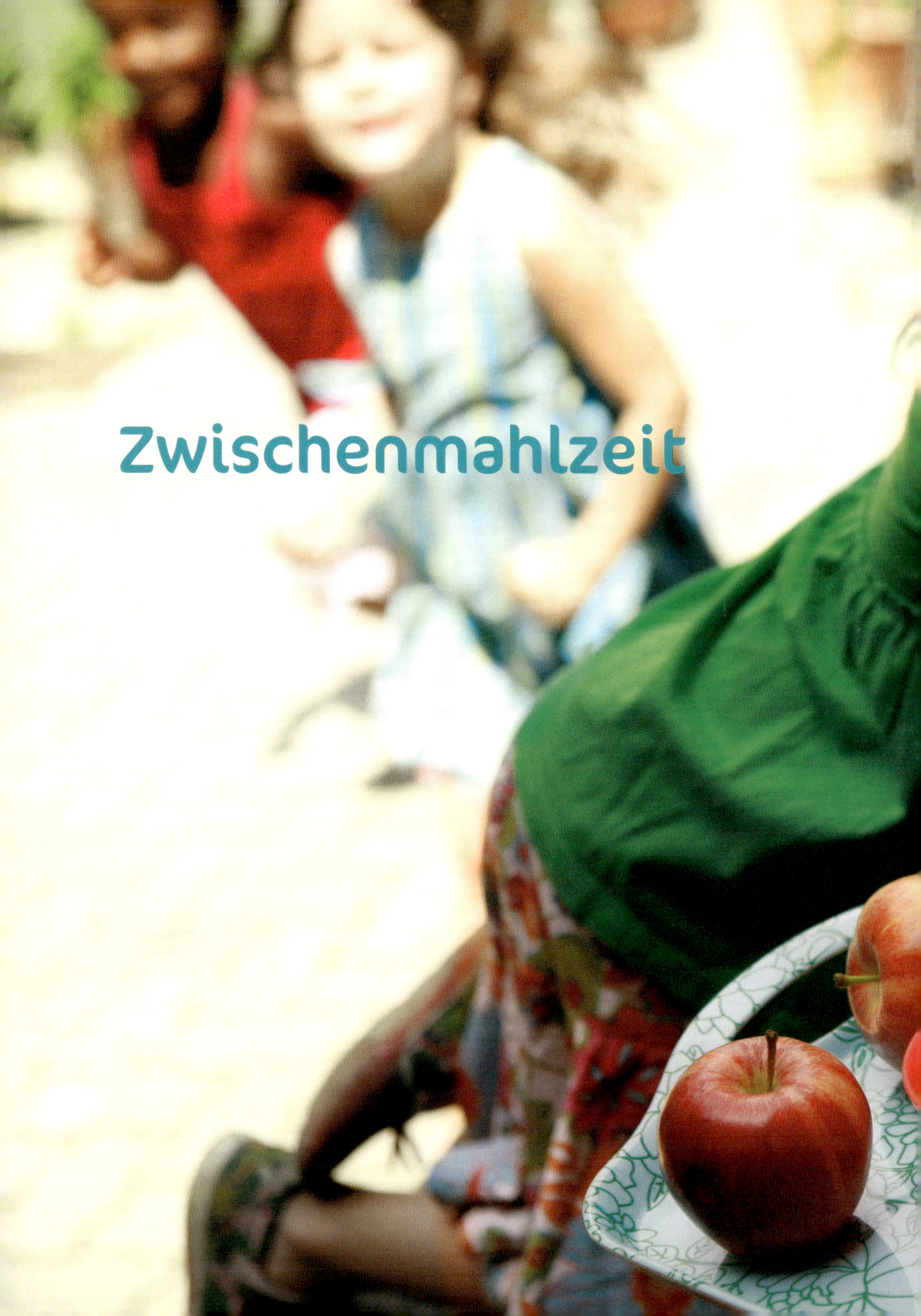

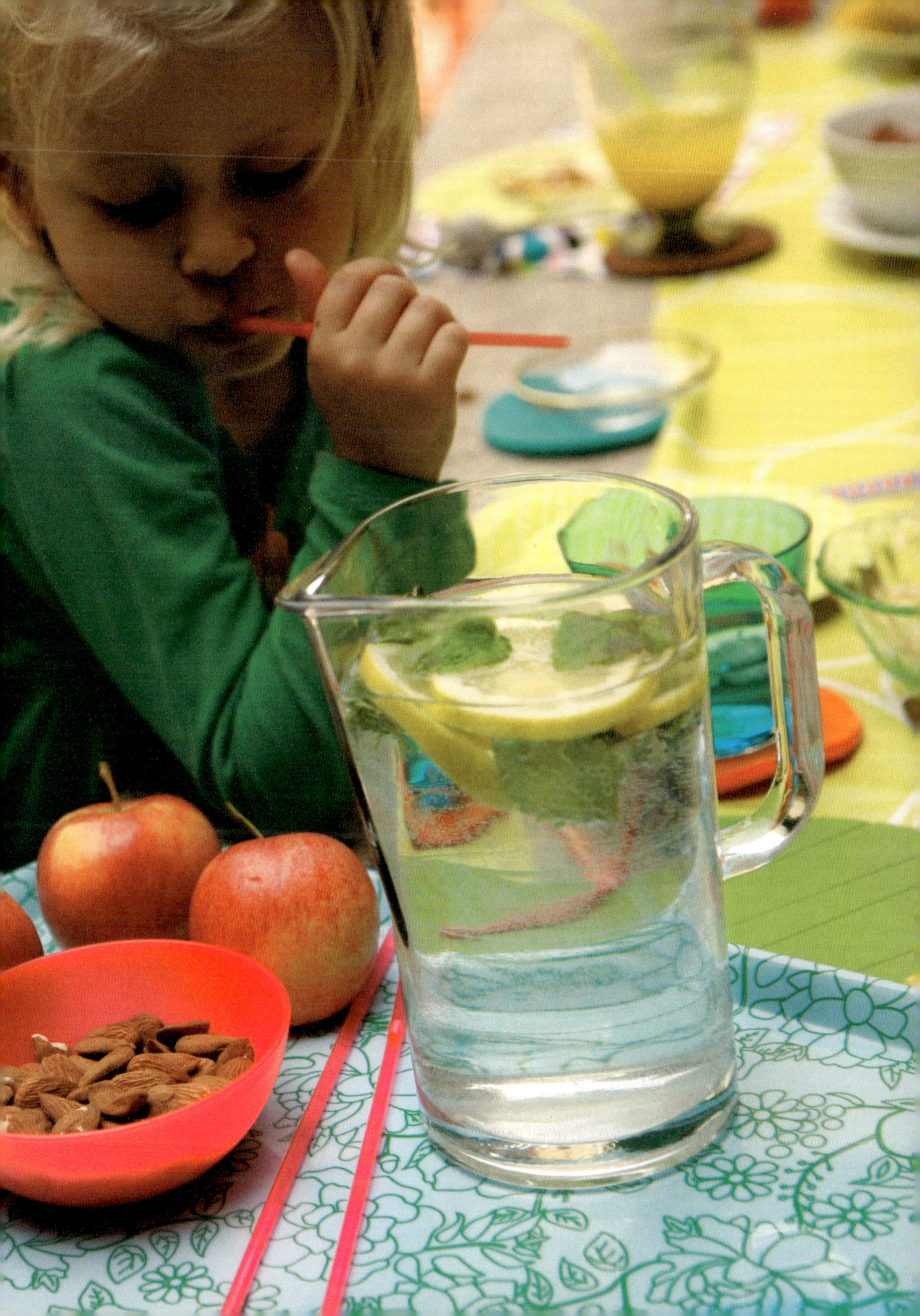

Früchtebecher mit Joghurt-Topfen-Creme

Bei dieser Zwischenmahlzeit können die Kinder wählen, welches Obst in den Früchtebecher kommt. Größere Kinder können beim Schneiden helfen.

Zubereitung ca. 5–10 Minuten, zum Durchziehen für ca. 30 Minuten kühl stellen

Zutaten-Vorschlag:

1 reife Zwetschke, in kleine Stücke geschnitten

1 reifer Pfirsich, in kleine Stücke geschnitten

1 kleine Handvoll Heidelbeeren (Blaubeeren)

½ Banane, in Scheiben geschnitten

Saft von ½ Orange

1 kleine Handvoll Walnüsse, in kleine Stücke gehackt oder gebrochen

evtl. 5 Minzeblätter, in schmale Streifen geschnitten

Geräte:

Brett, Messer

Zitruspresse

2 Schüsseln, Gläser

Zubereitung:

1 Früchte, Minze und Nüsse in eine Schüssel geben, mit Orangensaft übergießen, durchmischen und zum Durchziehen kühl stellen.

2 Fruchtsalat in Gläser füllen, Dip darauf verteilen.

Faustregel:

Dieses Rezept entspricht der Faustregel.

Dip

Je 5 EL Topfen und Joghurt mit 1 TL Vanillezucker verrühren.

Meine Wertung:

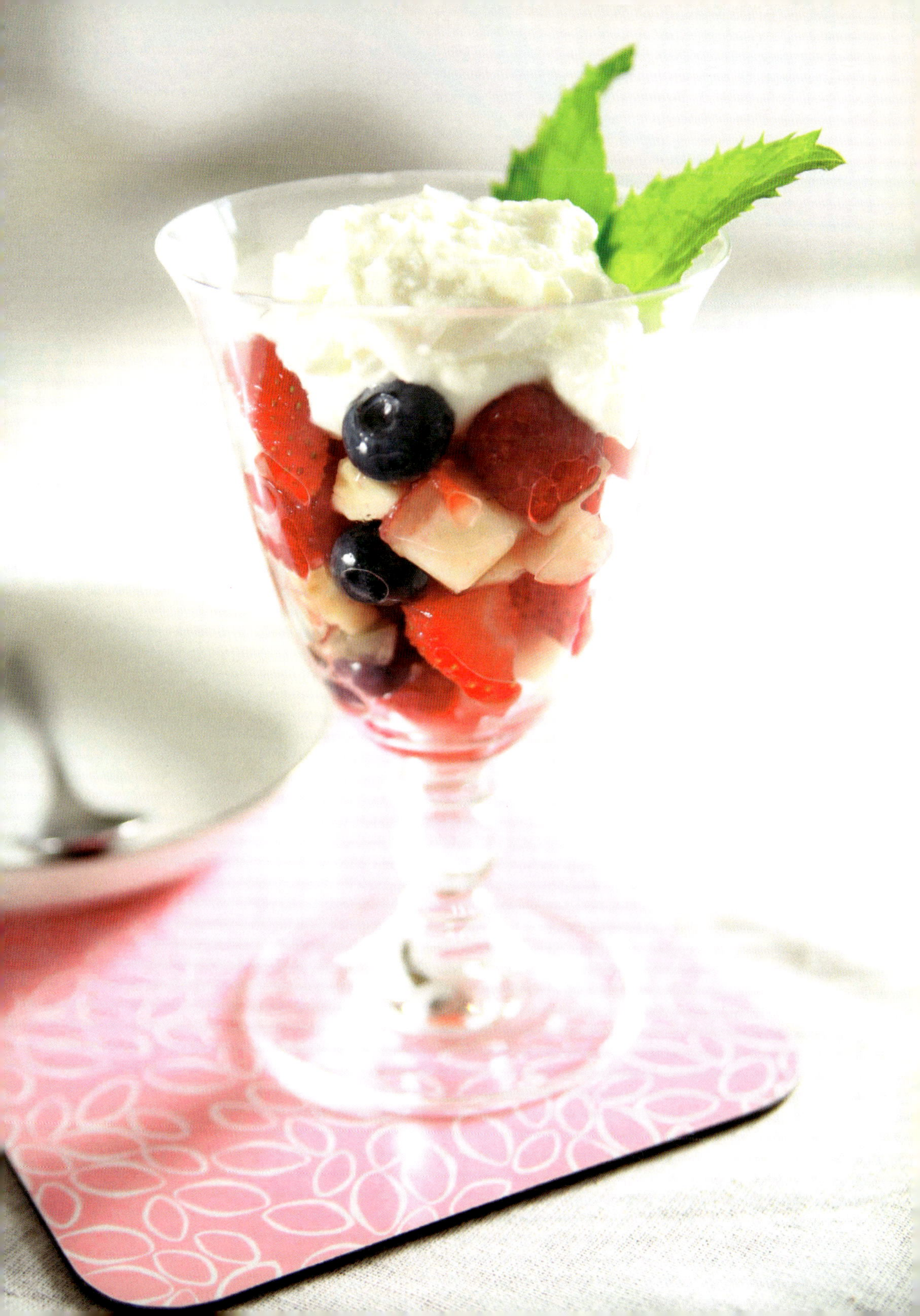

Dips

Dips sind besonders schnell gemacht und ideal für Zwischenmahlzeiten oder als Vorspeise, wenn das Kochen länger dauert. Mit Gemüsesticks, wie z. B. Karotten, Selleriestangen, Paprika oder Chicoreeblättern, servieren.

Schneller Joghurt-Dip

Zubereitung ca. 5 Minuten

Zutaten:

1 kleiner Becher Joghurt
oder Sojajoghurt (125 g)
1 TL Mayonnaise
Zitronensaft
Frische Kräuter nach Geschmack,
z. B. Schnittlauch, Basilikum oder Petersilie

Geräte:

Brett, Messer, Schüssel

Zubereitung:

Joghurt, Mayonnaise, Zitronensaft, Salz, Pfeffer und Kräuter verrühren.

Rosaroter Dip

Zubereitung ca. 5 Minuten

Zutaten:

½ **Becher Joghurt** oder Sojajoghurt
3 TL Mayonnaise
3 EL Tomatenmark
Zitronensaft

Geräte:

Brett, Messer
Schüssel

Zubereitung:

Joghurt, Mayonnaise, Tomatenmark, Zitronensaft, Salz und Pfeffer verrühren.

Meine Wertung:

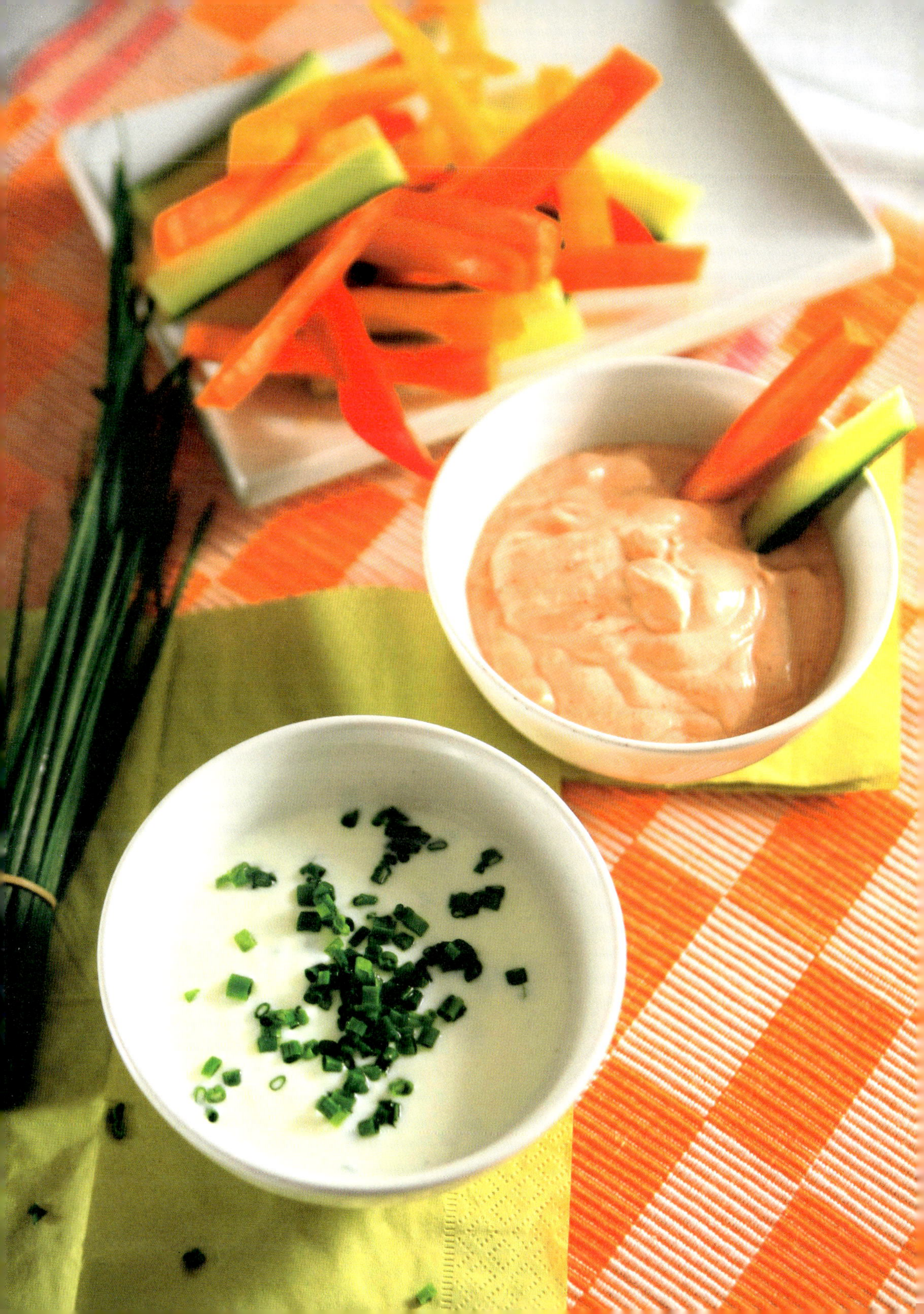

Karotten-Dip

Zubereitung ca. 5–10 Minuten

Zutaten:

250 g Magertopfen, abgetropft

½ kleine rote Zwiebel, sehr fein gehackt

2 Karotten, gut gewaschen, fein geraspelt

evtl. Paprikapulver

Geräte:

Brett, Messer,

Schüssel

Raspel oder Küchenmaschine

Zubereitung:

Topfen, Karotten und Zwiebel vermengen. Dip mit Salz, Pfeffer und evtl. Paprikapulver abschmecken. Falls nötig, ganz wenig Olivenöl einrühren.

Tipp:

Salat im Glas: Ein paar Esslöffel von einem Dip in ein Glas füllen und Chicoreeblätter hineinstellen.

Meine Wertung:

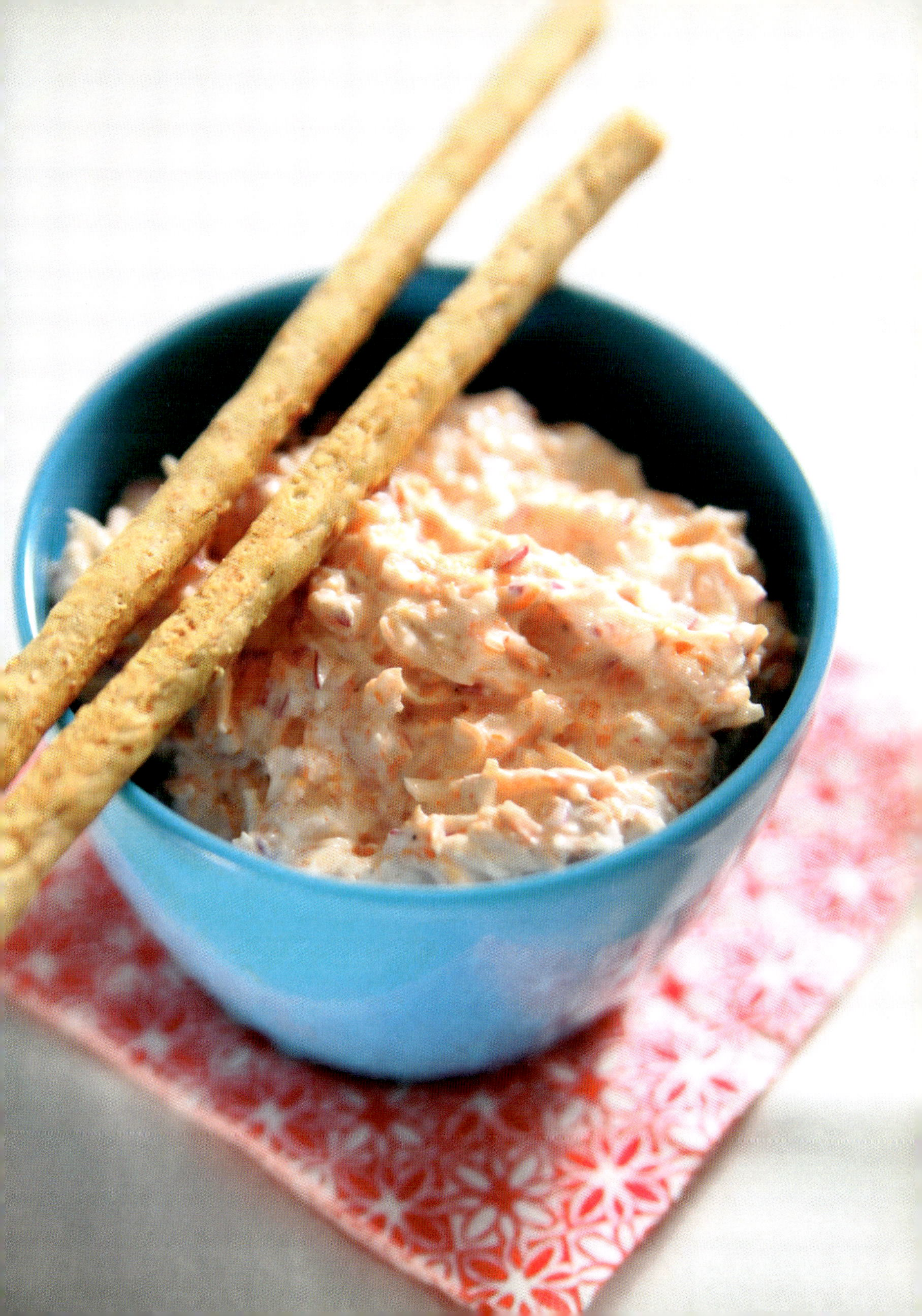

Kinderfreundliche Rezepte aus den ersten beiden Büchern

Viele Rezepte in meinen ersten beiden Büchern sind sehr gut für Kinder geeignet.

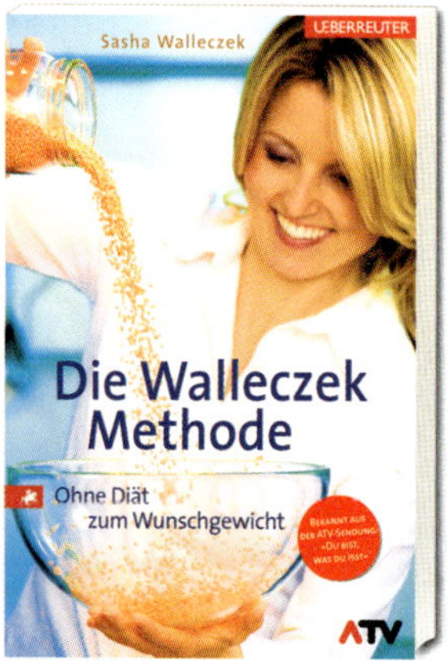

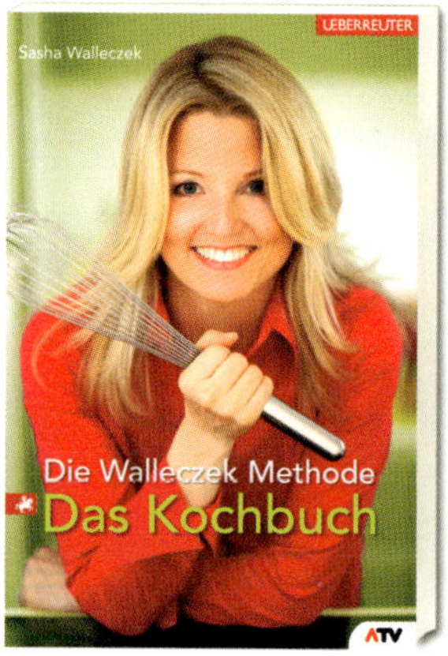

Aus: Die Walleczek Methode – Ohne Diät zum Wunschgewicht

Tofuaufstrich, der nicht nach Tofu schmeckt, S. 120

Liptauer, S. 121

Arabischer Bohneneintopf, S. 124

Gemüsesuppe mit Putenwiener, S. 125

Quinoasalat mit Avocado, S. 134

Taboulé mit Kichererbsen, S. 136

Fischlaibchen, S. 138

Bohnen-Bolognese, S. 140

Hühnerkeulen auf Gemüsebett, S. 144

Pommes frites, S. 154

Aus: Die Walleczek Methode – Das Kochbuch

Bulgursalat mit Thunfisch, S. 44

Kartoffel-Spinat-Gratin, S. 46

Spargel-Quinotto, S. 48

Grüner Ofenspargel, S. 52

Lammklößchen auf Karotten, S. 54

Kokos-Mango-Pfirsich-Joghurt, S. 64

Melonen-Bananen-Shake, S. 66

Huhn-Avocado-Wrap, S. 72

Chili-Limetten-Hühnerspieße, S. 76

Fischsuppe mit Mais, S. 78

Fajitas, S. 86

Warmes Birnenmüsli, S. 98

Thunfischauflauf, S. 114

Chili-Knoblauch-Rindfleisch-Wok mit Fisolen, S. 116

Vegetarisches Gemüsegulasch, S. 118

Asiatische Lachswürfel, S. 122

Geschnetzeltes auf gesunde Zürcher Art, S. 147

Krautfleckerl, S. 148

Einfaches Brathuhn mit Zitronenkartoffeln, S. 156

Birgits Ei-Fisch-Dings, S. 168

Mais-Thunfisch-Salat, S. 180

Register

Danksagung

Bei keinem meiner Bücher hab ich Unterstützung von so vielen Menschen gehabt wie bei diesem. Vielen, vielen Dank an mein ausgezeichnetes Team, das mir immer den Rücken frei hält: an Birgit Lemmerer, Friederike Krimbacher und natürlich Margit Weichselbraun, die auch für die gesamte wissenschaftliche Recherche sowie die Koordination von knapp 100 Testfamilien verantwortlich war.

Danke an Claudia Stockinger für die großartige Grafik und das wunderschöne Layout, an Julia Grandegger für die tollen Fotos, an Alfred Schierer dafür, dass ich immer alles machen darf, was ich möchte, und an Elfi Jirsa für um die Ohren geschlagene Nächte, damit dieses Buch rechtzeitig fertig wurde.

Vielen Dank an meine »Foto-Kinder«: Sara und Niklas (»Ich bin ein Mensch und kein Bild«) Deussen, Jakob und Anika Schierer, Lola Elena Grandegger, Amelie Welbers, Daniel McDermott und Viki Schaarschmidt für die tollen Fotos und den riesigen Spaß bei den Fotoshootings.

Vor allem möchte ich mich bei den knapp 100 Testfamilien bedanken, die monatelang alle Tipps und Rezepte in diesem Buch getestet haben. Alle Kinder sind in den Innenumschlagseiten namentlich genannt: Fam. Achrainer (Schwoich), Fam. Ahamer (Unteresternberg), Fam. Altenhofer (Nebelberg), Fam. Altersberger (Oberweis), Fam. Andrich (Göfis), Fam. Artner (Wien), Fam. Backfrieder (Rohrbach), Fam. Bauer (Ober-Grafendorf), Fam. Bayer-Koncsek (Reyersdorf), Fam. Beinsteiner (Strobl), Fam. Berger (Oftering), Fam. Binder (Linz), Fam. Borger (St. Anton i. M.), Fam. Brabec (Brunn/Geb.), Fam. Deutsch (Pucking), Fam. Dullnig (Trebesing), Fam. Egger (Koblach), Fam. Engel (Wien), Fam. Fuchs (Hilm/Kematen), Fam. Fürstenberg (Lübeck – D), Fam. Gebhardt (Mattersburg), Fam. Gotthardt (Henndorf), Fam. Greibich (Pyhra), Fam.

Groß (Höchst), Fam. Grosz (St. Michael), Fam. Grygar (Graz), Fam. Gündera (Feldkirch), Fam. Halbritter (Wien), Fam. Halwax (Mörbisch am See), Fam. Hannabauer (Donnerskirchen), Fam. Harler (Graz), Fam. Harnisch (Wulkaprodersdorf), Fam. Haunsperger (Salzburg), Fam. Horn (Nauendorf – D), Fam. Huter-Brandenburg (Mils), Fam. Iwwerks (Krummhörn – D), Fam. Jungfer (Pflach), Fam. Karanz (Mauer), Fam. Katzer (Fischamend), Fam. Kleewein (Villach), Fam. Knerl (Hausmannstätten), Fam. Koch (Berwang), Fam. Koller (Feistritz/Gail), Fam. Koller (Wien), Fam. Konrad (Tristach), Fam. Kramser (Henndorf am Wallersee), Fam. Kraus (Brunn/Geb.), Fam. Kuch (Wolfau), Fam. Lang (Fürstenaubruck – CH), Fam. Linsbichler (Salzburg), Fam. Marolt (Grafenstein), Fam. McCauley (Wien), Fam. Micheu (Feistritz), Fam. Müller (Rudolfstetten), Fam. Neuner (Mötz), Fam. Ochsenhofer (Linz), Fam. Ostrusska (Wien), Fam. Paulikovics-Liebl (Klagenfurt), Fam. Pekarek (Loimersdorf), Fam. Pichler (St. Marien), Fam. Pichler (Fuschl), Fam. Pippan (Wölfnitz), Fam. Pongratz (Maria Enzersdorf), Fam. Ramspacher (St. Michael), Fam. Sauer (Graz), Fam. Schäfer (St. Marien), Fam. Schandor (Rudersdorf), Fam. Schmid-Biedermann (Muntlix), Fam. Schwarz (Buchbach), Fam. Schwarzenberger (Wien), Fam. Seidl (St. Valentin), Fam. Simetzberger (Hörstorf), Fam. Skarek (Wien), Fam. Spielauer (Ziersdorf), Fam. Starman (Graz), Fam. Stockner (Matrei am Brenner), Fam. Streitz (Wiener Neustadt), Fam. Studer (Koblach), Fam. Sundheim (Wien), Fam. Unegg (Graz), Fam. Vorderegger (Pfarrwerfen), Fam. Walch (Kirchberg), Fam. Walcher (St. Lorenzen), Fam. Wallinger (Kuchl), Fam. Walter (Pottendorf), Fam. Wandler (Leoben), Fam. Wimmer (Seewalchen am Attersee), Fam. Winter (Vasoldsberg), Fam. Wölfler (Feldkirchen bei Graz), Fam. Zünd (Mellau).

Danke!

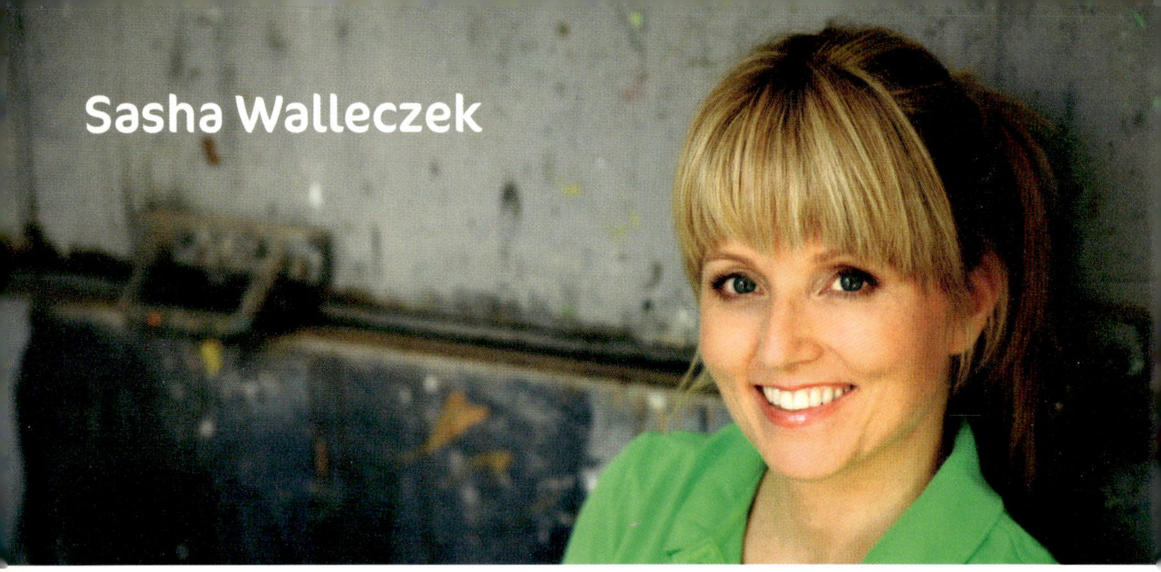

Sasha Walleczek

Mag. Sasha Walleczek wurde der breiten Öffentlichkeit bekannt als Moderatorin von über 60 TV-Hauptabendsendungen zum Thema Ernährung (»Du bist, was du isst« und »Österreich isst besser«) des österreichischen Privatsenders ATV.

Ihre beiden ersten Bücher »Die Walleczek Methode – Ohne Diät zum Wunschgewicht« und »Die Walleczek Methode – Das Kochbuch« sind Bestseller und waren monatelang an der Spitze der Verkaufscharts zu finden. Beide Bücher haben auch den österreichischen Buchpreis »Buchliebling« als bestes Sachbuch (2008 und 2009) und beliebtestes Kochbuch (2009) gewonnen.

Sasha Walleczek ist diplomierte Ernährungstherapeutin. Ihr Diplom hat sie in London am renommierten Institute for Optimum Nutrition erworben, wo sie danach auch unterrichtete. Ihren Magister-Titel erwarb sie an der Wirtschaftsuniversität Wien.

Neben ihrer Tätigkeit als Moderatorin und Autorin liegt der Schwerpunkt ihrer Arbeit auf Stressmanagement bzw. Leistungssteigerung durch Ernährung, was vor allem in Projekten (online und offline) in Unternehmen unterschiedlichster Größe umgesetzt wird. Ende 2007 hat sie ein Online-StrESSmanagement-Tool entwickelt, das Mitarbeitern aktives Life-Management direkt am Arbeitsplatz ermöglicht.

Sasha Walleczek hält viele öffentliche Vorträge und Workshops und wird häufig von Unternehmen für Mitarbeiter- oder Kundenveranstaltungen als Vortragende gebucht oder tritt als Expertin bei Symposien oder Branchentreffs auf.

Mehr Information und Kontakt:

www.walleczek.at

Die Ratschläge und Empfehlungen dieses Buches wurden von der Autorin und dem Verlag nach bestem Wissen und Gewissen erarbeitet und sorgfältig geprüft. Dennoch kann eine Garantie nicht übernommen werden. Eine Haftung der Autorin, des Verlages oder seiner Beauftragten für Personen-, Sach- und Vermögensschäden ist ausgeschlossen.

Impressum

Das säurefreie und alterungsbeständige Papier EOS liefert Salzer, St. Pölten (hergestellt aus chlorfrei gebleichtem Zellstoff aus nachhaltiger Forstwirtschaft).
ISBN 978-3-8000-7427-3

Cover & Layout: Claudia Stockinger, www.claudiastockinger.at
Fotos: Julia Grandegger, www.happy-days-production.com

Gedruckt in Österreich
7 6 5 4 3 2 1
Ueberreuter im Internet: www.ueberreuter.at

Dario L., 6 J. · Janis L., 1 J. · Clemens L., 12 J. · Leander L., 3 J. · Viola L., 9 J. · Larissa L., 5 J. · Sarah L., 5 J. · Katharina L., 6 J. · Marcus M., 6 J. · Melina M., 9 J. · Kathrin M., 6 J. · Katrin M., 8 J. · Elena M., 9 J. · Florian N., 7 J. · Matthias N., 4 J. · Raphael N, 4 J. · Valentina N., 7 J. · Anja O., 3 J. · Christoph O., 6 J. · Maximilian O., 4 J. · Anna P., 6 J. · Julia P., 4 J. · Katrin P., 9 J. · Lisa Marie P., 5 J. · Elisa P., 10 J. · Felic P., 7 J. · Sebastian P., 4 J. · Lea P., 7 J. · Paul P., 5 J. · Jakob P., 4 J. · Paul P., 9 J. · Carina R., 5 J. · Matthias R., 12 J. · Miriam R., 4 J. · Stefanie R., 3 J. · Florian S., 8 J. · Katharina S., 6 J. · David S., 10 J. · Dominik S., 9 J. · Hannah S., 5 J. · Lukas S., 10 J. · Sara